心血管内科疾病诊治学

主编 刘 燕 朴福实 吴红丽 等

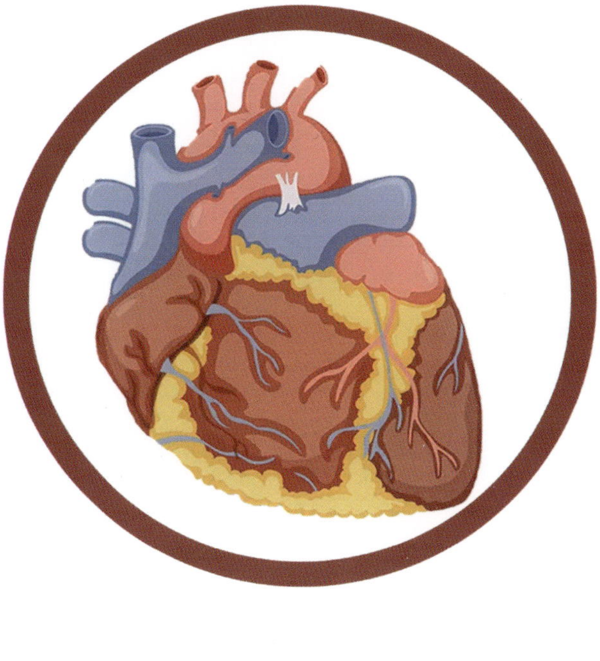

河南大学出版社
HENAN UNIVERSITY PRESS
·郑州·

图书在版编目（CIP）数据

心血管内科疾病诊治学 / 刘燕等主编 .— 郑州 ：河南大学出版社，2019.6
ISBN 978-7-5649-3762-1

Ⅰ . ①心⋯　Ⅱ . ①刘⋯　Ⅲ . ①心脏血管疾病 – 诊疗 – 医学院校 – 教材　Ⅳ . ① R54

中国版本图书馆 CIP 数据核字（2019）第 112150 号

责任编辑：阮林要
责任校对：张雪彩
封面设计：卓弘文化

出版发行：河南大学出版社
地址：郑州市郑东新区商务外环中华大厦 2401 号
邮编：450046
电话：0371-86059750（高等教育与职业教育出版分社）
0371-86059701（营销部）
网址：www.hupress.com
印　　刷：北京虎彩文化传播有限公司
版　　次：2019 年 6 月第 1 版
印　　次：2019 年 6 月第 1 次印刷
开　　本：880 mm × 1230 mm　1/16
印　　张：9.25
字　　数：300 千字
定　　价：56.00 元

编 委 会

主　编　刘　燕　朴福实　吴红丽

高焱章　张亚楠

副主编　刘正旺　钟声宇　宋红艳　木尼热·吾不力

邹　洋　马晶茹　梁广柱　杨忠宝

编　委（按姓氏笔画排序）

马晶茹　沈阳医学院附属第二医院

木尼热·吾不力　新疆医科大学第一附属医院

朴福实　北京大学深圳医院 心内专业

刘　燕　济宁医学院附属医院

刘正旺　海南省中医院

杨忠宝　重庆市开州区人民医院

连亚军　长治医学院附属和平医院

吴红丽　内蒙古民族大学附属医院

邹　洋　中国人民解放军联勤保障部队第九八九医院

宋红艳　山西医科大学第一医院

张亚楠　河北医科大学第二医院

钟声宇　吉林市中心医院

高焱章　深圳市第三人民医院

梁广柱　东莞市人民医院

前 言

心血管系统疾病包括心脏和血管疾病，两者关系密切。它对人类健康有极大危害。在我国，随着社会经济的发展，国民的生活方式发生了巨大的改变。社会环境的变化和生活方式的改变，使心血管疾病发病率逐年上升，严重影响了人们的生活水平。目前我国心血管疾病患者人数已超过2.7亿，按人口14亿计算，近5个中国人中就有1人患心血管疾病。在城市、农村人口死亡因素中，心血管疾病分别占41%和40.3%，心血管疾病已成为我国城市和农村人口的第一大死因，也是造成死亡率最高的非传染性疾病。其中心律失常、心衰等常见心脏病所占比例很大。与此同时，医学技术的发展使心血管疾病的诊疗与研究日益活跃起来，各种新理论、新方法广泛应用于临床治疗，有效减轻了患者病情。

本书是编者们结合自身专业特长及多年丰富的临床经验共同撰写的，着重介绍了心血管疾病的常见症状、高血压、心内膜炎、心律失常、心肌病等常见疾病的诊治，密切结合临床实践及现代心血管病学发展，资料新颖，科学实用。全书主要以文字叙述为主，附有少量表格，略有相应图片。有关章节、项目序号等仍采取我国大多数读者的习惯方式编排，而未采纳国际通用方式。

人是一个整体，一种疾病的诊断与治疗往往涉及多个学科，在诊断和治疗的过程中不能把每个系统孤立起来。所以本书参考了大量相关文献，博采众长，与时俱进。

在编写过程中，虽力求做到写作方式和文笔风格的一致，但由于编者人数较多，加上当今医学发展迅速，因此难免有一些疏漏和不足之处，望广大读者见谅，同时欢迎各位提出宝贵的意见和建议，以便日臻完善，谢谢。

编 者

2019年6月

目 录

第一章 心脏病症状学……1
第一节 病史的重要性及采集方法……1
第二节 呼吸困难……2
第三节 胸痛……4
第四节 心悸……6
第五节 昏厥……7
第六节 发绀……8
第七节 水肿……10
第八节 咯血……10
第九节 咳嗽……11
第二章 高血压……12
第一节 原发性高血压……12
第二节 继发性高血压……21
第三节 难治性高血压……25
第三章 心律失常……31
第一节 心房颤动……31
第二节 室上性心动过速……33
第三节 室性心动过速……38
第四节 病态窦房结综合征……41
第五节 房室传导阻滞……45
第四章 心功能不全……49
第一节 急性心功能不全……49
第二节 慢性心功能不全……51
第五章 心脏瓣膜病……68
第一节 二尖瓣狭窄……68
第二节 二尖瓣关闭不全……74
第三节 二尖瓣脱垂综合征……79
第六章 心内膜炎……87
第一节 感染性心内膜炎……87
第二节 静脉药瘾者心内膜炎……96
第七章 心肌病……97
第一节 扩张型心肌病……97

第二节　肥厚型心肌病……100
第三节　限制型心肌病……103
第四节　酒精性心肌病……104
第八章　动脉粥样硬化……108
第一节　主动脉瘤……108
第二节　主动脉夹层……114
第九章　其他心内科疾病……121
第一节　急性心包炎……121
第二节　缩窄性心包炎……125
第三节　急性肺源性心脏病……127
第四节　慢性肺源性心脏病……130
第十章　冠状动脉内支架置入术……136
第一节　支架置入的术前准备与术后处理……136
第二节　冠状动脉支架置入的操作技术……138
参考文献……142

第一章 心脏病症状学

第一节 病史的重要性及采集方法

近年来，随着科学技术的迅速发展，特别是计算机数字及图像处理技术的开发应用，使得心血管疾病的诊断方法发生了令人瞩目的进步，各种有创性和无创伤性检查方法不仅种类繁多，而且其中一些还具有很高的诊断价值，这无疑为众多心血管疾病的诊断做出了重要贡献。但从诊断疾病的总体来看，任何先进的检查方法只能是补充而不能代替病史询问和体格检查。在临床实践中，某些心血管疾病往往可以通过详尽的病史（history）询问和体格检查即可做出诊断，并通过选择性地进行无创伤性和（或）有创性检查而对病情做出进一步的定性和定量分析。因而病史的正确采集对于诊断心血管疾病仍然具有重要的临床价值。

心血管疾病的主要症状包括胸痛、呼吸困难、心悸、晕厥、头晕、乏力、水肿、发绀和咯血等，这些症状也可见于其他系统的疾病，因而仔细询问病史并密切关注这些症状的变化对于诊断心血管疾病具有重要的作用。如胸痛症状时的询问应包括以下内容：①部位：起源部位及放射部位等；②性质：隐痛、压迫样痛或绞痛等；③发作状况：严重程度、发作频率和持续时间等；④影响因素：胸痛与活动及情绪的关系，胸痛加剧和缓解的因素；⑤伴随症状：面色苍白、大汗、头晕、乏力、心慌、恶心、呕吐、呼吸困难等；⑥对各种特殊治疗药物的反应：如对硝酸甘油的反应等。有时仅仅依据病史及临床症状即可将诊断及鉴别诊断的病种限制在较小的范围内。如根据典型的心绞痛病史即可做出冠心病的诊断；反复突然发作且突然中止的心慌病史，可在阵发性心动过速中考虑鉴别诊断。另一方面，某些高精检查技术虽对某种疾病诊断的准确率极高，如无病史中的线索提示，医师未考虑到这种疾病的可能，也就不能给患者进行相应的检查，这些高精检查方法也就无从发挥其优势了。如计算机断层摄影（CT）检查对肾上腺的嗜铬细胞瘤有很高的诊断价值，但只有当医师向高血压患者详细询问病史，根据其有阵发性剧烈头痛，伴心悸、出汗、面色苍白的线索，考虑到有嗜铬细胞瘤的可能，才会建议做CT检查及有关化验，诊断方得以确立。目前，在心血管及其他疾病的诊断过程中存在着一种轻视询问病史和体格检查，过分依赖器械检查和实验室诊断的倾向。过多的、昂贵的、有时甚至是有一定危险性的没有针对性的检查，不仅是医疗资源的浪费，给患者带来不必要的负担，有时甚至会误导诊断和治疗，必须予以纠正。无论过去、现在或将来，准确的病史记录、认真的体格检查总应该是心血管疾病的诊断基础。

要写好一份水平较高的心血管疾病的病史并非轻而易举，除了总的原则要求，即材料准确、内容完整、条理清楚、简明扼要外，还必须结合心血管疾病的特点，突出有关重点，使之能为分析病情，考虑诊断与鉴别诊断提供依据。采集病史虽以患者叙述为主，但医师并非单纯的记录员，必须能适时而技巧地提出相关性的问题，以便能获得完整而不烦琐的病史资料。这样，既要求医师耐心听取患者的诉说，又要求医师必须具备较广博的有关疾病的知识，同时，还要能进行逻辑性的分析整理。如心功能不全是心血管疾病患者就医的主要原因之一，并常以呼吸困难为主诉。在询问病史时，除了解呼吸困难的诱发原因、发作性质、发作时间外，还必须询问呼吸困难与体位的关系缓解的方法，伴随的咳嗽、咳痰的情况，以及有无咯血等，以便与非心源性呼吸困难进行鉴别。对这类心功能不全的患者还不能忘记询问近期用药的情况，对于强心药物的使用更应详细记录。

在对过去病史的系统回顾中，因为风湿性心脏病目前仍是我国较常见的心脏病之一，所以对慢性风湿性心脏病患者，过去的咽喉炎、扁桃体炎链球菌感染病史以及游走性关节炎等风湿热病史均应一一询问。对冠心病、高血压患者，肾脏病、糖尿病病史及血脂异常等应列为重点。对渗出性心包炎患者结核病病史不可遗漏。

在个人史中，吸烟史、饮酒史、长期服避孕药、饮食习惯、体重变化及工作性质等对高血压、冠心病患者不可遗漏。同样，家族史对一些有遗传倾向的或与遗传有关的疾病如肥厚型梗阻性心肌病、马方综合征（Marfan syndrome）、长 QT 间期综合征等也很重要。

询问病史的过程也是医师和患者之间建立良好医患关系的过程，患者在讲述病史的过程中，常能提供症状和言语以外的信息，如患者的生长环境、家庭背景、工作和学习情况，患者的神情、姿态、反应、表达能力等。医师应以平等、耐心、关怀和对病情认真的态度取得患者的信任，这对整个病情的判断、对今后诊治过程中取得患者的合作均十分重要。

第二节　呼吸困难

呼吸困难（dyspnea）是指患者主观上自觉呼吸不畅或呼吸费力，常被描述为“气短”、“气促”；客观上表现为患者用力呼吸，并伴呼吸频率、深度和节律的改变。引起呼吸困难的原因有心源性、肺源性、代谢性以及神经精神性几类，且各具特点。由于健康人在重体力负荷时也可出现呼吸困难，所以只有当安静状态或一般情况下，不引起呼吸困难的体力活动时出现的呼吸困难方属病理性呼吸困难。呼吸困难是一种主观症状，各人的耐受性有较大的差别。在呼吸功能受限程度相同的情况下，有些患者几乎完全不能活动，而另一些患者却可坚持相对正常的活动。

引起心源性呼吸困难的主要病理生理基础，是左心衰竭或二尖瓣病变引起的肺静脉和毛细血管内压力升高。由于肺内血液或肺间质内液体量增加，而肺内空气含量相对减少使肺的顺应性下降，这无疑增加了呼吸肌的负荷，使患者感到呼吸费力，肺血管内压力增加所引起的反射性呼吸加快也增加了呼吸困难的程度。这类因肺淤血而引起的心源性呼吸困难，一般表现为呼吸浅表而快。相反地，肺气肿患者因气道阻塞而致呼吸困难，患者以呼吸深大为主，而呼吸频率增快不明显。此外，心源性呼吸困难除非伴发于肺水肿，一般情况下，动脉血气分析无变化，而肺气肿所致呼吸困难时，血气分析结果大多异常。详细的病史和体格检查是鉴别上述两类呼吸困难的最主要的依据。

心源性呼吸困难又因疾病性质或程度不同，而有以下几种类型。

（一）劳力性呼吸困难

劳力性呼吸困难是左心衰或二尖瓣病变时最早和最常见的症状，其呼吸困难的程度与体力负荷的轻重有关。在询问病史中应了解患者在何种程度的体力负荷下出现呼吸困难，如上楼、爬山、负重行走或跑步等。在评定呼吸困难程度时，还应注意结合患者的精神状态及其耐受性。如有些明显二尖瓣狭窄的患者，主诉仅有轻度呼吸困难，其原因部分是由于在病情逐渐发展的长期过程中，患者已不自觉地将自身的体力活动限制在可耐受的范围内，因而不致出现明显的呼吸困难。

与心源性呼吸困难不同，肺源性呼吸困难早期出现于某些妨碍胸部扩张的动作时，如穿衣、脱衣、下蹲系鞋带等，而且其发展过程相对缓慢。

少数情况下，短暂发作性劳力性呼吸困难实际上相当于心绞痛发作。这是由于劳力负荷造成严重的心肌缺血，导致左心室功能暂时下降，而使呼吸困难的症状比胸痛的症状更明显。此类患者诉说呼吸困难的部位常与心绞痛的部位一致。

（二）端坐呼吸

端坐呼吸（orthopnea）是另一类型的心源性呼吸困难，当其伴发于劳力性呼吸困难时，表明左心功能不全已较明显，或有严重的二尖瓣狭窄。安静休息时即有呼吸困难，平卧时呼吸困难加重，患者为减轻这一症状常自发取坐位或高枕卧位。这样可使静脉回心血量减少，继之可使肺淤血减轻。与这一机制相同，有些患者还可有卧位性咳嗽。

支气管哮喘或其他严重肺部疾患时，也可出现端坐呼吸，这种情况可能是因为坐位时横膈低位，有利于肺的扩张，使呼吸困难减轻。更重要的是取端坐体位有利于咳出分泌物而明显缓解呼吸困难。

（三）急性心源性呼吸困难

这类呼吸困难常发生于急性左心衰竭或急性心律失常时，是左、右心排血量之间急剧失衡所致。右心排血量维持不变或有所增加，而左心又不能将其所接纳的血液全部排出，这样就使血液淤滞在肺中。呼吸困难常骤然发生，或夜间出现（夜间阵发性呼吸困难），或白天发生，均可发展至肺水肿。急性肺水肿的病理生理机制是急性静脉淤血而有渗液进入肺实质。其表现有三种常见的临床类型。

1. 夜间阵发性呼吸困难　夜间阵发性呼吸困难（paroxysmal nocturnal dyspnea）见于左心衰已较明显时，仅在夜间出现。一般在入睡后 1 ~ 2h 发生，患者常常因憋气而突然惊醒，伴窒息感。常被迫坐起甚至走到窗口以便吸入更多空气，有时这种呼吸困难伴有咳嗽或喘鸣。这是由肺淤血挤压了小支气管使之狭窄所致。有时还伴有心悸、眩晕或压榨性胸骨后疼痛，持续 10 ~ 30min，之后症状消失，患者重新上床，一般可安静入睡至天明。当呼吸困难发作时，患者面色苍白或轻微发绀，皮肤湿冷。特别严重的夜间阵发性呼吸困难可发展至肺水肿。

从原则上说，夜间阵发性呼吸困难的发生机制与其他的心源性急性呼吸困难相似。夜间发作的特征性机制，尚未能充分了解。除了夜间平卧睡眠时肺内血容量增加外，睡眠时肾上腺素能活力下降、左心室收缩力减弱，夜间迷走神经张力增加、小支气管收缩，平卧时横膈高位、肺活量减少以及夜间呼吸中枢处于抑制状态等也是影响因素。

2. 心性哮喘　心性哮喘可以是劳力性呼吸困难、端坐呼吸以及夜间阵发性呼吸困难的表现形式，急性左心衰当小支气管壁高度充血时，即可出现哮喘样发作。有时与支气管哮喘难以鉴别。若自幼即有哮喘发作史则多为支气管哮喘。中年首次发作哮喘则首先考虑为心源性，但是慢性支气管哮喘的患者也可同时有心脏疾病，也就是同一患者既有呼吸系疾病又有左心衰竭，这必须依靠详细地询问病史及体格检查。对有些病情复杂的病例，甚至需要进行血气分析，肺功能测定或心导管检查等方能确定是心源性或支气管性哮喘。

3. 急性肺水肿　这是心源性呼吸困难中最为严重的一种类型，是急性重度左心衰竭的表现，常伴发于急性心肌梗死、高血压危象、二尖瓣腱索或乳头肌断裂时。此外，高度二尖瓣狭窄的患者劳力负荷过重时，由于肺静脉压突然增高也可出现肺水肿。快速心房颤动心室率过快时，左心室充盈受限，也可导致肺水肿。慢性心力衰竭的患者由于保护性机制，使肺内小动脉发生组织学改变，可防止在心力衰竭加重时血管内液体向肺泡内渗出。所以左心衰及二尖瓣病变早期比晚期更容易发生肺水肿。肺水肿的严重程度可有所不同，但所有肺水肿的患者均有呼吸困难。如果水肿仅限于肺间质内，听诊可无水泡音，而 X 线胸片可资证明。最严重的肺水肿时，患者似骤然被自己的呼吸道分泌物所淹溺，处于极度痛苦的状态下，自己可以听到胸内如壶中开水沸腾，并不断有白色或粉红色泡沫状痰从口、鼻中涌出。患者面色苍白并有发绀，皮肤湿冷。症状持续时间长短不一。处于这样的紧急关头，如不采取紧急抢救措施，患者难免一死。

（四）潮式（Cheyne-Stokes）呼吸

1818 年 Cheyne 首先描述了这种节律异常的呼吸。呼吸暂停约十数秒钟后，出现慢而微弱的呼吸，继之逐渐加深加快，然后再逐渐减慢以至停止，如此周而复始。这种潮式呼吸是脑部受损的一种表现，也可出现于严重的左心功能不全时，缺血性与高血压性心脏损害患者更为多见，而这类患者通常也合并脑血管病变。但脑源性与心源性潮式呼吸的病理生理基础不尽相同，对脑部疾病而言，是因为呼吸中枢处于抑制状态，对正常的二氧化碳和 O_2 分压不能产生调节效应。所以呼吸中枢抑制到一定的程度时引起呼吸暂停，而呼吸暂停后潴留的二氧化碳又可刺激呼吸中枢而激发数次呼吸。心源性潮式呼吸主要是由于血液从左心室至脑的循环时间延长，因而干扰了呼吸的反馈调节机制。此外，颈动脉窦反射异常和低氧血症也参与了作用。

（五）其他的心源性呼吸困难

有些特殊的心脏病其呼吸困难的机制尚不十分清楚，如左向右分流量较大的先天性心脏病（室间隔或房间隔缺损、动脉导管未闭等），其呼吸困难是由于肺内血流量增多——多血肺，还可能有反射性机制参与。右向左分流的发绀型先天性心脏病时的呼吸困难，可能是低氧血症引起的反射性呼吸加快。右心衰时，可能有胸水、腹水压迫或同时存在的左心衰及肺部疾患等因素参与。

左心房黏液瘤或左心房内球形血栓常在坐位时或某一特殊体位时，突发呼吸困难，而卧位时可较轻。这是由于坐位或某一特殊体位时，黏液瘤或球形血栓恰好堵塞在二尖瓣口，使左心房血流至左心室受阻。法洛四联症（fallot tetrad）时的呼吸困难可在蹲踞位时减轻。这是由于这一体位可增加体循环阻力，而使右向左的分流量减少。

肺栓塞也属于心血管病急症之一，其呼吸困难的发生更为突然，呼吸困难程度与劳力负荷无关，常伴有惊恐、心悸、胸痛和咯血。由于肺栓塞大多数情况下并无器质性心脏病基础，栓子多来自下腔静脉系统，临床诊断较困难，很易误诊为急性心肌梗死。

第三节　胸痛

胸痛（chest pain）是心血管疾病常见症状之一。对于胸痛症状应了解以下有关的内容：起始情况、疼痛部位、放射区域、疼痛性质、严重程度、持续时间、诱发因素（如体力负荷、精神紧张、进食等）、缓解因素（如休息、体位改变等）及是否伴有呼吸困难、出汗、眩晕或心悸等。有些患者对胸痛的感觉描述为压迫感、窒息感或胸部不适等。可有严重胸痛症状的心血管疾病主要有 4 种：缺血性心脏病、急性心包炎、肺栓塞及主动脉夹层。

（一）缺血性心脏病

缺血性心脏病的胸痛包括稳定型心绞痛和急性冠脉综合征（acute coronary syndrome），其发生是由冠状动脉粥样硬化使冠脉狭窄或痉挛，或冠脉阻塞、斑块破裂和出血所致。心血管专科医师对患者的胸痛症状应认真耐心地询问，以判明是稳定型心绞痛或急性冠脉综合征。

1. 心绞痛　典型稳定型心绞痛的特点可归纳如下：疼痛的部位为胸骨下段后（患者在描述其症状时常以手握拳置于胸骨区），疼痛可放射，主要向左肩及左臂尺侧放射；疼痛性质多为压榨感、紧缩感，有时为烧灼感；疼痛持续 1 ~ 10min，大多为 3 ~ 5min；疼痛常因劳力负荷所诱发，特别是在寒冷时或进餐后；休息和含服硝酸甘油可使疼痛缓解。心绞痛除上述典型表现外，临床上尚有较多不典型的表现，有时甚至十分离奇，如心绞痛的部位在骶部、大腿或身体的某一处瘢痕。疼痛性质不典型及发作无规律的现象更为多见。

2. 急性冠脉综合征　它包括不稳定型心绞痛、ST 段抬高型心肌梗死和非 ST 段抬高型心肌梗死。不稳定型心绞痛可由稳定型心绞痛发展而来，也可直接出现或在急性心肌梗死之前发生。除疼痛性质与典型心绞痛相似外，一般程度更严重，与劳力负荷可无关系，静息状态下也可发生，持续时间较长但一般短于 20min。ST 段抬高型心肌梗死表现为突然发生的、持久而剧烈的胸痛，诱因多不明显，且常发生于安静时，持续时间可长达 30min 或更长，休息或含服硝酸甘油不能使疼痛缓解。患者常有濒死感伴呼吸困难、大汗、乏力、恶心和呕吐，同时心电图示 ST 段明显抬高，血清心肌坏死标志物浓度升高并有动态变化。非 ST 段抬高型心肌梗死是指具有典型的缺血性胸痛症状，持续时间超过 20min，血清心肌坏死标志物浓度升高并有动态演变，但心电图无典型的 ST 段抬高而是表现为 ST 段压低、T 波异常或 ST-T 正常等非特征性改变的一类心肌梗死，其胸痛症状与 ST 段抬高型心肌梗死不尽相同。

当患者具有冠心病的危险因素，且主诉为典型的劳力性胸骨后疼痛时，诊断为心绞痛的准确率是较高的。如果没有明显的冠心病危险因素，胸痛也不典型，则心绞痛的可能性不大。具有明显冠心病危险因素者，即使胸痛不典型也不能轻易否定心绞痛的诊断。冠心病的危险因素如高龄、男性、高血压及冠心病的家族史以及本人有高血压、血脂异常、糖尿病、吸烟史等均与冠心病发病有一定关系，在病史中均应注意询问。

还有一点也不能忘记，既往没有冠心病的年轻人有时也可以出现心肌缺血性胸痛，这种情况多见于严重贫血、阵发性心动过速心率极快时、主动脉瓣病变、肥厚型心肌病等，如有怀疑，应对相关的病史进行仔细询问。

（二）急性心包炎

急性心包炎的胸痛主要是由于壁层心包受炎症侵犯所致，或炎症侵及邻近的胸膜之故。疼痛部位较局限，通常位于胸骨及胸骨旁区，可放射至颈、背或上腹部，由于左侧横膈胸膜受侵犯，疼痛可放射至左肩部，但很少波及左上臂。疼痛性质多为锐痛，但其程度差异甚大，一般持续数小时至数天，可在吞咽、深呼吸及仰卧位时加剧。当前倾坐位时疼痛可缓解；应用止痛消炎药物也可使疼痛减轻。发病前有上呼吸道感染病史，有助于诊断。若体检听到心包摩擦音，可以诊断。

（三）肺栓塞

大面积的肺栓塞其疼痛性质、部位与不稳定型心绞痛或急性心肌梗死十分类似，但一般更为剧烈，放射更为广泛，可在呼吸时加剧。含服硝酸甘油不能使疼痛缓解。常伴有呼吸困难、咳嗽、咯血、心动过速及低血压，严重者出现休克及猝死。其疼痛可能是由于右心室压力突然增高，使冠脉血流量减少，而氧耗量反而增高，导致心肌缺氧所致。也有人认为肺动脉的扩张也可能是引起疼痛的因素之一，这一机制也常用以解释肺动脉高压时的胸痛。巨大肺栓塞时，患者常有胸膜性胸痛和少量咯血等症状。

（四）主动脉夹层

主动脉夹层疼痛常突然暴发，持续而异常剧烈。其疼痛部位依主动脉壁内层断裂的部位不同而异。主动脉夹层最常发生于主动脉弓或降主动脉，此时疼痛多局限于前胸，并放射至背部，有时以背部疼痛为主而放射至项部、颈部或手臂。如果主动脉夹层在数小时或数日内继续扩展，则疼痛将扩展至腹部、腰部和下肢。对于慢性高血压患者、妊娠妇女及马方综合征（Marfan syndrome）的患者应多考虑这种可能性，少数患者疼痛不十分剧烈而以突发呼吸困难及昏厥为主要表现。

以上几种心源性胸痛的鉴别见表 1-1。

表 1-1　几种心源性胸痛的鉴别

	稳定型心绞痛	不稳定型心绞痛	心肌梗死	急性心包炎	肺栓塞	急性主动脉夹层
部位	胸骨后可波及心前区	胸骨后可波及心前区	胸骨后可波及心前区	心前区及胸骨后	胸骨下端	前胸部或背部
放射	左肩、左臂尺侧或达下颌、咽及颈部	左房、左背上方、左臂尺侧或达下颌、咽及颈部	左房、左背上方、左臂尺侧或达下颌、咽及颈部	颈、背、上腹、左肩	广泛	颈、背部、腹部、腰部和下肢
性质	压榨感、紧缩感	胸痛阈值降低、程度加重、次数增加	胸痛的程度较心绞痛更剧烈增加	锐痛	剧烈痛	胸痛突然爆发、剧烈，呈撕裂样
时间	3 ~ 5min	通常 < 20min	数小时或更长	持续性	持续性	持续性
诱因	劳力、情绪激动、寒冷、进餐	轻体力活动或休息时发作	不常有	吸气、吞咽、咳嗽加剧	右心室压力增高所致	常患高血压或马方综合征
缓解方式	休息、硝酸酯缓解	休息、硝酸酯缓解作用减弱	休息和硝酸酯不能缓解	前倾坐位可缓解	硝酸酯不能缓解	硝酸酯不能缓解
伴随临床表现	有时可出现第 4 心音和乳头肌功能不全的表现	第 4 心音和乳头肌功能不全的表现明显，可出现一过性心功能不全的表现	呼吸短促、出汗、烦躁不安和濒死感；恶心、呕吐和上腹胀	心包摩擦音	呼吸困难、咯血、低血压，急性右心衰和肺动脉高压的表现	下肢暂时瘫痪、偏瘫和主动脉关闭不全的表现，双上肢血压和脉搏不对称

（五）其他原因引起的胸痛

除了上述引起胸痛的疾病外，还有一些心源性和非心源性疾病可引起胸痛。在鉴别诊断时应予以考虑。

（1）扩张型心肌病和二尖瓣脱垂患者常诉胸痛，其机制不明。疼痛性质可类似典型心绞痛，也可类似功能性胸痛。

（2）肋软骨炎或肌炎引起的胸壁疼痛，这类胸痛常伴有肋软骨或肌肉的局部压痛。身体活动或咳嗽时可使疼痛加重。

（3）左侧胸部带状疱疹，在出疹前其胸痛有时可误诊为心肌梗死，但随之出现的疱疹可使诊断当即明确。

（4）功能性或精神性胸痛，忧郁症的患者也可有胸痛，常同时伴有叹息样呼吸、过度换气、手足发麻，称之为心血管神经症。这种胸痛常局限于心尖部，持续性钝痛，长达数小时或十数小时，伴有心悸，兼有针刺样短暂锐痛。心前区常有压痛。胸痛发作间期常有神经衰弱、疲倦无力等症状。情绪不稳定，止痛药不能使疼痛完全缓解，但休息或活动或镇静剂，甚至安慰剂可使疼痛部分缓解。

胸腔内其他脏器或组织的疾病，上腹部脏器的疾病有不少也有胸痛症状。值得一提的是食管痉挛及反流性食管炎其胸痛症状常易与心绞痛混淆。尽管有不少检查手段有助于鉴别多种不同原因的胸痛，但毫无疑问询问病史是最重要、最有价值的方法。特别是对胸痛性质及其伴随症状的综合分析常可得到重要的鉴别线索。

第四节　心悸

心悸（palpitation）是心血管病的主要症状之一，是患者感觉到自身心跳增强或加速的不舒服感觉，也是患者就诊的常见原因。患者描述心悸的感觉各有不同，如心悸、心脏下沉感、心脏振动感、撞击感、停顿感及心搏不规则等。心悸的轻重很大程度上取决于患者的敏感性。对这一主诉应进一步询问其诱发或加重因素，诸如运动、进食、情绪激动、饮酒及服用药物的影响等。

（一）不伴有心律失常的心悸

这种心悸十分常见。有些只是对正常心搏的感知，特别当左侧卧位时更明显，多见于紧张和敏感的正常人。情绪易激动者常有窦性心动过速使之感到心慌，并多伴有焦虑、呼吸深大、手足发麻、颤抖等。与阵发性心动过速不同，窦性心动过速起始和终止都是逐渐而隐袭的。心率一般为 100 ～ 140 次 /min。

正常人在剧烈运动时出现的心悸是由于窦性心动过速及高动力循环状态所致。

（二）心律失常所致的心悸

心悸是心律失常患者的常见症状，心悸时心率可快可慢，心律亦可不规则。各种类型的期前收缩、快速性心律失常、缓慢性心律失常或心律不规则均可引起心悸；但有心律失常不一定都有心悸症状。

根据长程心电图的监测，心脏正常的人群，大多有偶发的房性期前收缩或室性期前收缩，但不一定都有心悸症状。因室性期前收缩而有心悸者随年龄增高而增加。各种类型的器质性心脏病均可伴发期前收缩，但临床上功能性期前收缩更为多见。有期前收缩者常主诉有心搏脱漏或停顿感，有时描写为心脏冲向喉部或下沉的感觉，少数患者感到有连跳。

阵发性室上性心动过速时，其心慌的症状呈突发突止的特点，心率一般超过 160 次 /min；心律规则，持续时间可长达数小时，也可能仅数分钟。颈动脉窦按摩、Valsalva 动作、作呕或呕吐等刺激迷走神经的动作一般可使心慌症状终止。

阵发性心房颤动发作时心慌更为严重，心跳快而极不规则，伴有脉搏短绌是其特点。心房扑动在临床上较为少见，心率常为150次 /min左右，可以规则也可以不规则，心率成倍地增加或突然减半是其特征。

室性心动过速发作时，心室率增快可引起心悸，且常伴有昏厥或昏厥前症状，可能还会发生猝死。

心率缓慢时，也可出现心悸，多由房室传导阻滞或窦房结病变引起。

由于伴随于心律失常的心悸症状大多数情况下不是持久性的，所以当患者就诊时往往不是正值心律失常发作之际。请患者描述心悸的感觉，发作心悸时心跳的节律和速率，有时有助于判断心律失常的性质。常规心电图及长程心电图对心律失常的诊断价值最高。心脏电生理检查对阵发性心动过速的诱发复制率极高，确诊率可达 90% 左右。

（三）血流动力学改变所致的心悸

由于每搏血量增加，心肌收缩力增强，可使患者经常存在心悸感，特别在二尖瓣或主动脉瓣关闭不全时，心内、心外有分流时，或心动过缓时心悸感常较明显。此外，高动力循环状态，如妊娠、甲亢及嗜铬细胞瘤时均可有此症状。

由于心功能不全，每搏血量减少，心率代偿性增快，常表现为轻度活动后即出现心悸。

第五节 昏厥

昏厥（syncope）是由于一过性脑部供血不足所致的突然和短暂的意识丧失伴自主体位丧失，一般能很快恢复正常。若患者尚未达到意识丧失的程度，但出现头晕、心悸、胸闷、气短、乏力、面色苍白、出汗、站立不稳、视物模糊、听力下降及消化道症状，则称之为昏厥先兆。其供血不足的病理生理基础不外乎是心脏泵血不足或是周围血管异常反应——血管扩张、血容量相对不足，或者两者兼而有之。由明显的失水、失血等造成的低血容量休克伴昏厥不在本节内讨论。

昏厥的病因多种多样，大体上可分为以下几类：①神经介导性昏厥：主要包括血管迷走性昏厥（vasovagal syncope）、颈动脉窦综合征（carotid sinus syndrome）和其他反射性昏厥；②心源性昏厥；③脑源性昏厥；④直立性低血压（ortho-static hypotension）；⑤血液成分异常，如低血糖和重度贫血。另有一些昏厥虽经各种检查仍诊断不明。从治疗及预后的角度来看，心源性昏厥最为重要；但从临床发病率来看，血管迷走性昏厥最为多见。

（一）神经介导性昏厥

神经介导性昏厥指多种因素触发的过强的神经反射，引起低血压和心动过缓，从而导致昏厥发作。

1. 血管迷走性昏厥　这是临床上最常见的昏厥，占昏厥患者的 30% ~ 50%。多见于年轻体弱的女性，常反复发生，但无器质性疾病，也无特定性诱因。情绪激动、恐惧、久站、见到血、疼痛、天气闷热、空气污浊、过度疲劳等情况下均可发作，过去均列入“不明原因”性昏厥。自 1986 年 Kenney 采用直立倾斜试验（head upright test，HUT）用于诊断血管迷走性昏厥以来，国内外对血管迷走性昏厥患者的体位、血压、心率与昏厥的关系进行了大量临床研究，将血管迷走性昏厥分为三种类型：血管抑制型，直立倾斜试验中诱发昏厥时以血压降低为主；心脏抑制型，昏厥时表现为心率突然减慢甚至出现心脏停搏；混合型，昏厥时心率和血压均明显下降。尽管血管迷走性昏厥发生的病理生理机制尚未完全明了，但这类患者在直立倾斜位时出现血压下降及（或）心动过缓，并再现昏厥发生的症状是明确的。目前临床上已将倾斜试验作为诊断血管迷走性昏厥最可靠的手段。

2. 颈动脉窦综合征　是指对颈动脉窦刺激的过度神经反射导致心动过缓和（或）血压下降，从而引起昏厥。常见诱因为局部动脉硬化、炎症、外伤、肿物、衣领压迫、颈部肌肉加压、转动头部、揉压颈部或其他刺激颈动脉窦的动作等。颈动脉窦综合征在老年人中多见，心血管和神经系统检查往往正常，昏厥发作前常无预兆，以心脏停搏和心动过缓为特点，做颈动脉窦按摩试验可资诊断。

3. 情境性昏厥　情境性昏厥（situational syncope）与咳嗽、排尿、排便和吞咽等相关，其发生机制相似，分别通过反射弧将通路上的胸腔、膀胱和胃肠道内压力感受器经脑神经与中枢（孤束核、髓质血管减压部位）连接，反射性地引起传出通路中的迷走神经张力增高，从而引起心率减慢和心输出量降低，最终导致昏厥发作。

4. 疼痛性昏厥　舌咽神经或三叉神经痛引起的喉部和面部疼痛可导致昏厥发作；触摸扁桃体、耳、咽、喉的引发点产生疼痛刺激也可引起昏厥。其发生机制可能为：疼痛刺激由相应神经传入，反射性地引起血管舒缩中枢抑制，周围血管扩张，回心血量减少，心输出量减少，脑部供血不足导致昏厥发作。

（二）心源性昏厥

心源性昏厥指由心脏疾病造成心输出量暂时减少导致一过性脑供血不足而产生的昏厥。常见的原因可归纳如下。

1. 心律失常　缓慢性心律失常：如严重窦性心动过缓、房室传导阻滞、心室停搏或病窦综合征等；快速性心律失常：如室性心动过速、心室扑动、心室颤动、阵发性室上速、心房颤动、心房扑动、心脏遗传性离子通道病（先天性长 QT 综合征、Brugada 综合征）、起搏器功能不良、药物的促心律失常作用等。如果在一阵心悸后出现昏厥，常提示为快速性心律失常中止时，在正常窦性心律恢复之前有短暂的窦性停搏或严重心动过缓。

2. 器质性心脏病或心肺疾病　心瓣膜口狭窄或流出道梗阻：如严重的主动脉瓣狭窄、肺动脉或肺动脉瓣狭窄、肺栓塞、法洛四联征、肥厚型梗阻性心肌病、心房黏液瘤、二尖瓣脱垂等；泵衰竭：如急性心肌梗死或心肌缺血等；其他心脏疾病：如急性主动脉夹层、心包疾病、心脏压塞等。体位改变或体力负荷突然加重可使这类患者心输出量突然减少、血压明显降低导致昏厥发作。

心源性昏厥一般发生极为突然，无头昏不适等前驱症状，持续时间甚短，可有外伤及大小便失禁。意识恢复后，除原有心脏病症状外，常无其他明显症状。

（三）脑源性昏厥

脑血管病变、痉挛而发生一过性、短暂脑供血不足，也可发生昏厥，如短暂性脑缺血发作（TIA）、锁骨下窃血综合征、脊椎基底动脉供血不足等均可造成一过性昏厥。双侧颈动脉严重狭窄也可引起昏厥。

（四）直立性低血压

直立性低血压也叫体位性低血压。当患者突然改变体位，如从卧位或蹲位快速站立时，血液因重力作用而积聚在下肢，由于患者存在着自主神经功能障碍，外周血管不能相应收缩，静脉回心血量下降，心搏出量减少，血压过度下降（>20/10mmHg），大脑灌注不足，因而发生昏厥。直立性低血压常见于老年患者、服用抗高血压和抗抑郁药及利尿剂的患者，继发于糖尿病和滥用酒精的自主神经功能受损的患者也易出现直立性低血压。

（五）血液成分异常引起的昏厥

脑储备糖的能力差，但耗能大，血糖过低会引起头昏、乏力、冷汗、神志恍惚甚至昏厥；贫血时血液中红细胞减少，血氧浓度降低引起脑缺氧，也可发生昏厥。此外，过度换气导致二氧化碳排出过多、血液中二氧化碳含量下降和低碳酸血症，继而引起外周血管扩张、回心血量减少和大脑供血不足；低碳酸血症还可引起脑血管收缩和血红蛋白对氧的亲和力增强、大脑供氧量降低，进而导致昏厥发作。此外，昏厥在临床上还应与其他引起意识障碍的疾病相鉴别，如癫痫、癔症发作、前庭病变等。

对昏厥的诊断，首先要判断是否确有意识丧失，如对外界刺激的感知，是否有摔倒、受伤及二便失禁等。经过详细询问病史，包括诱发因素、前驱症状、昏厥持续时间、恢复过程、意识恢复后的心率、自我感觉以及伴随症状等常可提供诊断线索。例如：血管迷走性昏厥多与疼痛、恐惧、听到噩耗、情绪激动、站立时间过久、环境闷热等有关；“情境性”昏厥多与排便、排尿、咳嗽、吞咽有关；突然转动颈部发生昏厥提示颈动脉窦综合征；活动上肢而发生昏厥提示锁骨下窃血综合征；由卧位直立时突然晕倒提示直立性低血压。运动、劳力时发生昏厥则可见于多种疾病如肥厚型心肌病、主动脉瓣狭窄、先天性长 QT 综合征等。

病史结合体格检查一般可对昏厥的原因做出初步判断。进一步明确诊断常需做特殊检查，特别是疑为心律失常所致的昏厥除一般心电图及超声心电图之外，需做长程心电图，甚至心脏电生理检查。对疑为血管神经性昏厥者，应行倾斜试验。

第六节　发绀

发绀(cyanosis)是指皮肤和黏膜呈现蓝色的异常外观,其主要是由于血液中还原血红蛋白含量的增多,少数情况下异常血红蛋白的增多也可引起发绀。发绀既是一种症状,也是一种体征,除非发绀已十分明显,一般体格检查时容易被忽视。

毛细血管血液中还原血红蛋白含量的多少取决于两个因素：其一是动脉血内氧的浓度，其二是组织从毛细血管中摄取氧量的多少。因此，毛细血管血液中还原血红蛋白增加，可能是由于动脉血氧不饱和，此型发绀称之为中心性发绀；也可能是由于组织从血中摄取过多的氧，此型发绀称之为周围性发绀。正常情况下，动脉血氧饱和度为 100%，还原血红蛋白仅为 0.75g/dl，血液流经毛细血管，组织摄取了部分氧气，在静脉血液中的还原血红蛋白即升高至 4.75g/dl。由此看来，发绀与静脉内氧含量的关系更大。当临床上判断有发绀时，其毛细血管内血液的还原血红蛋白含量至少达到了 4g/dl。

（一）中心性发绀

中心性发绀主要见于右向左分流的先天性心脏病患者。一般当分流量大约相当于 30% 的左心搏出量时即可出现发绀，这部分分流的血液不经过肺部的气体交换，致使动脉和毛细血管内的血液氧饱和度不足。换句话说，即循环血流中还原血红蛋白的含量增加。

在先天性心脏病中，以下三种情况可导致右向左分流而引起发绀：①当右心流出道有狭窄而同时有一大的间隔缺损时，血流倾向于经过缺损口从右向左分流（如法洛四联症、肺动脉口闭锁等）；②较大的间隔缺损，原有左向右分流（如室间隔缺损），随着时间的推移，逐渐形成肺血管的阻塞性改变，而使分流倒向，出现发绀；③有一个左、右共用的心腔，在血流进入动脉系统以前，氧饱和与氧未饱和的血液混合在一起（如单心室），可出现发绀，但如无肺动脉阻塞性改变，同时肺血流量较大时，动脉血氧饱和度可达 82% ~ 88%，可以没有或仅轻度发绀。

除了右向左分流的先天性心脏病以外，中心性发绀也可见于严重的呼吸系统疾病，如呼吸道阻塞、肺部疾患（肺炎、阻塞性肺气肿、弥漫性肺间质性纤维化、肺淤血、肺水肿）、胸膜疾患（大量胸腔积液、气胸、严重胸膜肥厚）及肺血管病变（原发性肺动脉高压、肺动静脉瘘）等，其发病机制是由于呼吸功能衰竭，肺通气或换气功能障碍，经过肺的血液不能得到充分氧合，导致体循环毛细血管中还原性血红蛋白增多，从而发生发绀。

中心性发绀具有以下两大特点可资与周围性发绀鉴别：①中心性发绀患者常有杵状指（趾），这是十分重要的鉴别体征；②中心性发绀时动脉血氧饱和度一般均低于 85%，并伴有红细胞增多。发绀在体力负荷时明显加重。

确定为中心性发绀后，应进一步判断其为心源性还是肺源性。单纯的心源性中心性发绀，一般没有严重的呼吸困难，除非有急性肺动脉栓塞或急性肺水肿。而肺源性发绀毫无例外均有严重的呼吸困难。此外，如为肺源性发绀给予纯氧吸入 5 ~ 10min 后，发绀可明显减轻，甚至消失。心源性者则无此反应。对心源性发绀只有采取降低肺血管阻力的措施或输入含有溶解性氧的液体时，方可使发绀略有减轻。

（二）周围性发绀

周围性发绀系因通过皮肤的血流减少或缓慢所致，常出现在肢体末梢及身体下垂部位，如肢端、耳垂及鼻尖。以下几种情况可导致周围性发绀：当体循环淤血、周围血流缓慢、氧在组织中被过多地摄取时，如右心衰、缩窄性心包炎。局部静脉病变（血栓性静脉炎、下肢静脉曲张）等；当肢体或末梢动脉收缩或阻塞时，如雷诺现象（Raynaud phenomenon）是典型的周围性局限性发绀；由于心输出量减少、循环血容量减少、周围组织血流灌注不足及缺氧所致，如严重的休克；当血红细胞数与血红蛋白含量显著增高时，如真性红细胞增多症。周围性发绀以肢端及暴露部位更为明显。在温度保持较高的部位如结膜、唇内面、颊内面和舌头常无发绀。而中心性发绀在这些部位也无例外。此外，周围性发绀常伴皮肤苍白发凉，当搓揉和加温后，局部发绀可消失。

中心性与周围性发绀的鉴别见表 1–2。

表 1–2　中心性与周围性发绀的鉴别

	中心性发绀	周围性发绀
动脉氧饱和度	低于 75% ~ 85%	基本正常
发绀的分布	全身性（包括口腔内黏膜），发绀部位暖和，周围血管扩张	局限于四肢末端、鼻尖、外耳、口唇等；发绀部位较凉，周围血管收缩
对吸入 100% 氧的反应	肺源性发绀减轻	无反应
对体力活动的反应	发绀可加重	发绀可以减轻
同时存在的情况	右至左分流的先心病，肺动静脉瘘，弥漫性肺脏疾病，如严重肺气肿等	休克、充血性心力衰竭（后者发绀主要为周围性，中心性因素也参与）

（三）混合性发绀

肺心病的发绀是中心性和周围性混合性发绀。中心性发绀是因肺部疾患所致，周围性发绀则因晚期心输出量不足所致。

有些少见的血红蛋白异常疾病也可引起类似发绀的皮肤色泽改变，应注意鉴别，如硫变血红蛋白血症（因食入乙酰苯胺、乙酰氧乙苯胺、苯胺、磺胺等引起）、中毒性高血红蛋白血症（如大量食用含亚硝酸盐的蔬菜，或少数情况下由于长期应用硝普钠或亚硝酸盐类药物）、先天性高血红蛋白血症（患儿自幼即有发绀，有家族史而无心肺疾病）。此外尚需与色素沉着病如银质沉着病或血色沉着病等鉴别。

第七节　水肿

水肿（edema）是由于体内液体过量积聚在细胞外组织间隙中的表现，患者外观浮肿，如在骨表面用指压皮肤，可见压痕持续数秒不消失，水肿既是一症状，也是一体征。

严重的心力衰竭、肾病综合征和肝硬化患者均可出现水肿，根据病史、物理检查和简单的实验室检查可对其进行鉴别。水肿是右心衰竭较晚期的症状，但在右心衰竭导致体循环静脉压力增高以前，往往已可因水、钠潴留而使体重增加，一般在细胞间隙内积聚的液体超过5L时方可见到显性水肿。故在心性水肿出现以前，患者常先有少尿及体重增加（3 ~ 5kg）。

无论病因如何，引起心性水肿的因素主要有二，一是静脉压升高，二是水、钠潴留，后者是由于肾脏排钠减少。而影响水钠潴留的因素很多，目前尚未能一一阐明。醛固酮增加可能是引起水、钠潴留的因素之一，而醛固酮增加又是心输出量减少导致肾血流量减少的代偿反应。有些研究表明，当心力衰竭进入慢性期时，醛固酮的分泌逐渐恢复至正常水平，此时应用血管紧张素转化酶抑制剂阻断血管紧张素Ⅰ转换为血管紧张素Ⅱ，其有利的作用主要是减少心脏的后负荷（扩张血管），而并不在于消除刺激醛固酮分泌的因素。大多数晚期心力衰竭患者有效血循环量减少（尽管整个血容量是增加的），促使抗利尿激素增加，这对水的潴留和稀释性低钠（尽管体内总钠量增加）起一定的作用。

临床上心力衰竭患者白天水肿明显而夜间可减轻，其水肿部位与重力有关。门诊患者水肿主要见于双下肢（脚和踝部），卧床患者则主要表现在腰骶部。当水潴留进一步增加时，可发展为全身性水肿，面部水肿常较晚出现，可能提示伴有肾功能不全或上腔静脉阻塞。

（一）心性水肿的特点

（1）心性水肿总是伴有静脉压升高，后者的主要体征是颈静脉搏动增强及怒张，肝脏充血肿大并有压痛，肝颈静脉回流征阳性。

（2）心性水肿部位与重力有关，好发于身体下垂处，且为双侧对称性，如双下肢，除非患者长时间保持侧卧体位。

（3）大多数右心衰竭的病因为二尖瓣病变及肺心病，所以在心性水肿出现以前，一般均先有呼吸困难。少数情况下，全心疾病首先影响右心者，如心肌病、缩窄性心包炎等则出现水肿前可无呼吸困难症状，但大多数全心疾病常同时波及左、右心，所以呼吸困难和水肿常同时出现。

（二）水肿的特殊形式

1. 腹腔积液　腹膜腔内积液是晚期右心衰竭的另一种表现，常先有或同时有腹壁水肿。心源性腹腔积液几乎毫无例外地先有下肢水肿，仅仅在缩窄性心包炎或三尖瓣疾患时可以先有腹水或腹水比下肢水肿更突出。此时应高度重视与肝性腹水相鉴别，观察颈静脉，判断有无体循环静脉压升高，将对鉴别诊断有重要帮助。

2. 胸水　胸膜腔内积水主要来自壁胸膜的渗漏。由于胸膜上的静脉同时引流至体循环及肺循环，所以只有当体循环和肺循环静脉压力均升高时，方有胸水形成。所以，胸水常见于同时有左、右心衰时。心力衰竭时出现的胸水常为双侧性，而以右侧为多。少数单侧胸水也均在右侧，如果出现左侧的单侧胸腔积液，心力衰竭所致的可能性极小。

如果胸水是由于心力衰竭所致者，在X线上常同时有上叶肺静脉影增粗，以及出现Kerley水平线。表明有慢性肺静脉压增高。

第八节　咯血

咯血（hemoptysis）是指痰中带血丝或血块，血虽来自呼吸系统，但由于心肺关系极其密切，不少情况下，心脏疾患是咯血的病因，如下所示。

（1）急性肺水肿，红细胞从淤血的血管中进入肺泡，典型的表现为咳大量粉红色泡沫痰。

（2）严重二尖瓣狭窄，肺动脉高压导致肺动脉与支气管静脉系统形成侧支循环，支气管内的血管扩张，进而破裂而发生大口咯鲜血色血液。

（3）肺梗死，肺动脉梗死组织坏死出血，血液进入肺泡可出现痰中带血或咯血。

（4）各种心脏病所致慢性左心功能不全，肺淤血均可有痰中带血或暗红色血痰。

（5）主动脉瘤偶可破入支气管而引起极大量的咯血，可致患者迅即死亡。

以上所列举的各类心脏疾患可导致不同程度的咯血，临床上应特别注意与呼吸系统疾病所致的咯血相鉴别，详细的病史对确定咯血的病因有着重要的作用。如患者是否有长期慢性咳嗽、咳痰，吐大量脓痰以及长期低热史，这些对诊断支气管炎、支气管扩张或肺结核有参考价值。咯血量的多少对确定病因也有重要的参考价值，如反复发生的小量咯血多见于慢性支气管炎、支气管扩张、肺结核或二尖瓣狭窄，此类患者有时也可出现大量咯血；中等量咯血可见于肺动静脉瘘破裂。中老年患者不明原因的反复咯血应怀疑肿瘤的可能，伴有急性胸痛的咯血提示肺动脉栓塞伴肺梗死；先天性心脏病患者出现咯血和发绀时提示艾森门格综合征（Eisenmenger syndrome）。伴有严重呼吸困难的咯血常提示心脏疾患所致，高血压、冠心病常是导致左心功能不全的病因，病史中不可疏忽。体格检查也十分重要，如单纯二尖瓣狭窄时，心尖部舒张期杂音局限且音调低沉，常容易疏漏应特别注意。

第九节　咳嗽

咳嗽（cough）是心肺系统最常见的症状之一。肺部和支气管的各种感染、肿瘤及过敏反应等均可引起咳嗽。心血管疾病所致的咳嗽多由于肺静脉高压、间质性和肺泡性肺水肿、肺梗死及主动脉瘤压迫支气管等原因引起。肺静脉高压引起的咳嗽常继发于左心衰或二尖瓣狭窄，先有刺激性干咳，而后有浆液性痰、血泡痰，患者多于夜间睡眠 1 ~ 2h 后突然憋醒，发生刺激性咳嗽。肺水肿所致咳嗽多由左心功能不全或快速静脉补液过量引起，患者表现为连续性咳嗽、咳出粉红色泡沫痰，并出现夜间阵发性呼吸困难，双肺可闻及水泡音。当患者出现咳嗽伴胸痛、咯血及呼吸困难等症状时应想到肺梗死的可能。主动脉瘤压迫气管和支气管时可引起咳嗽和气急，咳嗽往往带有金属音。当咳嗽伴发劳力性呼吸困难时，常提示慢性阻塞性肺病或心功能不全；而当患者有过敏和（或）喘鸣病史时，咳嗽常常伴发支气管哮喘。如果咳嗽合并声嘶而又无上呼吸道疾病的病史时，可能为扩大的左心房和肺动脉压迫左喉返神经致其麻痹所致。此外，某些心血管常用药如血管紧张素转化酶抑制剂卡托普利、依那普利等可引起部分患者咳嗽，有文献报道其发生率高达 15.4%，且多为干咳，晚上或仰卧位时加重。咳嗽在服药后 24h 至数月内发生，治疗期间可持续存在，停药数日后症状可消失。

痰的性状也有助于判断不同病因的咳嗽。咳嗽咳出粉红色泡沫痰常因肺水肿引起；而痰中带血丝则提示肺结核、支气管扩张、肺癌或肺梗死等疾病。

第二章 高血压

第一节 原发性高血压

一、概述

（一）定义

原发性高血压或高血压病是指成年人（≥ 18 岁）凡在未服用降血压药物情况下和在安静状态下，非同日血压至少测量 3 次，当体循环动脉收缩压≥ 140mmHg 和（或）舒张压≥ 90mmHg，称为血压增高。与此同时，常伴有脂肪和糖代谢紊乱以及心、脑、肾和视网膜等器官功能性或器质性改变为特征的全身性疾病。如果仅收缩压≥ 140mmHg，而舒张压不高者称为单纯收缩性高血压。同理，若舒张压≥ 90mmHg，而收缩压 <140mmHg，则称为舒张性高血压。

（二）流行病学

高血压患病率和发病率在不同国家、地区或种族之间有差别，工业化国家较发展中国家发病率高，美国黑种人约为白种人的 2 倍。高血压患病率、发病率及血压水平随年龄增长而升高，高血压在老年人中较为常见，尤其是收缩期高血压。我国自 20 世纪 50 年代以来进行了 4 次（1959 年、1979 年、1991 年、2002 年）成年人血压普查，高血压患病率分别为 5.11%、7.73%、11.88%、18.8%，总体上呈明显上升趋势。据估计，我国现有高血压患者 2 亿以上。但高血压的知晓率、治疗率及控制率均很低，2002 年的普查资料显示：知晓率为 30.2%，治疗率为 24.7%，控制率为 6.1%，较 1991 年略有提高。根据 2007 年我国卫生部心血管病防治研究中心，中国心血管病报道的一项调查报告，城市高血压知晓率、治疗率、控制率和治疗控制率分别为 41.1%、35.1%、9.7% 和 28.8%；而农村分别为 22.5%、17.4%、3.5% 和 20.4%。如此低的知晓率、治疗率、控制率和治疗控制率，促使我国高血压病致死、致残率居高不下。因此，高血压的防治任重道远。

（三）病因

本病病因未完全阐明，目前认为是在一定的遗传基础上由于多种后天因素的作用，正常血压调节机制失代偿所致，以下因素可能与发病有关。

1. 遗传　高血压的发病有较明显的家族集聚性，双亲均有高血压的正常血压子女（儿童或少年）血浆去甲肾上腺素、多巴胺浓度明显较无高血压家族史的对照组高，以后发生高血压的比例亦高。国内调查发现，与无高血压家族史者比较，双亲一方有高血压者的高血压患病率高 1.5 倍，双亲均有高血压病者则高 2 ~ 3 倍，高血压病患者的亲生子女和收养子女虽然生活环境相同，但前者更易患高血压。动物实验已筛选出遗传性高血压大鼠株（SHR），分子遗传学研究已实验成功基因转移的高血压动物，上述资料均提示遗传因素的作用。

2. 饮食

（1）盐类：与高血压最密切相关的是 Na^+，人群平均血压水平与食盐摄入量有关，在摄盐较高的人群，减少每日摄入食盐量可使血压下降。高钠促使高血压可能是通过提高交感张力，增加外周血管阻力所致。饮食中 K^+、Ca^{2+} 摄入不足、Na^+/K^+ 比例升高时易患高血压，高 K^+ 高 Ca^{2+} 饮食可能降低高血压的发病率，动物实验也有类似的发现。我国不同年龄段人群食盐摄入量均较高，居民平均每日食盐摄入量为12.1g，远远超过WHO应将一般人群每日食盐限制在6g以下。全国居民营养与健康状况调查（2002年）中指出，我国城乡居民平均每日每人盐摄入量为12g，其中农村12.4g，城市10.9g，北方地区高于南方地区。高盐饮食是高血压的重要危险因素。高盐饮食地区人群的高血压患病率往往较高。

中国人群高血压流行特点：钠盐摄入量高，钾盐摄入不足，盐敏感性高血压居多。盐敏感的实质是个体对于盐负荷而导致血压升高的一种遗传易感体质。盐敏感被认为是由于肾小球的过滤能力减低和（或）肾小管钠再吸收的比率增加所导致。

盐敏感性：盐敏感性是高血压早期损害标志。盐敏感性（salt-sensitivity）已被美国ASH“2005高血压新定义”确立为高血压早期损害标志之一。

我国一般人群中盐敏感者占15%～42%，而高血压人群中50%～60%为盐敏感者。有高血压家族史的成年人中盐敏感者为65%，青少年中为45%。黑种人、老年人、停经女性、糖尿病、肥胖和代谢综合征患者中盐敏感者比例较高。盐敏感性高血压是高血压的一种特殊类型，常见于老年人、黑种人，有糖尿病、肾疾病史者，交感激活状态以及高盐摄入地区的高血压患者，同时也是难治性高血压的重要原因之一。

（2）脂肪酸与氨基酸：降低脂肪摄入总量，增加不饱和脂肪酸成分，降低饱和脂肪酸比例可使人群平均血压下降。动物实验发现摄入含硫氨基酸的鱼类蛋白质可预防血压升高。

（3）饮酒：长期饮酒者高血压的患病率升高，而且与饮酒量成正比。可能与饮酒促使皮质激素、儿茶酚胺水平升高有关。

3. 职业、环境和气候　流行病学资料提示，从事高度集中注意力工作、长期精神紧张、长期受环境噪声及不良视觉刺激者易患高血压病。此外，气候寒冷地区冬季较长，人的血管容易收缩而导致血压升高，这也是我国北方地区高血压发病率比南方地区高的原因之一。

4. 其他　吸烟、肥胖和糖尿病患者高血压病患病率高。

（四）临床表现

高血压是多基因遗传因素与环境因素长期相互作用的结果，无论是男性还是女性，平均血压随年龄增长而增高，尤其是收缩压。流行病学研究已经证实，高血压本身不仅会造成心血管损害，而且当高血压患者合并有其他危险因素时更易引起或加重心血管损害，这些危险因素包括糖尿病、吸烟、高脂血症等。血压在同一水平上的高血压患者，合并危险因素越多，心血管系统并发症发生率也越高，说明危险因素之间存在着对心血管系统损害的协同作用。

高血压病根据起病和病情进展的缓急及病程的长短可分为两型，缓进型（chronic type）和急进型（accelerated type）高血压，前者又称良性高血压，绝大部分患者属此型，后者又称恶性高血压，仅占高血压病患者的1%～5%。

1. 缓进型高血压病　多为中年后起病，有家族史者发病年龄可较轻。起病多数隐匿，病情发展慢，病程长。早期患者血压波动，血压时高时正常，为脆性高血压阶段，在劳累、精神紧张、情绪波动时易有血压升高，休息、去除上述因素后，血压常可降至正常。随着病情的发展，血压可逐渐升高并趋向持续性或波动幅度变小。患者的主观症状和血压升高的程度可不一致，约50%患者无明显症状，只是在体格检查或因其他疾病就医时才发现有高血压，少数患者则在发生心、脑、肾等器官的并发症时才明确高血压病的诊断。

患者可有头痛，多发在枕部，尤易发生在睡醒时，尚可有头晕、头胀、颈部板紧感、耳鸣、眼花、健忘、注意力不集中、失眠、烦闷、乏力、四肢麻木、心悸等。这些症状并非都是由高血压直接引起，部分是机体功能失调所致，无临床特异性。此外，尚可出现身体不同部位的反复出血，如眼结膜出血、鼻出血、月经过多，少数有咯血等。

（1）脑部表现：头痛、头晕和头胀是高血压病常见的神经系统症状，也可有头部沉重或颈项板紧感。高血压直接引起的头痛多发生在早晨，位于前额、枕部或颞部，可能是颅外颈动脉系统血管扩张，其脉搏振幅增高所致。这些患者舒张压多很高，经降压药物治疗后头痛可减轻。

高血压病脑血管并发症主要表现为脑血管意外，即脑卒中，可分为两大类：①缺血性脑卒中，其中有动脉粥样硬化血栓形成、腔隙梗死、栓塞、短暂性脑缺血和未定型等各种类型；②出血性脑卒中，有脑实质和蛛网膜下腔出血。

（2）心脏表现：血压长期升高增加了左心室的负担，左心室因代偿而逐渐肥厚，早期常呈向心性对称性肥厚，继之可出现心腔扩张，最终导致高血压性心脏病。近年来研究发现，高血压时心脏最先受影响的是左心室舒张期功能。左心室肥厚时舒张期顺应性下降，松弛和充盈功能受影响，若左心室舒张末压升高，左心房可有不同程度扩大，甚至可出现在临界高血压和左心室无肥厚时，与此同时，左心室的心肌间质已有胶原组织沉积和纤维组织形成，但此时患者可无明显临床症状。

出现临床症状的高血压性心脏病多发生在高血压病起病数年至10余年之后。在心功能代偿期，除有时感心悸外，其他心脏方面的症状可不明显。代偿功能失调时，则可出现左心衰竭症状，开始时在体力劳累、饱食和说话过多时发生气喘、心悸、咳嗽，以后呈阵发性的发作，常在夜间发生，并可有痰中带血等，严重时或血压骤然升高时可发生急性肺水肿，出现端坐呼吸，咳粉红色泡沫样痰，若不及时降压可危及生命。反复发作或持续的左心衰竭，可影响右心室功能而发展为全心衰竭，出现尿少、水肿等临床症状。在心脏未增大前，体检可无特殊发现，或仅有脉搏或心尖搏动较强有力，主动脉瓣区第二心音因主动脉舒张压升高而亢进。心脏增大后，体检可发现心界向左、向下扩大；心尖搏动强而有力，呈抬举样；心尖区和（或）主动脉瓣区可听到Ⅱ～Ⅲ级收缩期吹风样杂音。心尖区杂音是左心室扩大导致相对性二尖瓣关闭不全或二尖瓣乳头肌功能失调所致；主动脉瓣区杂音是主动脉扩张，导致相对性主动脉瓣狭窄所致。主动脉瓣区第二心音可因主动脉及瓣膜病变而呈金属音调，可有第四心音。心力衰竭时心率增快，出现发绀，心尖区可闻奔马律，肺动脉瓣区第二心音增强，肺底出现湿啰音，并可有交替脉；后期出现颈静脉怒张、肝大、下肢水肿、腹水和发绀等全心衰竭征象。

（3）肾脏表现：肾血管病变的程度和血压升高的程度及病程密切相关。实际上，无控制的高血压病患者均有肾脏的病变，但在早期可无任何临床表现。随病程的进展可先出现蛋白尿，如无合并其他情况（如心力衰竭和糖尿病等），24h尿蛋白总量很少超过1g，控制高血压可减少尿蛋白。血尿多为显微镜血尿，少见有透明和颗粒管型。肾功能失代偿时，肾浓缩功能受损可出现多尿、夜尿、口渴、多饮等，尿比重逐渐降低，最后固定在1.010左右，称等渗尿。当肾功能进一步减退时，尿量可减少，血中非蛋白氮、肌酐、尿素氮常增高，酚红排泄试验示排泄量明显减低，尿素廓清率或肌酐廓清率可明显低于正常，上述改变随肾脏病变的加重而加重，最终出现尿毒症。但是，在缓进型高血压病，患者在出现尿毒症前多数已死于心、脑血管并发症。此外，当高血压导致肾功能损害的同时，肾损害又可反过来加重血压升高，从而形成恶性循环。

2. 急进型高血压　在未经治疗的原发性高血压病患者中，约1%可发展成急进型高血压，发病较急骤，在发病前可有病程不一的缓进型高血压病史。男女比例约为3∶1，多在青中年发病，近年来此型高血压已少见，可能与早期发现轻、中度高血压患者并得到及时有效的治疗有关。其表现基本上与缓进型高血压病相似，但与后者相比，临床症状如头痛等更为明显，具有病情严重、发展迅速、视网膜病变和肾功能很快衰竭等特点。血压显著升高，舒张压多持续在130～140mmHg或更高。各种症状明显，小动脉纤维样坏死性病变进展迅速，常于数月至1～2年内出现严重的脑、心、肾损害，发生脑血管意外、心力衰竭和尿毒症。并常有视物模糊或失明，视网膜可发生出血、渗出及视盘水肿。血浆肾素活性增高，以肾脏损害最为显著，常出现持续蛋白尿，24h尿蛋白可达3g，伴有血尿和管型尿，最后多因尿毒症而死亡，但也可死于脑血管意外或心力衰竭。

3. 高血压危重症

（1）高血压危象（hypertensive crisis）：高血压病的进程中，如果全身小动脉发生暂时性强烈痉挛，周围血管阻力明显上升，致使血压急骤上升而出现一系列临床症状，称之为高血压危象。这是高血压病的急重症，可见于缓进型高血压各期和急进型高血压，血压改变以收缩压突然明显升高为主，舒张压也可升高，常在诱发因素作用下出现，如强烈的情绪变化、精神创伤、心身过劳、寒冷刺激和内分泌失调（如经期和绝经期）等。患者出现剧烈头痛、头晕、眩晕，亦可有恶心、呕吐、胸闷、心悸、气急、视物模糊、腹痛、尿频、尿少、排尿困难等症状。有的患者可伴随自主神经紊乱症状，如发热、口干、出汗、兴奋、皮肤潮红或面色苍白、手足发抖等；严重者，尤其在伴有靶器官病变时，可出现心绞痛、肺水肿、肾衰竭、高血压脑病等。发作时尿中出现少量蛋白和红细胞；血尿素氮、肌酐、肾上腺素、去甲肾上腺素可增加，血糖也可升高、眼底检查有小动脉痉挛、可伴有出血、渗出或视盘水肿。发作一般历时短暂，控制血压后，病情可迅速好转，但易复发。在有效降压药普遍应用的人群，此危象已很少发生。

（2）高血压脑病（hypertensive encephalopathy）：急进型或严重的缓进型高血压病患者，尤其是伴有明显脑动脉硬化时，可出现脑部小动脉持久而明显的痉挛，继之发生被动性或强制性扩张，急性脑循环障碍导致脑水肿和颅内压增高而出现的一系列临床表现，称为高血压脑病。发病时常先有血压突然升高，收缩压、舒张压均可增高，以舒张压升高为主，患者出现剧烈头痛、头晕、恶心、呕吐、烦躁不安、脉搏多慢而有力，可有呼吸困难或减慢、视力障碍、黑矇、抽搐、意识模糊甚至昏迷，也可出现暂时性偏瘫、失语、偏身感觉障碍等。检查可见视盘水肿，脑脊液压力增高、蛋白含量增高。发作短暂者历时数分钟，长者可数小时甚至数天。妊娠高血压综合征、肾小球肾炎、肾血管性高血压和嗜铬细胞瘤的患者，也可能发生高血压脑病。

4. 并发症　在我国，高血压病最常见的并发症是脑血管意外，其次是高血压性心脏病、心力衰竭，再次是肾衰竭。较少见但严重的并发症为主动脉夹层血肿。其起病常突然，迅速发生剧烈胸痛，向背或腹部放射，伴有主动脉分支堵塞现象时，使两上肢血压及脉搏有明显差别，严重者堵塞一侧，从颈动脉到股动脉的脉搏均消失，或下肢暂时性瘫痪或偏瘫。当累及主动脉根部时，患者可发生主动脉关闭不全。未受堵塞的动脉血压升高。主动脉夹层血肿可破裂入心包或胸膜腔，因心脏压塞而迅速死亡。胸部 X 线检查可见主动脉明显增宽。超声心动图、CT 或磁共振断层显像检查（MRI）可直接显示主动脉夹层及范围，甚至可发现破口。主动脉造影也可确立诊断。高血压合并下肢动脉粥样硬化时，可造成下肢疼痛、间歇性跛行。

二、诊断要点

（一）确定是否高血压

1. 诊所血压　诊所偶测血压是目前诊断高血压和分级的标准方法和主要手段，要求在未服用降压药物情况下、非同日 3 次安静状态下，测血压达到诊断水平，体循环动脉收缩压≥ 140mmHg 及（或）舒张压≥ 90mmHg 者为高血压。由于测量次数少、观察误差较大和“白大衣效应”，不能可靠地反映血压的波动和活动状态下的情况。动态血压及家庭自测血压可弥补诊所偶测血压的不足，具有重要的临床价值。

2. 自测血压　对于评估血压水平及严重程度，评价降压效应，改善治疗依从性，增强治疗的主动参与，自测血压具有独特优点。且无白大衣效应，可重复性较好。目前，患者家庭自测血压在评价血压水平和指导降压治疗上已经成为诊所血压的重要补充。然而，对于精神焦虑或根据血压读数常自行改变治疗方案的患者，不建议自测血压。推荐使用符合国际标准（BHS 和 AAMI）的上臂式全自动或半自动电子血压计，正常上限参考值：135/85mmHg。应注意患者向医师报告自测血压数据时可能有主观选择性，即报告偏差，患者有意或无意选择较高或较低的血压读数向医师报告，影响医师判断病情和修改治疗。有记忆存储数据功能的电子血压计可克服报告偏差。血压读数的报告方式可采用每周或每月的平均值。家庭自测血压低于诊所血压，家庭自测血压 135/85mmHg 相当于诊所血压 140/90mmHg。对血压正常的人建议定期测量血压（20 ~ 29 岁，每 2 年 1 次；30 岁以上，每年至少 1 次）。

3. 动态血压　动态血压测量应使用符合国际标准（BHS 和 AAMI）的监测仪。动态血压的正常值推荐以下国内参考标准：24h 平均值 <130/80mmHg，白昼平均值 <135/85mmHg，夜间平均值 <125/75mmHg。正常情况下，夜间血压均值比白昼血压值低 10% ~ 15%。动态血压监测在临床上可用于诊断白大衣性高血压、隐蔽性高血压、顽固难治性高血压、发作性高血压或低血压，评估血压升高严重程度，但是目前主要仍用于临床研究，例如评估心血管调节机制、预后意义、新药或治疗方案疗效考核等，不能取代诊所血压测量。动态血压测量时应注意以下问题：测量时间间隔应设定一般为每 30min1 次。可根据需要而设定所需的时间间隔。指导患者日常活动，避免剧烈运动。测血压时患者上臂要保持伸展

和静止状态。若首次检查由于伪迹较多而使读数 < 80% 的预期值，应再次测量。可根据 24h 平均血压，日间血压或夜间血压进行临床决策参考，但倾向于应用 24h 平均血压。

4. 中心动脉压　近年来提出了中心动脉压的概念，中心动脉压，是指升主动脉根部血管所承受的侧压力。中心动脉压也分为收缩压（SBP），舒张压（DBP）及脉压（PP）。主动脉的 SBP 由两部分组成：前向压力波（左心室搏动性射血产生），回传的外周动脉反射波。前向压力波形成收缩期第 1 个峰值（P1），反射波与前向压力波重合形成收缩期第 2 个峰值（即 SBP）。反射波压力又称增强压（AP），增强压的大小可用增压指数（AIx）表示，AIx=AP/PP （AP=SBP−P1）。通常情况下，AP 在舒张期回传到主动脉根部与前向压力波重合，在收缩期回传到外周动脉。

中心动脉压直接影响心、脑、肾等重要脏器的灌注压，因而可能比肱动脉血压更能够预测心脑血管病的发生。反射波是左心室后负荷的组分，是心脏后负荷的指标之一，也是收缩期高血压的发病基础。中心动脉压增高将诱发冠脉硬化，进而容易引起冠状动脉狭窄及冠状动脉事件。因此，降低中心动脉压将有助于预防心血管事件。已证明中心动脉血流动力学与高血压靶器官损害、心血管疾病独立相关。在预测、决定终点事件方面中心动脉血流动力学的意义优于外周血流动力学。ASCOT 试验的亚组研究 CAFE 中心动脉压可作为评价及优化抗高血压治疗方案的一个新的指标。

5. 白大衣高血压与隐匿性高血压　“白大衣高血压”也称“诊所高血压”。指患者去医院就诊时，在医师诊室测量血压时血压升高，但回到自己家中自测血压或 24h 动态血压监测时血压正常。

隐匿性高血压与之相反，系指患者在医院测量血压正常，而动态血压监测或家庭自测血压水平增高。隐匿性高血压在一般人群中患病率为 8% ~ 23%，其发生靶器官损害和心血管疾病的危险性较一般人明显增高。目前对于是否应该采用药物手段干预隐匿性高血压与诊室高血压尚存争议，但加强对这些患者的血压监测、及时发现持续性高血压仍具有重要意义。同时，对于这些患者还应加强生活方式干预，例如控制饮食、增加体力运动、控制体重、限制食盐摄入量等，努力延缓或避免持久性高血压的发生。由此可见临床上应大力提倡并推广非诊室血压监测措施（包括动态血压监测与家庭自测血压）。动态血压监测与家庭自测血压能够提供更为详尽且真实的血压参数，有助于全面了解血压波动情况，鉴别与判定一过性血压升高（诊室高血压与隐匿性高血压）的人群。

（二）判断高血压的病因，明确有无继发高血压

对怀疑继发性高血压者，通过临床病史、体格检查和常规实验室检查可对继发性高血压进行简单筛查。

1. 临床病史提示继发性高血压的指征

（1）肾脏疾病家族史（多囊肾）。

（2）肾脏疾病、尿路感染、血尿、滥用镇痛药（肾实质性疾病）。

（3）药物：口服避孕药、甘草、生胃酮（甘珀酸）、滴鼻药、可卡因、安非他明、类固醇、非甾体类抗炎药、促红细胞生长素、环胞素。

（4）阵发性出汗、头痛、焦虑、心悸（嗜铬细胞瘤）。

（5）阵发性肌无力和痉挛（醛固酮增多症）。

2. 提示继发性高血压的体征

（1）库欣（Cushing）综合征面容。

（2）神经纤维瘤性皮肤斑（嗜铬细胞瘤）。

（3）触诊有肾增大（多囊肾）。

（4）听诊有腹部杂音（肾血管性高血压）。

（5）听诊有心前区或胸部杂音（主动脉缩窄或主动脉病）。

（6）股动脉搏动消失或胸部杂音（主动脉缩窄或主动脉病）。

（7）股动脉搏动消失或延迟、股动脉压降低（主动脉缩窄或主动脉病）。

3. 继发高血压常规实验室及辅助检查　测定肾素、醛固酮、皮质激素和儿茶酚胺水平，动脉造影，肾和肾上腺超声、计算机辅助成像（CT）、头部磁共振成像（MRI）等。

三、治疗

（一）目的

治疗高血压的主要目的是最大限度地降低心血管发病和死亡的总危险。当然，血压也并非降得越低越好，近年来研究表明，在降压治疗中存在明显的降压“J”点曲线问题。“J”点曲线现象即血压下降达到特定水平时，主要心血管疾病的发生率会下降；但持续降低血压，心血管事件发生率反而会回升。但究竟血压J点值在哪里，目前没有定论。可以肯定的是不同高血压人群其J点值不同，血压在J点值之上，降压治疗越低、越早越好。

（二）高血压的非药物治疗

非药物治疗包括提倡健康生活方式，消除不利于心理和身体健康的行为和习惯，达到减少高血压以及其他心血管病的发病危险，适用于所有高血压患者。具体内容如下。

1. 减重　建议体重指数（kg/m^2）应控制在24以下。减重对健康的利益是巨大的，如人群中平均体重下降5～10kg，收缩压可下降5～20mmHg。高血压患者体重减少10%，则可使胰岛素抵抗、糖尿病、高脂血症和左心室肥厚改善。减重的方法一方面是减少总热量的摄入，强调少脂肪并限制过多糖类的摄入，另一方面则需增加体育锻炼，如跑步、太极拳、健美操等。在减重过程中还需积极控制其他危险因素，老年高血压则需严格限盐等。减重的速度可因人而异，但首次减重最好达到减重5kg以增强减重信心，减肥可提高整体健康水平，减少包括癌症在内的许多慢性病，关键是“吃饭适量，活动适度”。

2. 采用合理膳食　根据我国情况对改善膳食结构预防高血压提出以下建议：①减少钠盐，WHO建议每人每日食盐量不超过6g。我国膳食中约80%的钠来自烹调或含盐高的腌制品，因此，限盐首先要减少烹调用盐及含盐高的调料，少食各种咸菜及盐腌食品。如果北方居民减少日常用盐的一半，南方居民减少1/3，则基本接近WHO建议。②减少脂肪摄入，补充适量优质蛋白质。建议改善饮食结构，减少含脂肪高的猪肉，增加含蛋白质较高而脂肪较少的禽类及鱼类。蛋白质占总热量15%左右，动物蛋白占总蛋白质20%。蛋白质质量依次为：奶、蛋；鱼、虾；鸡、鸭；猪、牛、羊肉；植物蛋白，其中豆类最好。③注意补充钾和钙。④多吃蔬菜和水果，研究证明增加蔬菜或水果摄入，减少脂肪摄入可使SBP和DBP有所下降。素食者比肉食者有较低的血压，其降压的作用可能基于水果、蔬菜、食物纤维和低脂肪的综合作用。⑤限制饮酒，尽管有研究表明非常少量饮酒可能减少冠心病发病的危险，但是饮酒和血压水平及高血压患病率之间却呈线性相关，大量饮酒可诱发心脑血管事件发作。因此不提倡用少量饮酒预防冠心病，提倡高血压患者应戒酒，因饮酒可增加服用降压药物的抗性。如饮酒，建议每日饮酒量应为少量。男性饮酒量：葡萄酒 <100～150mL（相当于2～3两），或啤酒 <250～500mL（250～500g），或白酒 <25～50mL（0.5～1两）；女性则减半量，孕妇不饮酒。不提倡饮高度烈性酒。WHO对酒的新建议是酒，越少越好。

3. 增加体力活动　每个参加运动的人特别是中老年人和高血压患者在运动前最好了解一下自己的身体状况，以决定自己的运动种类、强度、频度和持续运动时间。对中老年人应包括有氧、伸展及增强肌力练习三类，具体项目可选择步行、慢跑、太极拳、门球、气功等。运动强度必须因人而异，按科学锻炼的要求，常用运动强度指标可用运动时最大心率达到180（或170）减去年龄，如50岁的人运动心率为120～130次/min，如果求精确则采用最大心率的60%～85%作为运动适宜心率，需在医师指导下进行。运动频率一般要求每周3～5次，每次持续20～60min即可，可根据运动者身体状况和所选择的运动种类以及气候条件等而定。

4. 减轻精神压力保持平衡心态　长期精神压力和心情抑郁是引起高血压和其他一些慢性病的重要原因之一，对于高血压患者，这种精神状态常使他们较少采用健康的生活方式，如酗酒、吸烟等，并降低对抗高血压治疗的依从性。对有精神压力和心理不平衡的人，应减轻精神压力和改变心态，要正确对待自己、他人和社会，积极参加社会和集体活动。

5. 戒烟　对高血压患者来说戒烟也是重要的，虽然尼古丁只使血压一过性升高，但它降低服药的依从性并增加降压药物的剂量。吸烟可造成血管内皮损伤，它是导致心血管事件的最重要独立危险因素之一，因此必须提倡全民戒烟。

（三）高血压的药物治疗

1. 降压药物治疗原则

（1）小剂量：初始治疗时通常应采用较小的有效剂量以获得可能有的疗效而使不良反应最小，如有效而不满意，可逐步增加剂量以获得最佳疗效。

（2）尽量应用长效制剂：为了有效地防止靶器官损害，要求每天24h内血压稳定于目标范围内，如此可以防止从夜间较低血压到清晨血压突然升高而致猝死、脑卒中或心脏病发作。要达到此目的，最好使用持续24h作用的药物，一天一次给药。其标志之一是降压谷峰比值应>50%，此类药物还可增加治疗的依从性。

（3）联合用药：为使降压效果增大而不增加不良反应，用低剂量单药治疗疗效不满意的可以采用两种或多种降压药物联合治疗。事实上2级以上高血压为达到目标血压常需降压药联合治疗。两种药物的低剂量联合使用，疗效优于大剂量单一用药。

（4）个体化：根据患者具体情况和耐受性及个人意愿或长期承受能力，选择适合患者的降压药物。在用药过程中，同时考虑：①患者其他危险因素的情况；②患者有无其他合并疾病，包括糖尿病、心脏病、脑血管病、肾脏疾病等；③患者靶器官的损害情况；④长期药物服用应简便，以利于患者坚持治疗。

2. 降压药物的选择

（1）降压药物选择的原则：目前，治疗高血压病的药物主要有6大类，即利尿药、β 受体阻滞药、钙拮抗药、血管紧张素转化酶抑制药（ACEI）、血管紧张素Ⅱ受体拮抗药（ARB）及 α 肾上腺素能阻滞药。另外，我国也使用一些复方制剂及中药制剂。目前指南推荐的一线降压药物有5类：利尿药、β 受体阻滞药、钙拮抗药、血管紧张素转化酶抑制药（ACEI）、血管紧张素Ⅱ受体拮抗药（ARB）。近年来大型荟萃分析显示：常用的5种降压药物总体降压作用无显著性差异。任何降压治疗的心血管保护作用主要源自降压本身。5大类降压药物都可以用于高血压患者的起始和维持治疗。当然每种药物都有其临床适应证和禁忌证，不同类降压药在某些方面可能有相对的优势。一些研究提示，预防脑卒中，ARB优于 β 阻滞药，钙拮抗药优于利尿药；预防心力衰竭，利尿药优于其他类；延缓糖尿病和非糖尿病肾病的肾功能不全，ACEI或ARB优于其他类；改善左心室肥厚，ARB优于 β 受体阻滞药；延缓颈动脉粥样硬化；钙拮抗药优于利尿药或 β 受体阻滞药。不同类降压药在某些方面的可能的相对优势仍有争议，尚需进一步的研究。因此2009年欧洲高血压指南更新中指出，应依据循证医学证据来选择降压药物，传统的一线、二线、三线用药的分类方法缺乏科学性和实用性，应避免采用。

选择哪种降压药物作为开始治疗及维持降压治疗的原则是：对每个患者应该采取在指南指导下的个体化治疗，因为需要长期甚至终身的治疗。要考虑的主要因素有：①患者存在的心血管危险因素；②有无靶器官损害、临床有无合并心血管病、肾脏疾病及糖尿病等；③有无其他伴随疾病影响某种降压药物的使用；④对患者存在的其他情况，所用药物有无相互作用；⑤降压药降低心血管危险的证据有多少；⑥患者长期治疗的经济承受能力。

（2）常用抗高血压药

1）利尿药：最常用的一线类降压药，噻嗪类利尿药不论单用或联用，都有明确的疗效。有利于肾脏排出体内的钠盐和水分，达到降低血压的目的。主要不良反应为低钾血症、胰岛素抵抗和脂代谢异常。目前较少单独使用并尽量小剂量应用，在使用利尿药的同时，应该使用补钾和保钾制剂。新型利尿药吲达帕胺在常用剂量上仅表现有轻微的利尿作用，主要表现为血管扩张作用，降压有效率在70%左右，且不具有传统利尿药易造成代谢异常的特点。

适应证：主要用于轻、中度高血压，尤其是老年人高血压或并发心力衰竭时、肥胖者、有肾衰竭或心力衰竭的高血压患者。痛风患者禁用，糖尿病和高脂血症患者慎用。小剂量可以避免低血钾、糖耐量降低和心律失常等不良反应。可选择使用氢氯噻嗪（HCT）12.5 ~ 25mg、吲达帕胺（indapamide）1.25 ~ 2.5mg，每天1次。呋塞米（furosemide）仅用于并发肾衰竭时。

2）β 受体阻滞药：β 受体阻滞药降压安全、有效，通过阻断交感神经系统起作用。单用一般能使收缩压下降 15 ~ 20mmHg。目前第一代的 β 受体阻滞药普萘洛尔已较少使用，临床常用的有美托洛尔、阿替洛尔（因临床研究获益不大，目前不建议使用）和比索洛尔。其中比索洛尔为每天 1 次的新型高度选择性的 β 受体阻滞药，服用方便，不良反应小，几乎不影响糖脂代谢。β 受体阻滞药主要用于轻、中度高血压，尤其是静息心率较快（>80 次 /min）的中青年患者或合并心绞痛者。不良反应是心动过缓、房室传导阻滞、心肌收缩抑制、糖脂代谢异常。特别适用于年轻人、发生过心肌梗死、快速型心律失常、心绞痛的患者。

适应证：主要用于轻、中度高血压，尤其在静息时心率较快（>80 次 /min）的中青年患者或合并心绞痛时。心脏传导阻滞、哮喘、慢性阻塞性肺病与周围血管病患者禁用。胰岛素依赖型糖尿病患者慎用。可选择使用美托洛尔（metoprolol）25 ~ 50mg，每天 1 ~ 2 次；比索洛尔（bisoprolol）2.5 ~ 5mg，每天 1 次；倍他洛尔（betaxolol）5 ~ 10mg，每天 1 次。β 受体阻滞药也可用于治疗心力衰竭，但用法与降压完全不同，应加注意。

3）钙拮抗药（CCB）：钙拮抗药通过血管扩张以达到降压目的。用于高血压的钙拮抗药可分为 3 类，即二氢吡啶类，以硝苯地平为代表，目前第一代的短效制剂硝苯地平已较少应用，临床多使用缓释和控释制剂或二、三代制剂，如尼群地平、非洛地平、氨氯地平等。苯噻氮唑类，以地尔硫䓬为代表；苯烷胺类，以维拉帕米为代表。后两类钙拮抗药亦称非二氢吡啶类，多用于高血压合并冠心病和室上性心律失常的患者，不良反应主要有降低心率和抑制心肌收缩力。钙拮抗药的降压特点为：在具有良好降压效果的同时，能明显降低心、脑血管并发症的发生率和病死率，延缓动脉硬化进程，对电解质、糖脂代谢、尿酸无不良影响。第一代的短效制剂硝苯地平服用不方便、依从性差、对血压控制不稳、有反射性心率加速、交感神经激活、头痛、面红、踝部水肿等不良反应，研究显示，使用短效钙拮抗药有可能增加死于心肌梗死的危险性，但有证据显示，使用长效制剂则没有类似危险，故已较少应用短效钙拮抗药，建议尽量使用长效制剂。

长效钙拮抗药和缓释制剂能产生相对平稳和持久的降压效果，不良反应少。心脏传导阻滞和心力衰竭患者禁用非二氢吡啶类钙拮抗药。不稳定型心绞痛和急性心肌梗死时禁用速效二氢吡啶类钙拮抗药。优先选择使用长效制剂，例如非洛地平（felodipine）缓释片 5 ~ 10mg，每天 1 次；硝苯地平（nfedipine）控释片 30mg，每天 1 次；氨氯地平（amlodipine）5 ~ 10mg，每天 1 次；拉西地平（lacidipine）4 ~ 6mg，每天 1 次；维拉帕米（verapamil）缓释片 120 ~ 240mg，每天 1 次。对于经济承受能力较低的患者，也可使用硝苯地平缓释片或尼群地平普通片 10mg，每天 2 ~ 3 次，虽然疗效可能没有长效制剂好，但降压总比不降好。慎用硝苯地平速效胶囊。常见不良反应为头痛、面红、踝部水肿等。

适应证：可用于各种程度的高血压，尤其在老年人高血压或合并稳定型心绞痛时。

CCB 是非常好的抗高血压药物，无论是用于起始治疗，还是作为联合治疗的用药之一。ALLHAT 试验证实 CCB 是很好的降压选择。ACCOMPLISH 试验显示，CCB 与 ACEI 联用优于利尿药 +ACEI。AS-COT 试验也是如此。这些大型临床试验给治疗提供了依据。特别是对于中国人群，发生脑卒中的风险很高，CCB 是非常理想的药物，中国的高血压患者应当尽量早应用 CCB。

4）血管紧张素转化酶抑制药（ACEI）：通过扩张动脉降低血压。这些药物口服大多 1h 内出现降压效应，但可能需要几天甚至几周才能达到最大降压效应。其中卡托普利作用时间最短，需每天 2 ~ 3 次服药，其他大多是新型的 ACEI，如苯那普利（贝那普利）、赖诺普利、雷米普利、福辛普利等，均可每天 1 次服药。对降低高血压患者心力衰竭发生率及病死率、延缓胰岛素依赖型糖尿病患者肾损害的进展，尤其是伴有蛋白尿时特别有效。ACEI 不影响心率和糖、脂代谢，更重要的功能是能保护和逆转靶器官的损害。

主要不良反应为干咳、高钾血症、血管神经性水肿。主要用于高血压合并糖尿病，或者并发心脏功能不全、肾脏损害有蛋白尿的患者。妊娠和肾动脉狭窄、肾衰竭（血肌酐 > 265 μmol/L 或 3mg/dl）患者禁用。可以选择使用以下制剂：卡托普利（captopril）12.5 ~ 25 mg，每天 2 ~ 3 次；依那普利（enala-pril）10 ~ 20mg，每天 1 ~ 2 次；培哚普利（perindopril）4 ~ 8mg，每天 1 次；西拉普利（cilazapril）2.5 ~ 5mg，每天 1 次；苯那普利（benazepril），（贝那普利）10 ~ 20mg，每天 1 次；雷米普利（ramipril）2.5 ~ 5mg，每天 1 次；赖诺普利（lisinopril）20 ~ 40mg，每天 1 次。

适应证：ACEI 能安全有效地降低血压，可用于治疗各级高血压。特别适用于年轻人、心力衰竭患者、服用其他药物出现较多不良反应的患者。

5）血管紧张素Ⅱ受体拮抗药（ARB）：ARB 是继 ACEI 之后的对高血压、动脉硬化、心肌肥厚、心力衰竭、糖尿病肾病等具有良好作用的新一类作用于肾素 – 血管紧张素系统（RAS）的抗高血压药物。作用机制与 ACEI 相似，但更加直接。与 ACEI 比较，它更充分、更具选择性地阻断 RAS，且很少有干咳、血管神经性水肿等不良反应，氯沙坦还可促进血尿酸排出。适用于 ACEI 不能耐受的患者。对糖尿病患者、心力衰竭患者、肾损害患者靶器官有良好的保护作用，可降低心脑突发事件的发生，减低心力衰竭患者的病死率。目前国内应用较多的是氯沙坦、缬沙坦，其次是伊贝沙坦和替米沙坦。例如氯沙坦（losartan）50 ~ 100mg，每日 1 次，缬沙坦（valsartan）80 ~ 160mg，每日 1 次。

适应证：与 ACEI 相同，目前主要用于 ACEI 治疗后发生干咳的患者。特别适用于使用其他降压药物有不良反应的患者，可提高患者的治疗顺应性。

（3）新型的降压药物：

1）肾素抑制药（DRI）：肾素抑制剂能有效、高度选择性地作用于 RAS 系统，抑制肾素以减少血管紧张素原转化为血管紧张素Ⅰ；具有抗交感作用，因而避免了血管扩张后反射性的心动过速；能改善心力衰竭患者的血流动力学；对肾脏的保护作用强于 ACEI 和血管紧张素受体（AT1）拮抗药；预期不良反应小。肽类肾素拮抗药如雷米克林、依那克林属第一代肾素抑制药，但由于其生物利用度低，口服有首剂效应，易为蛋白酶水解等缺点，临床应用价值低。非肽类肾素拮抗药如 A–72517、RO–425892、阿利吉仑等为第二代肾素抑制药，能克服上述缺点，有望成为新型的抗高血压药。

2）其他新型降压药：目前报道有内皮素受体拮抗药、神经肽 Y 抑制药、心钠素及内肽酶抑制药、咪唑林受体兴奋药（如莫索尼定、雷美尼定）、5- 羟色胺受体拮抗药（酮色林、乌拉地尔）、K^+ 通道开放剂、降钙素基因相关肽（CGRP）等。这些新药研究进展迅速，有些已应用于临床，使高血压病防治出现更为广阔的前景，但目前在国内应用这些新药的临床报道还不多。

（四）采取综合防治措施，治疗相关危险因素

1. 调脂治疗　高血压伴有血脂异常可增加心血管病发生危险。血压或非高血压者调脂治疗对预防冠状动脉事件的效果是相似的。一级预防和二级预防分别使脑卒中危险下降 15% 和 30%。我国完成的 CCSPS 研究表明，调脂治疗对中国冠心病的二级预防是有益的。调脂治疗参见新的中国血脂异常防治指南。

2. 抗血小板治疗　对于有心脏事件既往史或心血管高危患者，抗血小板治疗可降低脑卒中和心肌梗死的危险。

对高血压伴缺血性血管病或心血管高危因素者血压控制后可给予小剂量阿司匹林。

3. 血糖控制　高于正常的空腹血糖值或糖化血红蛋白（HbA1c）与心血管危险增高具有相关性。UKPDS 研究提示强化血糖控制与常规血糖控制比较，虽对预防大血管事件不明显，但却明显减低微血管并发症。治疗糖尿病的理想目标是空腹血糖≤ 6.1mmol/L 或 HbA1c ≤ 6.5%。

4. 微量白蛋白尿　近年来随着对微量白蛋白尿（microalbuminuria，MAU）的不断认识，其临床意义越来越受到重视。肾脏的病变，如微量白蛋白尿的出现，是肾脏血管内皮功能障碍的标志，同时也是全身其他部位（心脏、脑）血管病变的一个反映窗口。神经体液因素不断作用于心血管疾病高危患者的大、小血管，引发高血压、动脉硬化、冠心病，内皮损伤及炎症反应导致随后发生靶器官损害，产生蛋白尿、心力衰竭等。MAU 已明确作为包括糖尿病（DM）、高血压及其他慢性肾脏疾病（CKD）患者甚至普通人群心血管并发症、肾脏疾病预后及死亡的独立预测因子，K/DOQI 指南已将尿白蛋白的检测列为 CKD 高危人群的筛查指标。RAS 抑制药通过抑制异常激活的神经体液因子、保护内皮来干预危险因素，明显改善了高危患者的预后，体现在肾脏保护作用、减少微量蛋白尿、改善代谢综合征、降低新发糖尿病，以及保护心脏功能、治疗心肌梗死和心力衰竭等方面。

（五）高血压治疗中存在的问题

高血压治疗尽管取得了较快发展，但在治疗效果、治疗策略、治疗药物与方案，以及临床实践方面仍面临许多问题和挑战。

1. 血压水平对高血压患者来说是否代表一切　血压水平对于相关并发症来说，既是一种危险性标志，又是致病危险因素，然而在临床实践中发现，单纯血压水平本身并不是一个敏感和特异的判断预后的指标。心脑血管病从绝对数上更多的常发生在所谓的正常血压者中，血压升高者仅占人群的一部分；更为重要的是血压升高通常不是孤立存在，常伴随一些其他危险因素（如血糖升高、血脂异常等），血压升高增强了其他危险因素的有害作用。不应当孤立地看待高血压。高血压是一个危险因素，而不是一种疾病。危险因素就是一种特征，血压也是一种特征。

2. 血压是否降得越低越好　中国高血压指南明确指出：血压降低阈值应以个体化治疗为原则，依据总体心血管危险水平而定，以患者可耐受，不出现心、脑、肾等脏器灌注不足表现作为降压的底线。

3. 血压是否降得越快越好　快速降压时，无力、疲惫和头晕等不良反应及缺血事件的发生率显著升高，患者的依从性和顺应性也会下降。除非高血压急症患者伴有严重的临床症状，需要在严密监测下采用静脉用药的手段，在可控的条件下把血压比较快地降下来，一般48h内SBP降低不超过20mmHg。在绝大多数情况下，平稳和缓慢降压是管理血压的最佳方式。

临床上应采取平稳和缓的高质量降压治疗策略，1 ~ 3个月内达标。合理选择降压药物，强效而平稳地降压会给患者带来更多获益。良好地控制服药后20 ~ 24h血压，可能带来显著临床获益。

（六）降压治疗中的常见错误概念

1. 很多人认为高血压不治疗不要紧　应该认识到高血压是当前最常见的心血管病。若不进行治疗，任其自然发展，则会明显加快动脉粥样硬化进程。研究表明，收缩压降低10mmHg，脑卒中的危险就降低56%，冠心病的危险性下降37%。因此，必须及时、有效地把血压控制在正常水平。

2. 没有症状就不需要治疗　血压的高度与并发症相关，而与患者自身症状不一定相关。即使没有症状，高血压对患者脏器的损害也是持续存在的。因此，必须及时治疗，且要早期治疗。

3. 很多患者认为可以随意选用降压药物　用药应根据患者病情、血压严重程度、并发症、合并症等进行个体化治疗。高血压急症应选用快速降压药；控制血压应选用长效且效果平稳的降压药，一种药物效果不满意则需就诊，增加剂量或联合用药，有并发症时应选用对相应靶器官有保护作用的药物。

4. 血压降至一定范围就停药，认为不需要再服用药物　应该认识到所有降压药都只在服用期间才有效。如果血压正常就停药，那么血压或早或晚都会恢复到服药前水平。降压药需长期服用。必须选择合适的药物，将血压控制在合适的范围内，才能减少对身体的危害。

5. 血压降得越快越好　高血压是一个长期的缓慢过程，人体对此具有一定的调节能力，可以逐渐适应。所以相当部分患者没有不适的感觉。所以除了高血压急症之外，降压治疗应缓慢进行，不能操之过急。如果超出了调节范围，重要的脏器血流量不能保证，反而会造成头晕、心悸等不适。高血压患者在确诊前有很长时间已经处于高血压状态而患者并不知晓，因此，我们一般希望比较和缓地把他们的血压降至达标，以免发生直立性低血压、血压波动大或者跌倒等其他不良反应。我们认为1 ~ 3个月内使患者血压达标比较理想。

第二节　继发性高血压

继发性高血压亦称症状性高血压，此种高血压存在明确的病因，高血压为其临床表现之一。继发性高血压在所有高血压患者中约占5% ~ 10%。继发性高血压本身的临床表现和危害性，与原发性高血压甚相似。因此当原发病的其他症状不多或不太明显时，容易被误认为原发性高血压。由于继发性高血压和原发性高血压的治疗方法不尽相同，且有些继发性高血压的病因是可以去除的，因此在临床工作中，两者的鉴别关系到是否能及时正确地进行治疗，很为重要。

一、病因

引起继发性高血压的原因，可有以下各种。

（一）肾脏疾病

肾脏疾病引起的高血压，是继发性高血压中最常见的一种，称为肾性高血压。包括：①肾实质性病变，如急性和慢性肾小球肾炎、慢性肾盂肾炎、妊娠高血压疾病、先天性肾脏病变（多囊肾、马蹄肾、肾发育不全）、肾结核、肾结石、肾肿瘤、继发性肾脏病变（各种结缔组织疾病、糖尿病性肾脏病变、肾淀粉样变、放射性肾炎、创伤和泌尿道阻塞所致的肾脏病变）等；②肾血管病变，如肾动脉和肾静脉狭窄阻塞（先天性畸形、动脉粥样硬化、炎症、血栓、肾蒂扭转）；③肾周围病变，如炎症、脓肿、肿瘤、创伤、出血等。

（二）内分泌疾病

肾上腺皮质疾病，包括皮质醇增多症（库欣综合征）、原发性醛固酮增多症、伴有高血压的肾上腺性变态综合征和肾上腺髓质的嗜铬细胞瘤、肾上腺外的嗜铬细胞肿瘤都能引起继发性高血压。其他内分泌性的继发性高血压包括垂体前叶功能亢进（肢端肥大症）、甲状腺功能亢进或低下、甲状旁腺功能亢进（高血钙）、类癌和绝经期综合征等。内分泌疾病伴有高血压的并不少见。继发性高血压也可由外源性激素所致：雌激素（女性长期口服避孕药）、糖皮质激素、盐皮质激素、拟交感胺和含酪胺的食物和单胺氧化酶抑制剂等。

（三）血管病变

如主动脉缩窄、多发性大动脉炎等，主要引起上肢血压升高。

（四）其他

睡眠呼吸暂停综合征和各种药物引起的高血压等。

二、发病机制和病理

肾性高血压主要发生于肾实质病变和肾动脉病变。前一类肾脏病理解剖的共同特点是肾小球玻璃样变性、间质组织和结缔组织增生、肾小管萎缩和肾细小动脉狭窄：说明肾脏既有实质性损害也有血液供应不足这两种情况同时存在，后者为肾内血管病变所引起。后一类则病变在肾动脉，主要引起肾脏血流灌注的固定性减少。在以上病变造成肾缺血缺氧的情况下，肾脏可以分泌多种增高血压的因子，主要是肾小球旁细胞分泌大量肾素。过多的血管紧张素Ⅱ通过直接收缩血管作用、刺激醛固酮分泌导致水钠潴留和兴奋交感神经系统使血压增高。高血压反过来又可引起肾细小动脉病变，加重肾脏缺血。这样互相影响，使血压持续增高。

皮质醇增多症时的高血压，是下丘脑－垂体分泌 ACTH 样物质刺激肾上腺皮质增生或肾上腺皮质自身发生肿瘤，使调节糖类和盐类的肾上腺皮质激素分泌增多，导致水钠潴留所致。嗜铬细胞瘤通过释放过量儿茶酚胺引起患者血压阵发性或持续性增高。原发性醛固酮增多症为肾上腺皮质增生或肿瘤所致的醛固酮自主性分泌过多，可导致体内钠和水潴留，进而使有效血容量增加和高血压。

肾上腺性变态综合征的高血压，是 $C_{11\beta}$ 羟化酶失常致 11 去氧皮质醇及 11 去氧皮质酮增多的结果。也可由于 $C_{17\alpha}$ 羟化酶不足而皮质醇及性激素减少，11 去氧皮质酮、皮质酮及醛固酮分泌增多所致。

甲状旁腺功能亢进患者约 1/3 有高血压，此与该病血钙增高引起肾结石、肾钙质沉积、间质性肾炎、慢性肾盂肾炎等肾脏病变有关。血钙增高对血管也有直接的收缩作用。有些患者的高血压在血钙纠正后消失。垂体前叶功能亢进症和糖尿病中，高血压较无此种疾病的人群中多数倍。绝经期综合征的高血压可能与卵巢功能减退，雌激素对大脑皮质、自主神经中枢的调节和对垂体的抑制减弱有关。

先天性主动脉缩窄和多发性大动脉炎，可在主动脉各段造成狭窄，如狭窄发生于主动脉弓的末部至腹主动脉分叉之间，其所引起的体循环血流变化可使下肢血液供应减少而血压降低，大量血液主要进入狭窄部位以上的主动脉弓的分支，因而头部及上肢的血液供应增加而血压升高。由于狭窄部位以下的降主动脉与腹主动脉供血不足，且肾动脉的血液供应也不足，遂使肾脏缺血的因素亦参与了这类疾病高血压的形成。

睡眠呼吸暂停综合征表现为睡眠中上呼吸道反复发生的机械性阻塞，其中至少一半人血压增高，经手术或鼻持续气道正压治疗血压可下降。

许多药物可以引起或加重高血压。免疫抑制剂如环孢素和糖皮质激素可使高达80%的接受器官移植者血压升高。非甾体类抗炎药和COX-2抑制剂通过其抗肾脏前列腺素的作用使血压增高。高原病伴有的高血压，主要与高原气压及氧分压低致组织缺氧有关。

三、临床表现

继发性高血压的临床表现主要是有关原发病的症状和体征，高血压仅是其中的表现之一。但有时也可由于其他症状和体征不甚显著而使高血压成为主要表现。继发性高血压患者的血压特点可与原发性高血压甚相类似，但又各有自身的特点。如嗜铬细胞瘤患者的血压增高常为阵发性，伴有交感神经兴奋的症状，在发作间期血压可以正常；而主动脉缩窄患者的高血压可仅限于上肢。

四、诊断和鉴别诊断

对下列高血压患者应考虑继发性高血压的可能：①常规病史、体检和实验室检查提示患者有引起高血压的系统性疾病存在；② 20岁之前开始有高血压；③高血压起病突然，或高血压患者原来控制良好的血压突然恶化，难以找到其他原因；④重度或难治性高血压；⑤靶器官损害严重，与高血压不相称，宜进行深入仔细的病史询问，体格检查和必要的实验室检查。

在病史询问中，应特别注意询问各种肾脏病、泌尿道感染和血尿史、肾脏病家族史（多囊肾），有无发作性出汗、头痛与焦虑不安（嗜铬细胞瘤），肌肉无力和抽搐发作（原发性醛固酮增多症）等。体检中注意有无皮质醇增多症的外表体征、有无扪及增大的肾脏（多囊肾）、腹部杂音的听诊（肾血管性高血压），心前区或胸部杂音的听诊（主动脉缩窄或主动脉病），以及股动脉搏动减弱、延迟或胸部杂音，下肢动脉血压降低（主动脉缩窄或主动脉病），神经纤维瘤性皮肤斑（嗜铬细胞瘤）等。靶器官损害的体征包括有无颈动脉杂音，运动或感觉缺失，眼底异常，心尖搏动异常，心律失常，肺部啰音，重力性水肿和外周血管病变的体征。除常规实验室检查外，根据不同的病因选作下列实验室检查项目：血浆肾素、血管紧张素、醛固酮、皮质醇、儿茶酚胺，主动脉和肾血管造影、肾上腺B型超声波或CT、核素检查等。

（一）肾实质性疾病

肾实质性高血压是最常见的继发性高血压，以慢性肾小球肾炎最为常见，其他包括结构性肾病和梗阻性肾病等。应对所有高血压患者初诊时进行尿常规检查以筛查除外肾实质性高血压。体检时双侧上腹部如触及块状物，应疑为多囊肾，并作腹部超声检查。目前超声检查在肾脏的解剖诊断方面几乎已经完全取代了静脉肾盂造影，可以提供有关肾脏大小和形态、皮质厚度，有无泌尿道梗阻和肾脏肿块的所有必要的解剖学资料。功能方面的筛选试验包括尿蛋白、红细胞、白细胞和血肌酐浓度。应当对所有高血压患者进行这些检查。如多次复查结果正常，可以排除肾实质疾病；如有异常，应进一步作详细检查。

（二）肾血管性高血压

肾血管性高血压是继发性高血压的第二位原因，系由一处或多处的肾外动脉狭窄所致。老年人肾动脉狭窄多由动脉粥样硬化所致。在我国，大动脉炎是年轻人肾动脉狭窄的重要原因之一。纤维肌性发育不良症状较少见。突然发生或加重、难治的高血压提示肾动脉狭窄的存在。肾动脉狭窄的表现包括腹部血管杂音、低血钾和肾功能进行性减退。彩色多普勒超声可以发现肾动脉狭窄，尤其是接近血管开口处的病变。并能确定有助于预测介入治疗效果的阻力指数。三维增强磁共振血管造影也有助于肾血管性高血压的诊断。螺旋CT诊断肾血管性高血压的敏感性也相似。肾动脉狭窄的确诊性检查是动脉内血管造影。肾静脉肾素比值需要多次侵入性导管检查，操作复杂，敏感性和特异性不高，目前不作为筛选试验推荐。

（三）嗜铬细胞瘤

嗜铬细胞瘤是一种少见的继发性高血压（占所有高血压患者的0.2% ~ 0.4%），可为遗传性或获得性。嗜铬细胞瘤患者约70%有高血压，为稳定性或阵发性（伴有头痛、出汗、心悸和苍白等症状）。诊断根据血浆或尿中儿茶酚胺或其代谢产物增多。在进行旨在定位肿瘤的功能显像检查之前，应当进行药物试验以获得支持诊断的依据。敏感性最高（97% ~ 98%）的试验是血浆游离甲氧基肾上腺素的测定加上尿甲氧基肾上腺素片段（fractionated metanephrines）的测定。但由于目前血浆游离甲氧基肾上腺素的测定尚未常规用于诊断，因此尿甲氧基肾上腺素片段和尿儿茶酚胺仍然是首选的诊断试验。很高的测定值则无需进一步检查即可做出诊断；如测定值为中等升高，尽管临床高度怀疑嗜铬细胞瘤，仍有必要用胰高糖素或可乐定作激发或抑制试验；当试验结果为边缘时，许多临床医师愿意直接进入影像学检查。胰高糖素试验必须在患者已经有效地接受 α 受体阻滞剂治疗之后实施，以防注射胰高糖素后发生显著的血压下降。给予可乐定后血浆儿茶酚胺水平显著下降被视为可乐定抑制试验阴性。做出定性诊断后，还需要进行定位诊断。95% 位于肾上腺附近，因为常常是体积较大的肿瘤，因此有时可通过超声检查而被发现。CT 和磁共振是最敏感的检查手段（敏感性为 98% ~ 100%），但后者的特异性较低（50%）。

（四）皮质醇增多症

高血压在本病十分常见，约占 80%。患者典型的体形常提示本病。可靠指标是测定 24h 尿氢化可的松水平，>110nmol（40ng）高度提示本病。确诊可通过 2d 小剂量地塞米松抑制试验（每 6h 给予 0.5mg，共 8 次）或夜间（夜 11 时给予 1mg）地塞米松抑制试验。2d 试验中第二天尿氢化可的松排泄超过 27nmol（10ng）或夜间地塞米松抑制试验中次日 8 时血浆氢化可的松水平超过 140nmol（50ng）提示本病，而结果正常可排除本病。最近也有采用后半夜血清或唾液氢化可的松作为诊断的更简单指标。

本症的分型可采用进一步实验室和影像学检查。

（五）原发性醛固酮增多症

血清钾水平的检测是原发性醛固酮增多症的重要筛查试验，但只有少数患者会在本症的早期有低血钾。病因方面，30% 为肾上腺腺瘤（多见于女性），70% 为肾上腺皮质增生，罕见的是肾上腺癌。血压可轻度增高，亦可为显著增高而难以用药物控制。对难治性高血压和不能激发的低血钾患者要考虑原发性醛固酮增多症。进一步证实可通过氟可的松抑制试验（给予激素 4 天不能使血浆醛固酮水平降至阈值以下）以及标准状况下测定的醛固酮和肾素。也可测定醛固酮 / 肾素比值。但老年人也可有醛固酮增高和肾素降低。而且慢性肾病患者醛固酮 / 肾素比值也可增高，系因高血钾刺激醛固酮释放所致。一项荟萃分析的结果显示，本症患者醛固酮 / 肾素比值增高者在不同研究中所占比例的变化很大，从 5.5% 到 39%，因此其临床使用价值尚有争议。肾上腺显影（目前常用 CT、磁共振或放射性核素胆固醇标记技术）也有一定的使用价值。

（六）主动脉缩窄

先天性主动脉缩窄或多发性大动脉炎引起的降主动脉和腹主动脉狭窄，都可引起上肢血压增高，多见于青少年。本病的特点常是上肢血压高而下肢血压不高或降低，且上肢血压高于下肢，形成反常的上下肢血压差别（正常平卧位用常规血压计测定时下肢收缩压读数较上肢高 20 ~ 40mmHg）。下肢动脉搏动减弱或消失，有冷感和乏力感。在胸背和腰部可听到收缩期血管杂音，在肩胛间区、胸骨旁、腋部和中上腹部，可能有侧支循环动脉的搏动、震颤和杂音。多发性大动脉炎在引起降主动脉或腹主动脉狭窄的同时，还可以引起主动脉弓在头臂动脉分支间的狭窄或一侧上肢动脉的狭窄，这时一侧上肢血压增高，而另一侧血压则降低或测不到，应予注意。影像学检查（超声和放射学检查）可确立诊断。

（七）睡眠呼吸暂停综合征

又称阻塞性睡眠呼吸暂停综合征（OSA），特点是睡眠中上呼吸道吸气相陷闭引起呼吸气流停顿的反复发生，氧饱和度下降。对肥胖者，特别是伴有难治性高血压者应疑及本症的存在。对动态血压监测显示为“非杓型”者，应作呼吸监测。患者的体征包括白天嗜睡、注意力难以集中、睡眠不安、睡眠中呼吸发作性暂停、夜尿、易激惹和性格变化、性功能减退等。一旦怀疑本病，应作进一步检查。呼吸监测是诊断的主要工具。本症可通过兴奋交感神经、氧化应激、炎症和内皮功能障碍等机制对心血管功能和结构产生有害影响。本症可在相当一部分患者中引起血压增高，机制可能是心血管反射性调节机制的损伤和血管内皮功能障碍。

（八）药物诱发的高血压

升高血压的药物有甘草、口服避孕药、类固醇、非甾体抗炎药、可卡因、安非他明、促红细胞生成素和环孢素等。

五、治疗

继发性高血压的治疗，主要是针对其原发病。对原发病不能根治手术或术后血压仍高者，除采用其他针对病因的治疗外，对高血压可按治疗原发性高血压的方法进行降压治疗。

有关肾血管性高血压的治疗，目前认为：①顽固性高血压和肾功能进行性下降是血管重建的指征；②介入治疗已较手术血管重建更多选用；③对肌纤维发育不良者，选用单纯血管成形术成功率高、血压控制好，而对动脉粥样硬化性病变，再狭窄发生率较高，需加放置支架；④介入治疗的效果优于药物治疗，但药物治疗仍然十分重要。如果肾功能正常、血压得到控制、肾动脉狭窄不严重，或高血压病程较长，则首选药物治疗。由于动脉粥样硬化病变有进展的高度危险，仍然需要强化生活方式的改变、小剂量阿司匹林、他汀类药物和多种降压药治疗。降压药宜选用噻嗪类利尿剂和钙拮抗剂，如无双侧肾动脉狭窄，尚可加用肾素－血管紧张素抑制剂。主要危险是狭窄后部位血流灌注显著减少导致的肾功能急性恶化和血清肌酐增高，常见于给予肾素－血管紧张素抑制剂后，但血清肌酐的变化可在撤药后恢复正常。

嗜铬细胞瘤的治疗是切除肿瘤。手术前，患者必须充分准备，包括给予 α 受体阻滞剂和 β 受体阻滞剂（前者足量给药后），然后给予手术切除，常用腹腔镜指导，此前给予足量补液，以免容量不足。

对原发性醛固酮增多症，通过腹腔镜切除腺瘤，术前给予醛固酮拮抗剂（如螺内酯或依普利酮）。对肾上腺增生，给予醛固酮拮抗剂治疗。

主动脉缩窄患者在手术修复或安置支架后，高血压可仍然存在，患者可能需要继续服用降压药。

睡眠呼吸暂停综合征合并高血压的治疗，包括肥胖者减轻体重，以及使用正压呼吸装置。

第三节　难治性高血压

一、正确理解难治性高血压的含义

难治性高血压（resistant hypertension）又称为顽固性高血压。其定义为：在改善生活方式的基础上，使用足够剂量且合理的 3 种降压药物（包括利尿剂）后，血压仍在目标水平以上，或至少需要 4 种药物才能使血压达标（一般人群 < 140/90mmHg，糖尿病、冠心病和慢性肾病患者 <130/80mmHg）。难治性高血压占高血压患者的 15% ～ 20%，由于血压难控，对靶器官的损伤更为严重，预后更差。收缩压持续升高是难治性高血压的主要表现形式。

难治性高血压并非是所有未控制达标的高血压。主要原因包括：①生活方式改善不良；②患者依从性差，未合理规律用药；③部分患者可能为继发性高血压，而尚未明确诊断；④新近诊断的原发性高血压患者，降压药物需要合理调整；⑤短暂的血压增高，尤其是在急性呼吸道感染、突然失眠、寒冷等应激情况下。

二、假性难治性高血压的常见原因

（1）医患相关因素：①血压测量技术问题，包括使用有测量误差的电子血压计、测压方法不当，如测量姿势不正确、上臂较粗而未使用较大袖带。②“白大衣”效应，表现为诊室血压高而诊室外血压正常（动态血压或家庭自测血压正常），发生率在普通人群和难治性高血压人群类似，可高达 20% ～ 30%，老年人似乎更常见。③假性高血压，是指间接测压法测得的血压读数明显高于经动脉真正测得的血压读数。发生机制是由于周围动脉硬化，袖带气囊不易阻断僵硬的动脉血流。尽管血压较高，但并无靶器官损害，多见于有明显动脉硬化的老年人和大动脉炎的患者。④患者依从性差，如服药怕麻烦，担心药物的不良反应；忧虑用“好药”，后将来无药可用；经济上不能承受，听信不正确的舆论等。部分为发生药物不良反应而停药。⑤生活方式改善不良，包括食盐过多、饮酒、吸烟、缺乏运动、低纤维素饮食等。摄盐过多可抵消降压药物的作用，对盐敏感性高血压更为明显。睡眠质量差造成血压升高，并且难于控制，临床上比较常见。长期大量饮酒者高血压发生率升高 12% ～ 14%，而戒酒可使 24 小时收缩压降低

7.2mmHg，舒张压降低 6.6mmHg，高血压的比例由 42% 降至 12%。⑥肥胖与糖尿病，由于胰岛素抵抗、血管内皮功能紊乱、肾脏损害、药物敏感性低等原因，更易发生难治性高血压。有研究显示，糖尿病合并高血压病患者平均需要 2.8 ~ 4.2 种抗高血压药物才能有效降低血压。⑦高龄，单纯收缩性高血压比较常见，并随年龄增长而增多，更难降压。⑧精神心理因素：伴有慢性疼痛、失眠、焦虑、忧郁等。

（2）药物因素：①降压药物剂量不足或联合用药不合理；②非固醇类抗炎药可使收缩压平均增高 5mmHg，可以削弱利尿剂、ACEI、ARB 和 β 受体阻滞剂的降压作用，对大部分患者影响较小，但对老年、糖尿病、慢性肾病患者影响较大；③可卡因、安非他命及其他成瘾药物的使用；④拟交感神经药；⑤口服避孕药；⑥皮质类固醇激素类；⑦环孢素和他克莫司；⑧促红细胞生成素；⑨某些助消化药、通便药、通鼻用的交感神经兴奋剂和有激素样作用的甘草酸二铵等；④部分中草药如人参、麻黄、甘草、苦橙等。

（3）其他因素：急性呼吸道感染常使血压显著升高或使高血压难以控制，可持续1周。环境和季节因素也显著影响血压水平，如寒冷环境血压上升幅度较大，且相对难以控制，平时所用药物不足以控制其血压，或者难以使血压达到目标水平。

三、难治性高血压的继发原因

继发性高血压是难治性高血压的常见原因。继发性高血压主要包括高血压遗传性疾病、阻塞性睡眠–呼吸暂停综合征、肾实质疾病、肾血管性高血压、原发性醛固酮增多症、嗜铬细胞瘤、慢性类固醇治疗和库欣综合征、甲状腺和甲状旁腺疾病、主动脉缩窄、颅内肿瘤等。继发性高血压的流行病学和发生率目前尚无系统的研究资料。根据 Strauch 等对 402 例高血压住院患者的研究显示，继发性高血压占全部高血压患者的 31%，其中原发性醛固酮增多症占 19%，肾血管性高血压和嗜铬细胞瘤分别占 4% 和 5%，皮质醇增多症和肾性高血压分别为 2% 和 1%。

（1）高血压遗传学：11 β – 羟化酶缺乏、17 β – 羟化酶缺乏、Liddle 综合征（肾小管上皮细胞钠离子通道基因功能增强型突变）、糖皮质激素可治性高血压、肾单位上皮细胞 11 β – 羟类固醇脱氢酶缺乏所致的盐皮质样激素中间体过剩等均为单基因遗传的高血压，而且血压较难控制。近来认定的 WNK 激酶（丝氨酸 – 苏氨酸蛋白激酶家族成员）是有多种生理功能的蛋白，包括细胞信号、细胞生成、增殖和胚胎发育，其中对离子通道有重要的调节作用。其基因突变即可导致遗传性高血压和高血钾综合征，即假性醛固酮减低症 Ⅱ 型。

（2）阻塞性睡眠 – 呼吸暂停综合征（OSAS）：约 50% 的高血压患者合并 OSAS，男性多于女性。然而 OSAS 与高血压明显相关，在药物难以控制的高血压病患者中常见，美国将其列为继发性高血压的首位原因。OSAS 的低氧状态导致的交感神经激活及压力反射敏感性下降，引起血压调节功能障碍，可能是造成高血压难治的主要机制。不适当的睡眠姿势、急性上呼吸道感染、饮酒和吸烟可加重病情，与喉部炎症、充血和水肿有关。诊断依靠详细询问病史和夜间呼吸睡眠监测。

（3）原发性醛固酮增多症：在难治性高血压患者中的患病率 >10%，在继发性高血压中最为常见。常见原因是肾上腺腺瘤或增生，少见原因为遗传缺陷。大部分原发性醛固酮增多症并无低钾血症和尿钾增多的表现，血钾多在正常范围的低值。临床上不能以自发性低钾血症作为筛查和诊断的必要条件。肾上腺无创影像学检查对单侧肾上腺单个腺瘤的诊断价值较高，而对双侧肾上腺多个结节的准确性欠佳，需要行选择性肾上腺静脉血激素测定予以明确。

（4）肾血管性高血压：包括先天性纤维肌性发育不良、大动脉炎及肾动脉粥样硬化。前两者在年轻人（尤其是年轻女性）中多见，而后者在年龄 >50 岁的患者中多见，尤其是合并糖尿病、冠心病或周围动脉粥样硬化者。对于粥样硬化性肾动脉狭窄，介入治疗仍能获得较好的血压控制和肾脏功能的改善，但尚需大规模的临床研究加以证实。

（5）肾实质疾病：慢性肾脏疾病既是高血压难治的原因，也是难治性高血压或高血压长期未能有效控制的并发症。慢性肾脏疾病的患者绝大多数伴有高血压，通常需要抗高血压治疗且多需联合用药，需要使用 3 种以上降压药物者占 70%。

（6）库欣综合征：70% ~ 90% 的库欣综合征患者有高血压，其中 17% 为严重高血压。其主要机制为过多的糖皮质激素非选择性地刺激盐皮质激素受体，导致水钠重吸收增多、排钾增多和碱中毒，同时肥胖、睡眠－呼吸暂停也参与高血压的形成。其最有效的降压药物是醛固酮受体拮抗剂如螺内酯，必要时联用其他降压药物。

（7）嗜铬细胞瘤：患病率低却难治。95% 的患者有高血压，其中 50% 有持续性高血压。有研究表明，患者从发病到最后确诊平均需要 3 年以上时间。通过尸检发现，约为 55% 患者被漏诊。确诊需要实验室检查（定性诊断）和影像学检查（定位诊断）。

（8）主动脉缩窄：属于先天性畸形，特点为上肢血压增高而下肢血压降低，甚至完全测不出，并且不能触及下肢的动脉搏动。发病率虽低，但应考虑到发病的可能。

四、难治性高血压的临床评估

（1）详实的病史资料：详细了解高血压的时间、严重程度、进展情况及影响因素；以往治疗用药及其疗效和不良反应，现在用药情况；询问继发性高血压的可能线索，以及睡眠情况、打鼾和睡眠呼吸暂停情况；了解有无动脉粥样硬化或冠心病；注意有无近期呼吸道感染史。

（2）评估患者的依从性：患者对于药物治疗的依从性直接关系治疗效果，一般可根据患者服药史获得。但是，对于依从性差的患者必须讲究询问技巧，如询问时不要直截了当或带有责备口气，应该从用药的不良反应、药物的价格及其承受能力、用药的方便程度着手。

（3）体格检查：要获得准确的血压信息，必须规范血压测量。测量血压时应在合适的温度和环境下安静休息 >5min，在正确舒适的体位和姿势下测量。袖带应覆盖上臂长度 2/3，同时气囊覆盖上臂周长的 2/3 以上。每一侧至少测量 2 次，2 次之间至少间隔 1min；当 2 次血压读数差 <5mmHg 时方可认为测量读数准确，取其较低的数值为血压测量值。两臂血压不等时，应采用较高一侧的血压读数。注意测量四肢血压（下肢血压只取收缩压），有助于排除主动脉缩窄以及其他大动脉疾病。仔细检查颈区、锁骨下动脉区、肾区和股动脉区有无血管杂音，有助于诊断大血管疾病、肾动脉狭窄。肾区未闻及血管杂音不能排除肾动脉狭窄；胸骨左缘上部的杂音应当考虑到主动脉缩窄的可能。患者有皮肤紫纹、面颊部发红并且呈中心性肥胖，可能是库欣综合征。

（4）诊所外血压监测：动态血压有利于排除“白大衣”效应，并能观察血压变化的规律（包括夜间高血压）以及对药物治疗的反应等。鼓励家庭血压监测，对识别“白大衣”效应，评价血压和判定预后也具有重要价值。

五、难治性高血压的实验室及影像学检查

（1）实验室检查：①尿常规，结合病史可以帮助认定或排除肾实质性疾病，如肾炎和肾功能受损；②血液生化，包括血肌酐和血浆钾、钠、镁浓度以及血糖、血脂水平；③检查清晨卧位和立位血浆血管紧张素、醛固酮、血浆肾素水平，并计算血浆醛固酮 / 血浆肾素活性比值，以便诊断或排除原发性醛固酮增多症；④必要时检测血浆和尿液儿茶酚胺代谢产物水平，以排除嗜铬细胞瘤；⑤当高度怀疑库欣综合征时检查血浆皮质醇水平，并做地塞米松抑制试验；⑥肾脏超声检查，能提供肾脏大小和结构信息，有助于某些病因的诊断；⑦ 24 小时尿液（乙酸防腐）检查，用于分析尿钠钾排泄、尿醛固酮排泄和计算内生肌酐清除率（必要时）。

（2）影像学检查：多排 CT 血管影像学检查能提供清晰可靠、接近选择性血管造影质量的图像。对于可疑肾动脉狭窄患者，如青少年高血压、女性疑为纤维肌性发育不良、老年人及粥样硬化性肾动脉狭窄的患者应进行 CT 肾动脉造影。对于非可疑肾动脉狭窄患者，不应该常规进行肾动脉造影检查。其他部位的 CT 动脉造影也有助于明确血管狭窄或结构异常的诊断。超声和 MRI 检查，对于肾动脉狭窄诊断敏感性差，不能作为排除诊断的依据。

六、难治性高血压的诊断思路

对于难治性高血压患者的诊断，首先是要符合其诊断标准，其次是找出引起难治性高血压的病因，

这也是诊断难治性高血压的重要环节。

（1）筛查程序：是否为假性难治性高血压→患者服用降压药物是否规律→降压药物选择和使用是否合理→有无联用拮抗降压的药物→治疗性生活方式改变有无不良或失败→是否合并使血压增高的器质性疾病（肥胖症、糖尿病等）→有无慢性疼痛和精神心理疾病→启动继发性高血压的筛查。可简化为：识别假性高血压→分析药物原因→注意生活方式不良→重视合并的疾病（肥胖症、糖尿病等）→排除继发性高血压。

（2）确定诊断：经过明确的筛查程序后，如诊室血压 > 140/90mmHg 或糖尿病和慢性肾脏病患者血压 > 130/80mmHg，且患者已经使用了包括利尿剂在内的 3 种足量降压药物血压难以达标，或需要 4 种或以上的降压药物才能使血压达标，方可诊断为难治性高血压。

（3）专家诊治：已知和可疑的难治性高血压，需要就诊于相关专家门诊；对于治疗 6 个月血压仍未控制或仍不见好转者，也需要就诊高血压专家门诊，以进一步诊断和治疗。

七、难治性高血压的治疗原则及方法

（1）治疗原则：①由心血管医师诊治，最好由高血压专科诊治；②多与患者沟通，提高用药的依从性；③强化治疗性生活方式，如减轻体重、严格限盐、控制饮酒；④合理选用联合降压药物治疗方案；⑤降压失败后，在严密观察下停用现有药物，重启新的联合用药方案。原则是，专科诊治有利于寻找难治性高血压原因，有利于制订合理的治疗方案。

（2）药物选用原则：抗高血压药物剂量不足和组合不当是所谓高血压难治的最常见原因。对于血压控制不良的患者，首先停用干扰血压的药物，对其所用的≥ 3 种抗高血压药物，根据其血压的基本病理生理、药理学原则和临床经验进行调整或加强。基本原则为能够阻断导致血压增高的所有病因，联合药物的作用机制及协同作用，抵消不良反应。

（3）药物治疗：降压药物首先选用 ACEI 或 ARB+ 钙离子拮抗剂 + 噻嗪类利尿剂、扩张血管药 + 减慢心率药 + 利尿剂的降压方案。如果效果不理想，增加原有药物的剂量尤其是利尿剂剂量。血压仍不达标时，可再加用另一种降压药物如螺内酯、β 受体阻滞剂、α 受体阻滞剂或交感神经抑制剂（可乐定）。

1）利尿剂：难治性高血压患者血浆及尿醛固酮的水平均较高，而且即使无慢性肾病，心房利钠肽及脑利钠肽的水平也较高。利尿剂是控制难治性高血压有效而稳定的药物，特别是对于盐敏感性高血压。当血压难以控制时，可适当增大剂量。通常选用噻嗪类利尿剂，当有明显肾功能不全时使用襻利尿剂如呋塞米或托拉塞米。因呋塞米是短效制剂，需要每日给药 2 ~ 3 次，否则间歇性尿钠排泄反而会激活 RAS 引起水、钠潴留。如果利尿剂加量后效果仍不佳，可联合醛固酮受体拮抗剂。2011 年应用螺内酯治疗难治性高血压的随机对照临床试验（ASPIRANT）结果表明，小剂量的醛固酮受体拮抗剂螺内酯（25mg/d）能有效降低难治性高血压患者的收缩压，特别是肾素和血钾水平较低者降压效果更好。对于肥胖或睡眠—呼吸暂停的难治性高血压患者也可加用醛固酮受体拮抗剂（如螺内酯 20mg/d）。有研究显示，调整利尿剂（增加一种利尿剂、增大利尿剂的剂量或根据肾功能水平更换利尿剂）可使 60% 以上的难治性高血压患者血压达标。值得提醒的是，利尿剂的降压效果在用药 2 周后较显著，而在用药 2 个月后才能达到比较理想的效果。

2）ACEI 或 ARB：抑制 RAS 系统，兼有明显的心脏和肾脏保护作用，在难治性高血压中是重要的联合治疗药物之一，尤其适用于糖尿病、肥胖症、胰岛素抵抗或睡眠 – 呼吸暂停者。但是目前国内所用剂量普遍较小，应当适当增大剂量以加强降压效果。

3）钙离子拮抗剂：常为难治性高血压患者联合用药的选择。钙离子拮抗剂的种类和品种不同，药理作用特点有较大差异，应该根据临床情况具体选择，建议选择缓释或长效制剂。硝苯地平作用强，但半衰期短，应该使用控释型或缓释片剂。尼卡地平作用强，目前尚无缓释型，仅在病情需要时使用。氨氯地平是长半衰期药物，作用温和，可安全使用。对于某些血压难控的患者，可采用二氢吡啶类与非二氢吡啶类联用，如硝苯地平联合地尔硫䓬。

4）β 受体阻滞剂：阻滞外周交感神经活性，降低中枢交感神经活性，减少肾素释放，并具有镇静和抗焦虑作用。在难治性高血压患者中，β 受体阻滞剂常作为血压难控时的联合用药，尤其对舒张压较高、脉压较小、心率较快和有焦虑或失眠的患者效果更好。兼有 α 受体阻滞作用的 β 受体阻滞剂如卡维地洛，在降压方面也有较好的效果。

5）α 受体阻滞剂或交感神经抑制剂：在难治性高血压常用联合药物不能控制时也可选用。外周 α 受体阻滞剂的耐受性良好，如果选用的 β 受体阻滞剂不兼有 α 受体阻滞作用，可加用外周 α 受体阻滞剂。中枢性 α 受体阻滞剂虽可选用，但不良反应较多，耐受性差。

6）肾素抑制剂：临床试验证实降压有效，但作为难治性高血压中的联合用药，尚缺乏确切的临床证据。有研究证实，肾素抑制剂与 ACEI 或 ARB 联用，不良事件并不减少反而增多。

（4）颈动脉压力感受器刺激术：颈动脉压力反射是调控血压的重要因素。正常生理状态下，颈动脉压力感受器感知动脉内的压力变化，通过调节交感神经张力而反射性调节血压水平，颈动脉压力升高时反射性减弱交感神经张力，颈动脉压力降低时增强交感神经活性，从而维持血压的基本稳定。

早期研究报道，颈动脉压力感受器刺激所致的血压下降伴随着血浆儿茶酚胺水平的下降，并通过肌肉交感神经活性测定及心率变异性分析，证实交感神经张力变化介导了血压的调节过程。临床随访证实，大部分接受颈动脉压力感受器刺激的患者，血压迅速并且持久地下降，最长的随访达 12 年。但由于该疗法不良反应较多，设备方面也有较多的技术问题难以解决等原因，限制了该疗法的临床应用。近年来研制出新型置入式 Rheos 脉冲发生器，体积小而且更为可靠，使此项技术重新得到重视。一项多中心临床研究纳入 55 例难治性高血压的患者，基线时服用 5 种抗高血压药物，平均血压为 179/105mmHg。采用 Rheos 脉冲发生器刺激颈动脉压力感受器，3 个月后血压下降 21/12mmHg，其中 17 名患者随访 2 年，其血压平均降低 33/22mmHg，并且验证了该装置性能良好，对颈动脉压力感受器刺激不会造成颈动脉损伤、重构和狭窄。

（5）肾交感神经消融术：

1）病理基础：20 世纪 50 到 60 年代，在临床尚无药物治疗高血压的情况下，外科医师尝试切除内脏交感神经治疗严重高血压，如通过切除交感神经节，包括胸、腹、盆腔交感神经节，虽然降压效果良好，但手术创伤大，致残、致死率均较高，同时伴有长期并发症，如严重的体位性低血压及肠道、膀胱、勃起功能障碍。降压药物问世后，该治疗方法逐渐被淘汰，并一度认为交感神经系统在难治性高血压发生与维持中的作用是非常有限的。随着经皮导管消融技术的迅速发展，经导管肾脏交感神经射频消融术（renal sympathetic nerve radiofrequency ablation，RSNA）治疗难治性高血压初步开展，并显示出良好的效果。

A. 肾交感神经在调控血压方面具有重要的作用：交感神经系统释放儿茶酚胺类物质（去甲肾上腺素、肾上腺素、多巴胺），通过作用于 β_1 受体以调控心排血量及肾素释放，作用于 α_1 受体以调控全身及肾血管收缩，作用于 β_2 受体以调节肾血管舒张，同时激活 RAAS，综合作用是对血压和肾功能的调控。在正常人群中，通过短效（调节血管收缩、血管阻力及心率）和长效（调节肾素释放及肾小管水、钠吸收）两种机制维持血压的稳定。

B. 肾交感神经分为传出纤维和传入纤维：其中传出纤维过度激活产生和分泌过多的儿茶酚胺，综合效应是心率增快、心排血量增多、血管收缩和水钠潴留，引发高血压；而传入纤维过度激活，可以引起中枢神经系统兴奋，导致全身交感神经活性增强，血压进一步升高等。肾交感神经纤维进出肾脏的绝大部分经过肾动脉主干外膜，对于经导管选择性地消融肾交感神经纤维具备了解剖学的基础。通过经导管透过肾动脉的内、中膜损坏外膜的肾交感神经纤维，以达到降低交感神经冲动传出与传入的目的。

2）研究证据：

A. 动物实验：一系列的动物实验表明，肾交感神经活性增强在高血压病中起到了重要作用，首先对肾病晚期动物进行交感神经活性测定表明，交感神经活性增加，而双侧肾切除后交感神经活性并无明显变化。对预先使肾脏缺血受损的动物可观察到持续数周的血压升高，给予肾交感神经切除或交感神经阻滞剂，其肾静脉去甲肾上腺素水平明显下降。在肾交感神经切除术后，长期接受血管紧张素Ⅱ滴注的大鼠血压仍能维持正常水平。

B. 临床证据：2009 年 Krum 等最早报道 RSNA 治疗难治性高血压的研究结果。该研究在澳大利亚和欧洲5个中心治疗了45例难治性高血压患者，结果显示诊室血压在1、3、6、9及12个月较治疗前分别降低了14/10、21/10、22/11、24/11、27/17mmHg，对其中10例患者测定肾脏去甲肾上腺素分泌率，结果显示减少47%。表明RSNA能够在一定程度上降低肾脏局部的交感神经活性。随后，该研究组进一步扩大样本量至153例，并进行2年随访，结果显示患者在1、3、6、12、18和24个月时，诊室血压分别降低了20/10、24/11、25/11、23/11、26/14和32/14mmHg，92%的患者术后收缩压降低≥10mmHg。2010年Symplicity HTN-2（renal sympathetic denervation in patients with treatment-resistant hy-petension）研究是一项多中心、前瞻性、随机对照的临床试验，共纳入24个中心的106例难治性高血压患者，RSNA组在术后仍坚持多种降压药物的联合治疗，对照组仅给予多药联合治疗（药物剂量配伍经优化处理）。随访6个月，主要终点诊室血压在RSNA组从基线的178/96mmHg降低了32/12mmHg，而对照组诊室血压从基线水平178/97mmHg升高了1/0mmHg，两组患者在用药后1个月开始出现降压疗效的差异，并持续于整个研究中。24小时动态血压监测显示也具有显著差异，但差异程度较诊室血压明显缩小。RSNA组血压降低11/7mmHg，对照组降低3/lmmHg，6个月时RSNA组诊室血压改善的比例明显高于对照组。另有研究表明，术后3个月除血压显著降低外，2分钟血压也较基线明显降低，静息心率较术前有所下降，运动后最大心率和心率的增加与术前无明显差异。小样本的研究和个案报道显示，RSNA对胰岛素抵抗、呼吸－睡眠暂停综合征、室性心律失常、终末期肾病等存在交感神经过度激活的疾病也有益，并且发现这种作用不依赖于血压的降低。

3）肾交感神经消融术的相关问题：

A. 安全性：目前的研究表明具有良好的安全性，主要是极少数者发生与导管操作相关的并发症，如股动脉假性动脉瘤、血肿和肾动脉夹层。RSNA射频能量传递中主要不良反应为术中、术后短暂明显的腹部疼痛，系射频能量损伤肾动脉外膜所致，使用镇静或镇痛剂，如吗啡、芬太尼、咪达唑仑等可以缓解。少部分患者射频过程中有一过性心动过缓伴血压下降，可能系疼痛诱发迷走神经反射所致，可使用阿托品治疗。目前的研究，未在随访期间发现肾动脉狭窄、动脉瘤和动脉夹层，随访1年估测肾小球滤过率在术前和术后无明显差异。

B. 主要问题：目前尚无规范的准入制度和操作规范，无客观的疗效评估标准，无专用经皮肾交感神经消融导管，远期疗效和安全性也有待于大规模临床试验的评估，有潜在风险，并且价格昂贵，风险和效益需要再评估等。

第三章　心律失常

第一节　心房颤动

一、病因及发病机制

凡能够引起窦房结损伤、缺血、心肌病变或心房压增高、心房扩大的各种疾病均可发生心房颤动(atrial fibrillation，AF)，是人类最常见的心律失常类型之一。青年人最常见的病因是风湿性心脏病，尤其是二尖瓣狭窄；老年人则常见于老年退行性心脏瓣膜病；还可见于心肌病、心肌炎、缩窄性心包炎、甲亢、先天性心脏病、预激综合征、冠心病等，亦可见于洋地黄中毒患者。部分阵发性心房颤动可见于正常人或无明确原因，反复发作，又称之为孤立性心房颤动或特发性房颤。在使用洋地黄过程中，若心房颤动伴室内差异性传导，提示洋地黄用量不足；若心房颤动出现室性早搏，心室率慢而节律齐，常提示中毒。其发生是由于心房内存在多个折返环，多发的环行激动使心房失去有效的收缩，而表现为心房颤动。其他机制，如心房内多个起搏点自律性增高尚未得到证实。房颤开始时，常表现为阵发性、反复发作，持续时间延长而转变为持续性或永久性房颤。

二、临床要点

1. 症状与体征　心率慢者可无症状，或自觉心跳不规则；心室率快者可有心悸、疲乏、虚弱、头晕、无力、恶心、面色苍白等症状；严重二尖瓣狭窄者可诱发急性肺水肿。体征可有：①动脉脉搏和心搏完全不规则；②心脉率不一致而表现为脉短绌，心率越快则脉短绌越明显；③听诊心音强弱不等。

2. 心电图表现　表现如下。

（1）各导联P波消失，代之以形态、振幅、间期完全不一的基线波动（f波），频率为350 ~ 600次/min，心室律绝对不齐，即RR间期绝对不等，一般在120 ~ 180次/min，不超过200次/min，QRS波群一般呈室上性。f波在心电图上可能相当显著，类似不纯性扑动，也可能非常细小，甚至看不到。一般说，f波愈粗大，频率愈低；愈纤细，频率愈高。

（2）心房颤动伴室内差异性传导：心房颤动时，下传的心室搏动其QRS波群可以正常或宽大，宽大的QRS波群可由于同时存在束支传导阻滞、预激综合征或时相性室内差异性传导引起：心房颤动，由于室率多快速而不规则，常有Ashman现象，故比心房扑动更易产生室内差异性传导，而形成宽大畸形的QRS波群。QRS波群多呈右束支传导阻滞图形（占90%），其起始向量多与正常心搏一致，偶可呈左束支传导阻滞图形。前一个心动周期愈长，“联律间期”愈短，则QRS波群增宽愈显著，同时无代偿间歇。

（3）心房颤动伴房室传导阻滞：

1）心房颤动伴Ⅱ度房室传导阻滞：出现不同程度的房室交界性或室性逸搏，发生在比较固定的长间歇后。RR间期虽长短不一，但不规则中有规律，如渐短突长或渐长突长的类文氏现象。心房颤动时f波频率为350 ~ 600次/min。生理性干扰、隐匿性传导是机体的保护性反应，也可造成长RR间期，不能单凭RR间期长短决定AVB的存在。

2）心房颤动伴Ⅲ度房室传导阻滞：心房颤动时，心电图示 RR 间期相等即说明合并Ⅲ度 AVB。根据起搏点部位，QRS 时间、频率不一，心室律可表现为非阵发性或阵发性结性心动过速，也可表现为阵发性或非阵发性室性心动过速。室性逸搏心律使 QRS 宽大畸形。

（4）预激综合征伴心房颤动：①心房颤动常为阵发性；②心室率较快，常大于 200 次 /min，节律完全不规则；③ QRS 波群时间取决于下传途径，由异常路径下传时，QRS 宽大畸形，可有典型预激综合征图形，较为常见。由正常径路下传时，QRS 波群正常，此时如伴有室内差异性传导，可使 QRS 波宽大畸形，易被误认为房颤沿旁路下传；也可在心电图上呈现“手风琴”现象，QRS 波群宽大与正常相间出现。

三、诊断关键

1. 诊断　主要依据临床和心电图表现。

2. 病情危重指标　心房颤动发生后可为持续性，但也有阵发性者，而后反复发作呈持续型房颤。心房颤动时，由于心房失去有效收缩，使心室舒张期充盈不良，故心输出量减少 25% ～ 30%，可诱发或加重心力衰竭，尤其当心室率过快时更易发生。心房颤动发生后可能导致心房内血栓形成，尤其是二尖瓣狭窄的患者，当左房极度增大或心室率很快时心房内更易形成血栓，血栓脱落造成动脉栓塞的发生率达 41% 左右。孤立性房颤一般预后良好，但需预防发生栓塞。预激综合征伴心房颤动由于心室率极快，可引起严重血流动力学异常，甚至心室颤动和猝死。

3. 鉴别诊断　注意区别以下几种。

（1）心房颤动合并室内差异性传导与心房颤动合并室性心动过速：①前者心室节律绝对不齐，心室率极快时可基本规则；后者多基本规则（RR 间期相差 0.01 ～ 0.04s）。②前者 QRS 波多呈三相型，呈右束支阻滞图形，偶可呈左束支阻滞图形，QRS 波群时间 <0.14s，易变性大；后者多呈单相性 QRS 波群，QRS 波群时间可 >0.16s，易变性小（除非是多源性室速）。③前者宽大畸形的 QRS 波群的配对间期多不固定；后者则固定，并且与室性早搏的配对时间相等。④前者无代偿间期，后者有类代偿间歇。⑤前者无室性融合波，后者可有室性融合波及心室夺获。

（2）心房颤动合并预激综合征与心房颤动合并室性心动过速：①前者心室率多超过 180 次 /min，后者常小于 180 次 /min。②前者心室节律不规则，R-R 间期相差可超过 0.03 ～ 0.10s；后者心室节律可稍有不均匀或完全均齐。③前者 QRS 波群形态宽大畸形，起始部分可见预激波；后者 QRS 波群很少呈右束支阻滞图形，无预激波。④前者无心室夺获，后者可有心室夺获。⑤前者发作前后心电图可见到预激综合征图形，而后者可能有室性早搏。

（3）心房颤动合并室内差异性传导与心房颤动合并室性早搏：①合并室内差异性传导多发生在心室率较快时，而合并室性早搏多发生在心室率较慢时。②合并室内差异性传导时，QRS 波群多呈右束支传导阻滞图形，起始向量与基本心率相同；合并室性早搏时，QRS 波群常出现 QR、QR 或 RS 形，波形模糊、有切迹，常在 QRS 波群起始部分已很明显。③合并室内差异性传导时，宽大畸形的 QRS 波群多紧随在长 RR 间期后发生（即 Ashman 现象或称长—短周期），而后者无此规律。④心房颤动合并室内差异性传导无固定的配对间期，而合并室性早搏多有固定的配对间期。⑤合并室内差异传导时，QRS 波群畸形程度可有很大差别，QRS 波群时间可大于 0.12s，也可小于 0.12s；而合并室性早搏时，QRS 波群如果有多种形态，都是典型的室性早搏波形，QRS 波群时间均大于 0.12s。⑥心房颤动合并室内差异性传导时其后多无类代偿间歇，而合并室性早搏其后多有类代偿间歇。

四、治疗关键

治疗分为以下几个方面。

1. 转复房颤　目前主张同步直流电转复，转复后用胺碘酮或奎尼丁维持窦性心律，胺碘酮维持率高且死亡率较低，被推荐为首选药物。也可用奎尼丁或胺碘酮行药物转复。转复的禁忌证为房颤持续时间过长（超过 6 个月），心房较大或合并严重心肌损害的器质性心脏病。

2. 控制心室率　它是治疗的主要目的之一，可减轻症状，增加心排血量。适用于不适宜行房颤转复者或转复前心室率较快者，常用药物有洋地黄类，无严重心肌功能不全者也可使用 β 受体阻滞剂或维拉帕米。

3. 抗凝治疗　β 受体阻滞剂和钙拮抗剂是房颤时控制心室率的一线药物。

第二节　室上性心动过速

室上性心动过速（室上速，SVT）是最常见的一种心动过速，其电生理机制也是认识得最清楚的。根据电生理分类，SVT 由房室结折返、房室折返和房性心动过速组成。本文主要针对狭义上的室上速，即房室结折返和房室折返性心动过速的电生理机制及射频消融进行简单介绍。

一、房室结折返性心动过速（AVNRT）

AVNRT 的电生理基础是房室结双径路。房室结双径路被认为是房室结传导功能性纵向分离的电生理现象，可能与房室结的复杂结构形成了非均一性的各向异性有关。

1. 房室结双径路的诊断　典型的房室结双径路表现为：在高位右房的 S_1S_2 刺激中，当 S_1S_2 缩短 10 ~ 20ms，而出现 A_2H_2 突然延长 50ms 以上，即出现房室传导的跳跃现象。若跳跃值仅 50ms，诊断应慎重。此时若同时伴有心房回波或诱发 SVT，且能除外隐匿性旁路和房内折返；或连续两个跳跃值都是 50ms，则可诊断。

当高位右房的 S_1S_2 刺激无跳跃现象，应加做以下检查。当出现下述表现时，亦可诊断。

（1）心房其他部位（如冠状窦）S_1S_2 刺激出现跳跃现象。

（2）RVA 的 S_1S_2 刺激出现 V_2A_2 的跳跃现象。快慢型 AVNRT 患者常有此现象。

（3）给 S_2S_3 刺激，或刺激迷走神经，或给予阿托品、异丙肾上腺素、腺苷三磷酸等药物后，出现跳跃现象，或诱发出 AVNRT。

此外，若观察到以下现象，也是诊断房室结双径路的证据。

（1）窦性心律或相似频率心房起搏时，发现长短两种 PR 或 AH 间期，二者相差在 50ms 以上。

（2）心房或心室期前刺激，偶尔观察到双重反应（1 ： 2 传导），前者表现为 1 个 A_2 后面有两个 V_2，后者为 1 个 V_2 后有两个 A_2。

（3）心房或心室快速起搏，房室结正传或逆传出现 3 ： 2 以上的文氏传导时，观察到 AH 或 VA 间期出现跳跃式延长，跳跃值在 50ms 以上。

2. AVNRT 的类型与电生理特性　虽然房室结双径路是 AVNRT 的电生理基础，但要形成 AVNRT，还需要快径路与慢径路在不应期与传导速度上严格的匹配。这就是为什么临床上没有 SVT 的病例，电生理检查中，25% 可以出现房室结双径路现象的原因。根据快慢径路在 AVNRT 中传导方向的不同，可以分为两型：慢快型和快慢型。

（1）慢快型：又称常见型、占 AVNRT 的 95%。它的电生理特点是正传发生在慢径路，而逆传发生在快径路。由于快速的逆传，使心房的激动发生在心室激动的同时，或稍后，或稍前。因此，心电图上逆行 P 波大多数重叠在 QRS 波中（占 48%）或紧随其后（占 46%），少数构成 QRS 波的起始部（占 2%）。在心内电生理记录可以发现，逆传心房激动呈中心型，最早激动出现在房室交界区 [即记录希氏束电图（HBE）的部位]；HBE 的 AH> HA 间期，VA <70ms，甚至为负值。

（2）快慢型：又称少见型，仅占 AVNRT 的 5%。它的电生理特点是正传发生在快径路，逆传发生在慢径路，因而逆 P' 波远离 QRS 波，而形成长的 RP' 间期。心内电生理检查，逆传心房激动也是中心型，但最早激动点是冠状静脉窦（CS）口；HBE 的 AH<HA 间期。此时，需与房性心动过速、慢传导的隐匿性房室旁路参与的房室折返性心动过速（即 PJRT）相鉴别。

3. AVNRT 诊断要点　要点如下。

（1）常见型 AVNRT：

1）房性、室性期前刺激，或用引起房室结正向文氏周期的频率进行心房起搏，可诱发和终止。

2）心房程序刺激，房室结正向传导出现跳跃现象。

3）发作依赖于临界长度的 AH 间期，即慢径路一定程度的正向缓慢传导。

4）逆向性心房激动最早点在房室连接区，HBE 的 VA 间期为 -40 ~ +70ms。

5）逆行 P' 波重叠在 QRS 波中，或紧随其后，少数构成 QRS 波的起始波。

6）心房、希氏束与心室不是折返所必需。兴奋迷走神经可减慢，然后终止 SVT。

（2）少见型 AVNRT：

1）房性、室性期前刺激，或用引起房室结逆向文氏周期的频率进行心室起搏，可诱发和终止。

2）心室程序刺激，房室结逆向传导出现跳跃现象。

3）发作依赖于临界长度的 HA 间期，即慢径路一定程度的逆向缓慢传导。

4）逆向性心房激动最早点在 CS 口。

5）逆行 P' 波的 RP' 间期长于 P'R 间期。

6）心房、希氏束和心室不是折返所必需，兴奋迷走神经可减慢并终止 SVT，且均阻滞于逆向传导的慢径路。

4. AVNRT 的心电图表现　表现如下。

（1）慢快型 AVNRT 的心电图有以下表现：

1）P 波埋于 QRS 波中：各导联无 P' 波，但由于 P' 波的记录与辨认有时非常困难，因而仅凭心电图判断有无 P′ 波常常难以做到。

2）SVT 时的心电图与窦性心律时比较：常常可以发现 QRS 波群在Ⅱ、Ⅲ、aVF 导联多 1 个 S 波假 S 现象，在 V_2 导联多 1 个 r' 波（假 r' 现象），这两种现象虽然出现率不太高，但诊断的可靠性相当高。

3）若各导联有 P' 波，RP' 间期 <80ms，与 AVRT 的区别在于后者的 RP' 间期 >80ms。当 RP' 间期在 80ms 左右时，诊断应谨慎，因二者在此范围中有重叠。

（2）快慢型 AVNRT 的心电图表现与房速（AT）和 PJRT 一样，仅凭心电图无法区分。

此外，由于 AVNRT 多见于女性，女：男约为 7 ：3，因而仅凭心电因诊断男性患者为 AVNRT 应谨慎。

5. AVNRT 的鉴别诊断　AVNRT 需要与间隔部位起源的房速（AT）或间隔部旁路参与的房室折返性心动过速（AVRT）以及加速性结性心律失常相鉴别。

（1）心动过速时心房与心室激动的时间关系：V-A 间期 <65ms 可排除 AVRT，但不能区别开 AVNRT 和 AT。

（2）室房传导特征：心室程序刺激无递减传导特性，强烈提示有房室旁路，但如有明确递减传导特性，不能排除慢旁路的存在。

（3）希氏束旁刺激：刺激方法是以较高电压（脉宽）刺激希氏束旁同时夺获心室肌和希氏束或右束支（HB-RB），然后逐渐降低电压，使起搏只夺获心室肌，不夺获 HB-RB，观察心房激动顺序，刺激信号至 A 波（SA）以及 H-A 间期变化。如 S-A 间期和心房激动顺序均不变，提示房室旁路逆传；如 S-A 间期延长，H-A 间期不变，而且心房激动顺序也不变，提示无房室旁路，激动经房室结逆传；如心房激动顺序不同提示既有旁路也有房室结逆传。

（4）心动过速时希氏束不应期内心室期前刺激（RS_2 刺激）：希氏束不应期内心室期前刺激影响心房激动（使心房激动提前或推后）或终止心动过速时未夺获心房，均提示房室之间除房室结之外还有其他连接，即房室旁路，但刺激部位远离旁路时会有假阴性。

（5）心室超速起搏可以拖带心动过速，并有 QRS 融合波者提示 AVRT。

以上几个方面的检查有助于 AVNRT 与 AVRT 的鉴别，在排除 AVRT 之后，间隔部起源心动过速的鉴别主要集中在房速与 AVNRT 之间。如心室超速起搏不夺获心房常提示为房速，若能夺获心房，但停止心室起搏后心房激动呈 A-A -V 关系也提示心动过速为房速。非间隔起源房速易于鉴别，心房激动顺序呈偏心性，区别于不同类型的 AVNRT。

6. 典型 AVNRT 的消融　慢径消融治疗 AVNRT 的成功率高，房室传导阻滞发生率低，已成为 AVN-RT 的首选治疗方法。不同类型 AVNRT 均可通过慢径消融取得成功，消融可以通过解剖定位或慢径电位指导完成，而目前最常用的方法是将两种方法结合，通过解剖法首先进行初步定位，之后结合心内电图标测，寻找关键的靶点。

解剖定位指导的消融方法：首先将标测消融导管送至心室，慢慢向下并回撤导管至 CS 开口水平，之后回撤并顺时针旋转使消融导管顶端位于 CS 开口和三尖瓣环之间，并稳定贴靠，局部心内电图呈小 A，大 V 波，A/V 在 0.25 ∶ 1 ~ 0.7 ∶ 1，A 波通常碎裂、多幅。

慢径电位指导的消融方法：心内电图指导下的慢径消融是指将标测导管置于 CS 开口和三尖瓣环之间，标测所谓的慢径电位区域作为消融靶点。Jackman 和 Haissaguerre 分别介绍了两种不同形态的慢径电位。Jackman 等描述的慢径电位是一种尖锐快波，窦性心律时位于小 A 波终末部，通常只能在 CS 口周围 <5mm 的直径范围内记录到。Haissaguerre 等描述的慢径电位是一种缓慢、低频、低幅波，在 CS 口前面的后间隔或中间隔区域可以记录到。

消融终点：①房室结前传跳跃现象消失，并且不能诱发 AVNRT；②房室结前传跳跃现象未消失，跳跃后心房回波存在或消失，但在静滴异丙肾上腺素条件下不能诱发心动过速；③消融后新出现的持续性一度或一度以上房室传导阻滞。

消融成功标准：①房室结前传跳跃现象消失，并且不能诱发 AVNRT；②房室结前传跳跃现象未消失，跳跃后心房回波存在或消失，但在静滴异丙肾上腺素条件下不能诱发心动过速；③消融后无一度以上房室传导阻滞。

二、房室折返性心动过速（AVRT）

AVRT 的电生理机制是由于房室间存在附加旁路，导致电兴奋在心房、心脏传导系统、心室和房室旁路所组成的大折返环中做环形运动。因此，AVRT 的解剖学基础是房室旁路。房室旁路的产生是由于胚胎发育时，二尖瓣环和三尖瓣环这两个纤维环未能完全闭合，在未闭合处便出现心房肌与心室肌相连，即房室旁路。左前间隔处是主动脉瓣环与二尖瓣环间的纤维连续（亦称心室膜）、二尖瓣环在此处不会发生不闭合。因而，除此处之外，二尖瓣环与三尖瓣环的任何部位都能出现房室旁路。

1. 房室旁路的电生理特性　如前所述，房室旁路的组织学本质是普通心肌，因而它的电生理特性与心房肌和心室肌基本相同，而与心脏传导系统不同。其与房室结传导特性的区别在于，前者表现为全或无传导，而后者是递减传导（亦称温氏传导），即房室旁路的传导时间不随期前刺激的提前而延长，而房室结呈现明显延长。这是鉴别是否存在房室旁路的最根本的电生理依据。

房室旁路的传导方向，可以是双向，也可以是单向。单向中，大多数为仅有逆向传导，少数为仅有正向传导，这可能是由于旁路的心室端电动势大于心房端的缘故。旁路的传导可以持续存在，也可以间断存在。当旁路有双向传导时，患者表现为典型的预激综合征：窦性心律时的心电图有 δ 波（心室预激），且有 SVT 发作。当旁路仅有正向传导时，患者表现为仅有心室预激，而无 SVT（此时临床不应诊断预激综合征，应诊断为心室预激）。当旁路仅有逆向传导时，患者无心室预激，而仅有 SVT（此时临床最好采用隐匿性房室旁路的诊断而不用隐匿性预激综合征的诊断，因为患者没有心室预激）。当旁路存在时，是否发生 SVT，还取决于旁路的不应期、传导速度与房室结是否匹配。一船来说，正传不应期旁路长于房室结，而逆传不应期旁路则短于或等于房室结。这正是 AVRT 中大多数为顺向型，极个别是逆向型的原因。

在间歇性预激中，患者表现为一段时间心电图有 δ 波，一段时间 δ 波消失。这有两种可能：①旁路的正向传导呈间歇性；②旁路的正传实际上始终存在，但由于旁路位于左侧，当房室结传导较快时，δ 波过小而误认为 δ 波消失；当房室结传导较慢时，δ 波加大而显现。另外，δ 波也可表现为与心跳按一定比例出现，多数为 2 ∶ 1。这是由于旁路的正传不应期过长所致。

所谓隐匿性预激也有两种情况，一种是隐匿性旁路，一种是左左显性旁路，但由于房室结正传始终较快，δ 波太小而误认为是隐匿性预激，后者在刺激迷走神经或注射腺苷三磷酸后就表现为显性预激。

根据近年电生理的研究，无一人能证实 James 束（即房结束）的存在。心电图中 PR 间期 <0.12s 而无 SVT 者，实际上都是房室结传导过快。所谓 L-G-L 综合征（PR 间期 <0.12s，且有 SVT 发作），实际

上是房室结传导过快伴 AVNRT 或 AVRT。因此，James 束实际上可能并不存在，只是根据心电图无 δ 波的短 PR 间期的一种推论而已。

另一种特殊旁路 Mahaim 束，以往根据心电图有 δ 波，但 PR 间期 >0.12s 推论它应该是结室束或束室束。但近年电生理研究和射频消融术已证实，结室束或束室束是极少见的，它大多数是连接于右房与右束支远端之间的房束旁路，但它的传导特性不是全或无的，而具有一定程度的递减传导。它一般只有正传而无逆传，因而多引起逆向型房室折返性心动过速。从电生理特性和组织学考虑，Mahaim 束实际上是异常存在的发育不健全的副房室传导系统。

还有一种特殊的慢传导的隐匿性旁路，其逆传十分缓慢，当冲动经旁路、心房抵达房室结时，房室结不应期已过，又可使冲动下传。因而，这种患者的 SVT 十分容易发作且不易终止，故称为无休止的房室交界区折返性心动过速（PJRT）。虽然发作时心电图类似于房速或 AVNRT，但实质上仍是 AVRT。据近年来电生理研究和射频消融术的结果，PJRT 的旁路大多数位于冠状静脉窦口附近，与房室结双径路的慢径路位置相同，因而还需与快慢型 AVNRT 鉴别。少数也可位于其他部位，如前间隔或游离壁。

总之，就大多数的房室旁路而言，其全或无传导特性明显地有别于房室结的显著递减性传导特性。但对于少数特殊旁路或少数房室结传导能力过强者，这种传导特性的区别变得很不明显，对于这些个别患者在进行心电生理检查和射频消融术时，应特别注意仔细鉴别，以免误判。

2. AVRT 的类型　分类如下。

（1）顺向型 AVRT（O-AVRT）：此型 AVRT 是以房室传导系统为前传支，房室旁路为逆传支的房室间大折返。其发生的条件为：房室旁路的前传不应期长于房室结，而逆传不应期短于房室结，而且房室传导系统（主要是房室结）的前传速度较慢。由于大多数旁路的不应期都有上述特点，而房室结的前传速度与不应期又能受自主神经影响而满足上述条件，因此，95% 的 AVRT 都是向型的，由于隐性旁路只能逆传，因而它参与的 AVRT 必然都是顺向型的。

（2）逆向型 AVRT（A-AVRT）：A-AVRT 是少见的房室折返性心动过速，发生于房室旁路有前向传导功能的患者。电生理检查中经心房和心室刺激均能诱发和终止这种房室折返性心动过速。心动过速的前传支为显性房室旁路，由此引起心室激动顺序异常而显示宽大畸形的 QRS 波，结合心腔内各部位电图的特点易与 O-AVRT 合并功能性束支传导阻滞和室性心动过速鉴别。目前电生理研究和射频消融结果均证实 A-AVRT 患者常存在多条房室旁路，而且心动过速的前传支和逆传支由不同部位的房室旁路构成。

（3）持续性交界性心动过速（PJRT）：PJRT 实际上是一种特殊的房室折返性心动过速，具有递减传导性能的房室旁路参与室房传导是心动过速的电生理基础。PJRT 的 P 波或 A 波远离 QRS 波或 V 波，而位于下一个心室激动波之前，与部分房性心动过速和少见型房室结折返性心动过速有某些相似之处，消融前进行鉴别诊断甚为重要。①鉴别室房传导途径：心室多频率或不同 S_1S_2 间期刺激时其室房之间没有 H 波，这一特点说明室房传导不是沿 AVN－HPS 途径传导。因此观察 H 波清楚的 HBE 导联在心室刺激时无逆传 H 波，提示存在房室旁路室房传导。②比较心房顺序：心室刺激或心动过速的心房激动顺序异常无疑可确定心动过速的性质。房室慢旁路仅少数位于左、右游离壁，多数位于间隔区（尤其是冠状静脉窦口附近）。因此应在冠状静脉窦口附近详细标测，寻找到最早心房激动部位有助于诊断。③心动过速与 H 波同步刺激心室是否改变心房激动周期（AA 间期）：房性心动过速或房室结折返性心动过速，与 H 波同步刺激心室因恰逢希氏束不应期而不能逆传至心房，故 AA 间期不受影响。如为房室折返性心动过速，则于希氏束不应期刺激心室仍能逆传至心房，并使 AA 间期改变。由于 PJRT 系房室慢旁路逆向传导，因此心室刺激可使 AA 间期缩短或延长。

（4）多旁路参与的 AVRT：多条房室旁路并不少见，约占预激综合征患者的 10%。电生理检查中，出现下述情况提示存在多条旁路：①前传的 δ 波在窦性心律、房颤或不同心房部位起搏时，出现改变；②逆向心房激动有两个以上最早兴奋点；③顺向型 AVRT 伴间歇性前传融合波；④前传预激的位置与顺向型 AVRT 时逆传心房的最早激动位置不符合；⑤逆向型 AVRT 的前传支为间隔旁路（因为典型的逆向型 AVRT 的前传支都是游离壁旁路）和（或）逆向型 AVRT 的周长明显短于同一患者的顺向型 AVRT 的周长。

在多旁路参与的 AVRT 中，各条旁路所起的作用可能是不同的：可以是两种顺向型 AVRT，以其中一条为主，另一条为辅，也可是仅一种顺向型 AVRT，另一条旁路只是旁观者，当主旁路被阻断后，次旁路才参与形成 AVRT。以上情况是最常见的多旁路情况。有时两条旁路可以是一条作为前传支，另一条作为逆传支，形成不典型的逆向型 AVRT。

遇到多旁路患者应进行详尽的电生理检查。若进行射频消融术，应首先阻断引起 AVRT 或 δ 波明显的旁路；然后，在情况变得比较简单后，再确定另一条旁路的位置并消融。

3. 左侧房室旁路消融术　左侧旁路包括左游离壁（简称左壁）、左后间隔和极少数左中间隔旁路。左壁旁路，特别是左侧壁旁路最常见，而且操作也较其他部位的旁路简单。

大多数左侧旁路消融术采取左室途径，即经股动脉左室二尖瓣环消融，又称为逆主动脉途径。

（1）股动脉置鞘：常选取右侧股动脉穿刺置入鞘管，鞘管内径应比大头导管外径大 IF。股动脉置入鞘管后应注意抗凝，常规注射肝素 3 000 ～ 5 000IU，手术延长 1h 应补充肝素 1 000IU。

（2）导管跨瓣：大头导管经鞘管进入动脉逆行至主动脉弓处应操纵尾端手柄，使导管尖端弯曲成弧，继续推送导管至主动脉瓣上，顺时针轻旋并推进导管，多数病例中能较容易地跨过主动脉瓣进入左室。

（3）二尖瓣环标测：导管进入左室后，应在右前斜位透视，使导管尖端位于二尖瓣环下并接触瓣环。局部电图记录到清楚的 A 波和高大的 V 波，提示大头导管尖端从心室侧接触瓣环。进一步操作可在右前斜或左前斜透视下标测二尖瓣环的不同部位。

（4）有效消融靶点：放电消融 10s 内可阻断房室旁路，延长放电 30s 以上可完全阻断房室旁路的部位为有效消融靶点。

靶电图的识别：靶电图是指大头电极在放电成功部位（即“靶点”）双极记录到的心内电图。从二尖瓣环不同部位的横截面得知，在游离壁部位心房肌紧靠房室环而且与其他组织相比，所占比例较大，而在左后间隔部位，心房肌距房室环较远，所占比例也较少。因此，游离壁部位的靶电图，A 波较大，其与 V 波振幅之比应为 1 ∶ 4 ～ 1 ∶ 2；而左后间隔部位的靶电图，A 波较小，A ∶ V 为 1 ∶ 6 ～ 1 ∶ 4，甚至刚能见到 A 波就能成功。对于显性旁路，除了 A 波达到上述标准外，A 波还应与 V 波相连，二者间无等电位线。此外，记录到旁路电位，V 波起始点早于体表心电图的 QRS 波起始点，亦是可供参考的靶电图标准。隐匿性旁路与显性旁路逆传功能的标测，可采用窦 – 室 – 窦标测法。前后窦性心律的靶电图，其 A 波大小应达到上述标准；中间心室起搏的靶电图，V 波应与其后的 A 波相连，二者间无等电位线。

（5）放电消融旁路：当靶电图符合上述标准后，即可试消融 10s。显性旁路在窦性心律下放电，同时注意体表心电图 δ 波是否消失。由于左侧旁路绝大多数为 A 型预激，因而最好选择 V_1 导联进行观察。δ 波消失时，原有的以 R 波为主的图形立即变成以 S 波为主的图形，变化十分明显，容易发现。也可以观察冠状静脉窦内电图，当 δ 波消失时，原来相连的 A 波与 V 波立即分开，二者之间出现距离，这种变化也十分明显，容易发现。隐匿性旁路一般采用在心室起搏下放电，起搏周长多用 400ms，频率过快可能引起大头电极移位。试放电中注意观察冠状静脉窦内电图，VA 逆传但不能保持 1 ∶ 1，或虽然是 1 ∶ 1，但 V 波与 A 波间距离突然加大都表明放电成功。试消融成功后，继续加强消融 60s 以上。

（6）穿间隔左房途径：利用房间隔穿刺术，可建立股静脉至左房途径达到于二尖瓣心房侧消融左游离壁房室旁路的目的。完成心腔内置管和消融前电生理评价后，进行房间隔穿刺术，大头导管再经鞘管进入左房进行消融。

（7）并发症：左侧旁路消融术的并发症发生率为 0.86% ～ 4%，可分为三大类型：①血管穿刺所致并发症，股动脉损伤最常见；②瓣膜损伤和心脏穿孔；③与射频消融直接有关的并发症。

4. 右壁旁路消融术　内容如下。

（1）由于房室环在透视下无标志，只能依据靶电图来判定大头电极是否在瓣环的心房侧。靶电图的标准为：A 波与 V 波紧密相连，二者振幅之比为 1 ∶ 3 ～ 2 ∶ 3。显性预激的靶电图在实际观察中，最大的困难是不易确定哪个成分是 A 波，哪个成分是 V 波。正确的方法是同步记录冠状静脉窦内电图，将靶电图与之对照，凡在冠状静脉窦内电图 A 波之前的为靶电图 A 波成分，与 A 波同时发生的为靶电图 V 波成分。

（2）由于大头电极在显性旁路附近记录到的电图区别不大，只有相互比较才能看出。因此，在经验不足时，最好用两根大头导管在旁路附近做交替标测：固定二者之中记录的 V 波较早的导管，移动 V 波较晚的导管，直到找不到 V 波更早的位置。隐匿性旁路应采用前述的窦 - 室 - 窦标测法。一旦确定旁路位置，最好在荧光屏上做标记，并保持电极头与患者体位不变。操纵大头导管的方法一般是先将大头电极送至房室环的心室侧，并保持在标记的旁路处，观察着记录的心内电图缓慢后撤，待 A 波振幅够大时停止后撤，然后利用轻微旋转大头导管来控制大头电极位于瓣环房侧，顺钟向旋转可使大头电极略向心室方向移动，逆钟向旋转则向心房方向移动。

（3）由于大头电极在房室环心房侧都难以紧贴心内膜，故输出功率应增大，一般选用 30 ~ 35W，甚至可增至 50W。若在放电过程中出现 δ 波时隐时现的情况，说明大头电极不稳定，此时术者应用手指稳住导管，同时加大输出功率，延长放电时间。最好能更换新的加硬导管，提高稳定度，使 8 波在放电的 10s 内消失，且无时隐时现的情况。

5. 旁路阻断的验证方法与标准　如下所述。

（1）前传阻断：体表心电图 δ 波消失和心内电图的 A 波与 V 波之间距离明显加大。

（2）逆传阻断：相同频率的心室起搏，消融前 1 ∶ 1 逆传在消融后再不能保持，或虽然保持 1 ∶ 1 逆传，但 V 波与逆传 A 波间的距离明显加大。判断有困难时，加做心室程序刺激，室房逆传由消融前的全或无传导变为消融后的递减传导。

显性旁路必须同时达到上述（1）（2）两条，隐匿性旁路只需达到第（2）条即可。

第三节　室性心动过速

室性心动过速（室速，ventricular tachycardia）是指起源于希氏束以下水平的左、右心室或心脏的特殊传导系统的快速性心律失常，是急诊科和心内科医师经常面临的临床问题。室速包括多种机制和类型，其中一些类型对患者无特殊损害，而另一些则可能直接威胁患者生命。

室速常发生于各种器质性心脏病患者。最常见为冠心病，特别是曾有心肌梗死的患者。其次是心肌病、心力衰竭、心瓣膜疾病等，其他病因包括代谢障碍、电解质紊乱、长 QT 间期综合征等，偶可发生在无器质性心脏病者。

一、临床表现

室速的临床症状取决于发作时的心室率、持续时间、基础心脏病变和心功能状况等。非持续性室速的患者可无明显症状。持续性室速常伴有明显血流动力学障碍与心肌缺血。临床症状包括低血压、气促、晕厥等。

二、分型

1. 根据心动过速时 QRS 波形态分类　如下所述。

（1）单形室速：室速的 QRS 波形态一致。

（2）多形性室速：有多个不同 QRS 波形态的室速。

2. 根据室速持续时间分类　如下所述。

（1）持续性室速：发作时间超过 30s，需药物或电复律终止。

（2）非持续性室速：能够在 30s 内自行终止的室速。

（3）室速风暴：24h 发作至少 3 次以上的持续性室速，需要电复律才能终止。

3. 根据室速的机制分类　如下所述。

（1）瘢痕折返性室速：起源于心肌的瘢痕区的室速，并具有折返性室速的电生理特征。

（2）大折返性室速：折返环的范围较广，为数厘米。

（3）局灶性室速：有最早起源点，且由此激动点向四周传播。其机制包括自律性机制、触发机制和小折返机制。

（4）特发性室速：指发生在无明显器质性心脏病患者中的室速。

三、发病率

无明显基础心脏疾病人群的非持续性室速患病率较低，为1% ~ 3%，且无显著性别差异。在冠心病患者中，非持续性室速的发作取决于疾病的不同时期。经冠状动脉造影证实心肌缺血的慢性冠心病患者约5%发生非持续性室速。其他结构性心脏病也可导致室速发病率明显增加，肥厚型心肌病为20% ~ 28%，左心室肥厚患者为2% ~ 12%，非缺血性扩张型心肌病患者可高达80%。

四、心电图特征

室速的心电图特征为：① 3个或3个以上的室性期前收缩连续出现；② QRS波群形态畸形，时限超过0.12s，ST–T波方向与QRS波群主波方向相反；③心室率通常为100 ~ 250次/min，心律规则，但亦可略不规则；④心房独立活动与QRS波群无固定关系，形成室房分离，偶尔个别或所有心室激动逆传夺获心房；⑤通常发作突然开始；⑥心室夺获与室性融合波：室速发作时少数室上性激动可下传心室，产生心室夺获，表现为在P波之后，提前发生一次正常的QRS波群。室性融合波的QRS波群形态介于窦性与异位心室搏动之间，其意义为部分夺获心室。心室夺获与室性融合波的存在对确立室性心动过速诊断提供重要依据。

需要注意的是，非持续性的宽QRS波心动过速也可能是室上性心动过速伴差异性传导。Brugada四步法是临床常用的判断宽QRS波心动过速性质的流程，具有较高的敏感性和特异性：①若所有胸前导联均无RS波形，诊断为室速，否则进入第2步；②若任一胸前导联RS波谷时限>100ms，诊断为室速，否则进入第3步；③存在房室分离诊断为室速，否则进入第4步；④ QRS波呈右束支传导阻滞型（V_1、V_2导联呈R、QR、RS型，V_6导联呈QR、QS或R/S<1），QRS波呈左束支传导阻滞型（V_1、V_2导联的R波>30ms或RS时限>60ms，V_6导联呈QR、QS型），诊断为室速。

Vereckei等提出的新的宽QRS波心动过速4步法鉴别流程让人耳目一新，该法使宽QRS波心动过速的鉴别诊断进一步简化，尤其适合急诊应用。aVR单导联鉴别宽QRS波心动过速的4步新流程内容包括：① QRS波起始为R波时诊断室速，否则进入第2步；② QRS波起始r波或q波的时限>40ms为室速，否则进入第3步；③ QRS波呈QS形态时，起始部分有顿挫为室速，否则进入第4步；④ QRS波的V_i/V_t值≤1为室速，V_i/V_t值>1为室上速。

五、发生机制

室速发生的机制包括局灶性室速和瘢痕相关性折返。局灶性室速有一个最早发生室性激动的起源点，激动从该部位向各处传导。自律性、触发活动或微折返为其发生基础。瘢痕相关性折返是指具有折返特征的、起源于某个通过心电特征或心肌影像学确认的心肌瘢痕区的心律失常。瘢痕相关性折返是由瘢痕区域的折返所造成的。室速的机制决定着标测和确定消融靶点策略选择。对于特发性室速来说，局灶性起源或折返通路的关键位置通常只处于很小的范围内，散在的损伤即可消除室速；对于瘢痕相关性室速来说，消融切断室速的关键峡部。

六、治疗

1. 非持续性短暂室速　无器质性心脏病患者发生非持续性短暂室速，如无症状或血流动力学影响，处理的原则与室性期前收缩相同；有器质性心脏病的非持续性室速应考虑治疗。主要针对病因治疗，抗心律失常药物亦可以选用。

2. 持续性室速　无论有无器质性心脏病，均应给予治疗。

（1）若患者无显著的血流动力学障碍，终止室速发作首选利多卡因，其次胺碘酮、普鲁卡因胺、普罗帕酮（心律平）、苯妥英钠、溴苄胺等，均应静脉使用。首先给予静脉注射负荷量：①利多卡因

50～100mg；②胺碘酮150～300mg；③普罗帕酮70mg，选择其中之一，继而静脉持续滴注维持。

（2）若患者有显著的血流动力学障碍如低血压、休克、心绞痛、充血性心力衰竭或脑血流灌注不足的症状，终止室速发作首选直流电复律。

3. 室性心动过速的导管消融治疗　近十几年来，导管消融被证实是特发性室速和室性早搏唯一有效的根治方法，且随着三维标测系统的发展和灌注消融导管等技术的出现，在多中心临床试验中也显示出导管消融明显减少或消除结构性心脏病室速的反复发作。对导管消融的综合建议见表3-1。

导管消融治疗旨在破坏室速产生或维持的病理性基质、关键折返环。对心动过速起源进行定位的技术主要依据为大多数室速为心内膜下起源，对室速进行定位的方法包括，通过分析室速发作时心电图的形态，心内膜激动顺序标测，心内膜起搏标测，瘢痕区标测，以及孤立电位标测。

表3-1　室性心动过速导管消融的适应证

结构性心脏病患者（包括既往心肌梗死、扩张型心肌病、AVRC/D）
1．推荐室速导管消融
（1）有症状的持续单形性室速，包括ICD终止的空速，若使用抗心律失常药物治疗后以及抗心律失常药物不耐受或不接受者
（2）非短暂可逆原因所致的室速或室速风暴时
（3）频发可引起心室功能障碍的室性早搏或室速的患者
（4）束支折返性或束支间折返性室速
（5）抗心律失常治疗效果欠佳的反复发作的持续多形性室速和室颤，存在可标测消融的疑似触发灶
2．考虑导管消融
（1）患者至少发作一次室速，使用过至少一种Ⅰ类或Ⅲ类抗心律失常药物
（2）既往心肌梗死患者，反复发作室速，左室射血分数<30%，预期寿命超过1年，适合选择胺碘酮以外治疗
（3）既往心肌梗死而残存左室射血分效尚可（>35%）的血流动力学能耐受的室速者，即使抗心律失常药物治疗失败；无结构性心脏病患者
1．推荐特发性室速患者导管消融
（1）造成严重症状的单形性室速
（2）抗心律失常药物疗效欠佳、不耐受或不接受药物治疗的单形性室速患者
（3）抗心律失常治疗效果欠佳的反复发作的持续多形性室速和室颤（电风暴），存在可标测消融的疑似触发灶室速导管
2．消融的禁忌证
（1）存在活动的心室内血栓（可考虑行心外膜消融）
（2）非导致及加重心室功能不全的无症状室早和（或）单形性室速
（3）由短暂可适原因所致的室速，如急性缺血、高钾血症或药行引起的尖端扭转型室速

根据室速发作时标准12导联心电图的QRS波形态，能够分辨或识别室速的起源。根据心梗的部位、室速的束支传导阻滞形态、QRS波额面电轴、胸前导联的演变形式等，能够显著缩小分析室速起源的范围。室速消融的步骤为：第一步，选择血管途径，右室起源的室速经静脉途径，左室起源室速经动脉逆行途径或穿刺房间隔途径。第二步诱发室速，第三步进行标测和消融，第四部进行检验，判断心律失常是否能再被诱发。

4. 埋藏式心脏复律除颤器（ICD）治疗　目前植入ICD已成为治疗室性快速性心律失常最有效的方法之一，能够成功地预防心脏性猝死，降低心血管疾病病死率（表3-2）。

表3-2　室性心动过速植入ICD的适应证

1．推荐室速ICD治疗
（1）非可逆性原因引起的室颤或血流动力学不稳定的持续性室速所致的心搏骤停
（2）伴有器质性心脏病的自发的持续性室性心动过速，无论血流动力学是否稳定
（3）原因不明的晕厥，在心电生理检查时能诱发有血流动力学显著改变的持续性室速或室颤
（4）心肌梗死所致非持续室速，左室EF<4004且心电生理检查能诱发出室颤或持续性室速
2．室速考虑ICD治疗
（1）心室功能正常或接近正常的持续性室速
（2）服用β受体阻滞剂期间发生晕厥和（或）室速的长QT间期综合征
（3）儿茶酚胺敏感型室速，服用β受体阻滞剂后仍出现晕厥和（或）室速

续表

3．不推荐 ICD 治疗的室速
（1）合并 WPW 综合征的房性心律失常、右室或左室流出道室速、特发性室速，或无器质性心脏病的分支相关性室速，经手术或导管消融可治愈者
（2）没有器质性心脏病，由完全可逆病因导致的室性快速性心律失常（如电解质紊乱、药物或创伤）

七、特殊类型的室性心动过速

（一）加速性心室自主节律

亦称缓慢性室速，其发生机制与自律性增加有关。心电图通常表现为连续发生 3 ~ 10 个起源于心室的 QRS 波群，心率常为 60 ~ 110 次 /min。心动过速的开始与终止呈渐进性，跟随于一个室性期前收缩之后，或当心室起搏点加速至超过窦性频率时发生。由于心室与窦房结两个起搏点轮流控制心室节律，融合波常出现于心律失常的开始与终止时，心室夺获亦很常见。

本型室速常发生于心脏病患者，特别是急性心肌梗死再灌注期间、心脏手术、心肌病、风湿热与洋地黄中毒。发作短暂或间歇。患者一般无症状，亦不影响预后。通常无须抗心律失常治疗。

（二）尖端扭转型室速

尖端扭转型室速（torsades de pointes）是多形性室性心动过速的一个特殊类型，因发作时 QRS 波群的振幅与波峰呈周期性改变，宛如围绕等电位线连续扭转而得名，频率 200 ~ 250 次 /min。其他特征包括：QT 间期通常超过 0.5s，U 波显著。当室性期前收缩发生在舒张晚期、落在前面 T 波的终末部可诱发此类室速。此外，在长—短周期序列之后亦易引发尖端扭转型室速。尖端扭转型室速亦可进展为心室颤动和猝死。临床上，无 QT 间期延长的多形性室速亦有类似尖端扭转的形态变化，但并非真的尖端扭转，两者的治疗原则完全不同。

本型室速的病因可为先天性、电解质紊乱（如低钾血症、低镁血症）、抗心律失常药物（如IA类或Ⅲ类）、吩噻嗪和三环类抗抑郁药、颅内病变、心动过缓（特别是三度房室传导阻滞）等。

应努力寻找和去除导致 QT 间期延长的病因和停用有关药物。IA 类或Ⅲ类抗心律失常药物可使 QT 间期更加延长，故不宜应用。亦可使用临时心房或心室起搏。起搏前可先试用异丙肾上腺素或阿托品。利多卡因、美西律或苯妥英钠等常无效。先天性长 QT 间期综合征治疗应选用 β 受体阻滞剂。对于基础心室率明显缓慢者，可起搏治疗，联合应用 β 受体阻滞剂。药物治疗无效者，可考虑左颈胸交感神经切断术，或植入 ICD 治疗。

第四节　病态窦房结综合征

病态窦房结综合征（sick sinus syndrome，SSS）简称病窦，又称窦房结功能障碍（sinus node dysfunction），是因窦房结及其周围组织病变，或者由于各种外在因素导致窦房结冲动形成或传导障碍而产生的多种心律失常临床综合征。临床中多见于老年患者，其表现形式多样。可急性产生，或缓慢形成；病程迁延或间歇出现。

一、病因

病窦的病因较为复杂，包括如下几种。

1. 心脏疾患　冠心病、心肌炎、心包炎、心肌病、先天性心脏病、传导系统退行性病变等。

2. 内分泌或系统性疾病　淀粉样变性、血色病、硬皮病、系统性红斑狼疮、甲状腺功能减退等。

3. 药物或电解质紊乱　β 受体阻滞剂、钙通道阻滞剂、抗心律失常药物及交感神经阻滞剂（可乐定、甲基多巴）、高血钾及高钙血症等。

4. 自主神经系统紊乱　迷走神经张力增高、血管迷走性晕厥及颈动脉高敏综合征等。

5. 其他　外伤、手术及导管消融等。

二、临床表现

可见于任何年龄，老年人多见。起病隐匿，发展缓慢，病程可长达数年甚至数十年。早期多无症状，当心率缓慢影响了主要脏器如心脏、脑部供血时，则可引发明显的临床症状。

脑部供血不足时可以出现头晕、记忆力减退、一过性黑矇、近似晕厥或晕厥。严重者可出现抽搐乃至猝死。心脏方面多表现为心悸，部分患者可出现心力衰竭或心绞痛。骨骼肌供血不足时则可出现四肢乏力、肌肉酸痛等症状，常因不突出而被忽略。

三、心电图表现

可有多种心电图表现，其中以严重而持久的窦性心动过缓最为常见，同时多伴发快速性心律失常，特别是心房颤动。部分患者也可并发房室传导阻滞或室内阻滞。

1. 窦性心动过缓　心率常小于 50 次 /min，运动时心率亦不能相应提高，多低于 90 次 /min（图 3–1）。

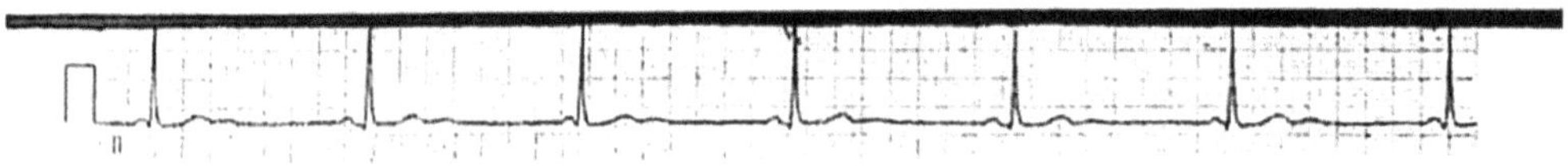

图 3–1　显著窦性心动过缓伴交界性逸搏

2. 窦性停搏　心电图上表现为 P 波脱落和较长时间的窦性静止，其长间歇与基础窦性心动周期不成倍数关系，多伴交界性或室性逸搏（图 3–2）。

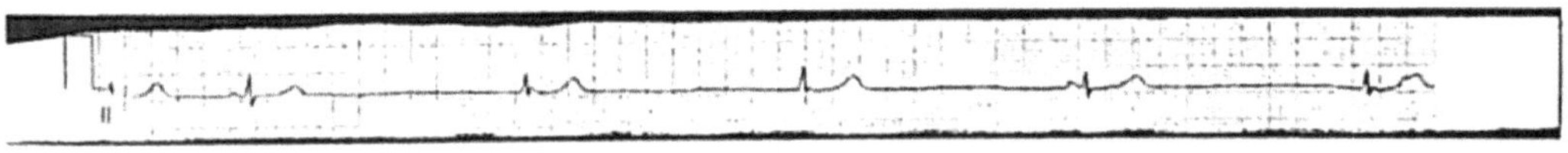

图 3–2　窦性停搏：缓慢的交界性自主心律，部分伴窦性夺获；不完全性干扰性房室分离

3. 窦房传导阻滞　理论上可分为三度，但一度和三度窦房传导阻滞体表心电图上不能诊断，故临床上仅见于二度窦房传导阻滞，可分为：莫氏Ⅰ型和莫氏Ⅱ型。其中莫氏Ⅰ型的特点为：PP 间期逐渐缩短，直至一次 P 波脱落；P 波脱落前的 PP 间期最短；长的 PP 间期短于最短 PP 间期的 2 倍；P 波脱落后的 PP 间期长于脱落前的 PP 间期。莫氏Ⅱ型的特点为：PP 间期不变，可见一个长的 PP 间期；长的 PP 间期与基础 PP 间期之间存在倍数关系（图 3–3）。

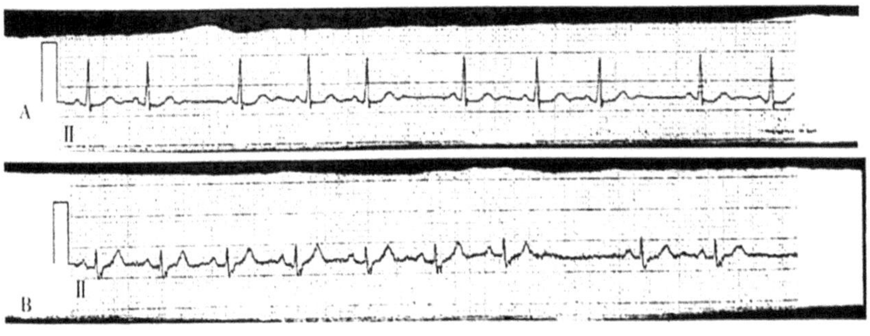

图 3–3　窦房传导阻滞

A. 二度Ⅰ型窦房传导阻滞；B. 二度Ⅱ型窦房传导阻滞

4. 心动过缓 – 心动过速综合征（bradycardia–tachycardia syndrome）简称慢 – 快综合征　在窦性心动过缓的基础上，可伴有阵发性心房颤动、心房扑动或室上性心动过速。在心动过速终止时，伴有一个较长的间歇。此类患者中，晕厥常见。心电图特点为：在窦性心动过缓的基础上，间歇出现阵发性房颤、房扑或室上性心动过速；心动过速终止时，窦性心律恢复缓慢状态，可出现窦性停搏、房性或交界性逸搏甚至室性逸搏心律（图 3–4）。严重者可反复发作晕厥或发生猝死。此型应与心动过速 – 心动过缓综合征（简称快 – 慢综合征）相鉴别。在后者，基础窦房结功能正常，在心动过速（阵发性房颤、房扑或室上速）终止时，可出现较长的间歇；患者甚至出现一过性黑矇或晕厥。

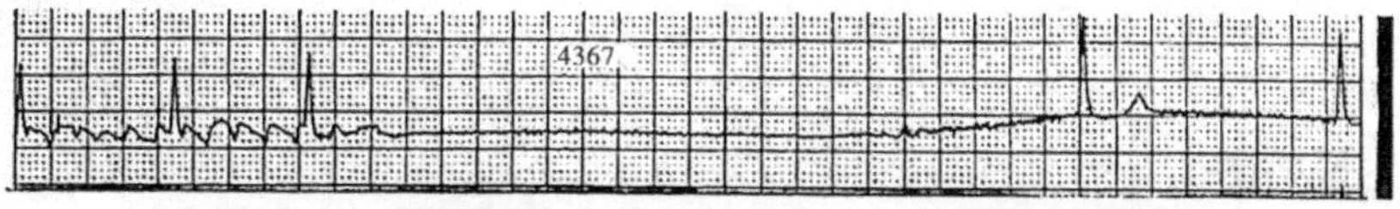

图 3-4　房颤后伴长 RR 间期 4367ms，伴交界性逸搏

5. 合并其他部位阻滞　在缓慢的窦性心律基础上，可伴发心脏其他部位的阻滞，如房室结、束支或室内阻滞。合并房室传导阻滞时，部分学者将其称为“双结病变”。心电图特点为：在缓慢窦性心律基础上（符合病窦标准），合并出现下列情况：如 PR 间期 0.24s；无诱因出现二度或二度以上房室传导阻滞；完全性右束支、左束支或室内传导阻滞等。

四、实验室检查

病窦综合征的患者往往起病隐匿，发展缓慢。早期多无相关的临床症状而容易被漏诊，也有部分患者因症状间歇发作，难以捕捉而给临床诊断带来困难，因此需要通过各种实验室手段来检测窦房结的功能，以帮助临床诊断及鉴别诊断。

（一）体表心电图

常规的体表心电图检查，对于临床十分必要。它可提供非常有用的临床线索及诊断价值，但因心电图记录时间短暂，若患者间歇发作，则容易漏诊或忽略一过性心律失常。

（二）动态心电图

动态心电图是评判窦房结功能是否正常的有效检测方法。它比常规体表心电图记录的时间更长，可持续记录 24h、48h 甚至 72h，因而可捕捉到间歇出现的缓慢性窦性心律失常如窦性停搏或窦房传导阻滞等，并证实这些心律失常与临床症状之间的关系，也可提供其他一些心电图信息，如 ST -T 改变。

（三）心电监测系统

对于临床症状不突出或间歇发作的患者，即便应用了动态心电图，有时亦难以捕捉到一过性心律失常，因而有必要使用记录时间较长或实时的心电监测系统包括电话监测心电图和植入式 Holter 检查。这些情况下，该系统可能更为有效。

（四）运动负荷试验

在评判窦房结功能状态时，除了强调检测其自律性高低的同时，还应注意其在运动状态下心率的变化能力即心率的变异性是否正常。运动负荷试验检查的目的就是根据运动后的心率增加能否达到预计心率，通常采用根据年龄计算最大心率的 Burce 方案。运动后的最大心率大于 120 次 /min，则可排除病窦；若运动后的最大心率小于 90 次 /min，则提示窦房结功能低下。

（五）药物试验

包括阿托品和异丙肾上腺素试验。通常情况下，静脉注射阿托品 2mg（或 0.04mg/kg，不超过 3mg）后，分别记录注射后 1min、2min、3min、4min、5min、10min、15min、20min、30min 时刻的心电图，计算最小和最大的心率。若最大心率低于 90 次 /min，则认为窦房结功能低下。如试验中或试验后出现了窦性停搏、窦房传导阻滞或交界性逸搏，则可明确病窦的诊断。由于该方法较为简单且容易实施，故在基层医院应用较为广泛。但需注意的是，该方法诊断病窦的特异性不高，因而存在一定的假阳性率，分析时应谨慎。

临床上，部分学者提出也可静脉应用异丙肾上腺素检测窦房结功能。具体方法是：每分钟静脉滴注异丙肾上腺素 1 ~ 4μg，观察心率变化。如出现频发或多源室性早搏、室性心动过速或异丙肾上腺素剂量已达 4μg/min，而最大心率仍未达到 100 次 /min 时，则可考虑窦房结功能低下。

（六）固有心率测定

有学者提出应用心得安和阿托品同时阻断交感神经和迷走神经后，就可使窦房结自身的内在特性显露。具体方法为：给予受试者经静脉滴注 0. 2mg/kg 的普萘洛尔（心得安），滴注速度为 1mg/min，10min 后再在 2min 内静脉推注 0.04mg/kg 的阿托品，观察 30min 内的心率。窦房结固有心率与年龄相关。也可用校正的回归方程大致推算受试者窦房结固有心率的正常值。预计固有心率（IHRp）=118.1-（0.57 ×

年龄），其 95% 的可信区间为计算值的 14%（小于 45 岁）或 18%（大于 45 岁）。若低于此值则提示窦房结功能低下。

（七）心脏电生理检查

心脏电生理检查包括食管和心内电生理检查。可测定窦房结恢复时间（sinus nodal recovery time，SNRT）和窦房传导时间（sinoatrial conduction time，SACT）。其原理为窦房结细胞的自律性具有超速抑制的作用，超速抑制的刺激频率越快，对窦房结的抑制越明显。故当心房的超速刺激终止后，最先恢复的应是窦性节律。从最后一个心房刺激信号开始至第一个恢复的窦性 P 波之间的距离，被称为窦房结恢复时间。它反映了窦房结细胞的自律性高低。试验的方法为：停用可能影响检查结果的心血管活性药物如拟交感胺类药物、氨茶碱和阿托品类制剂以及抗心律失常类药物至少 5 个半衰期以上。在受试者清醒空腹状态下，插入食管或心内电极导管，待心率稳定后，用快于自身心率 20 次 /min 的频率开始刺激，逐渐增加刺激的频率。每次刺激至少持续 30s，两次刺激间隔至少 1min，终止刺激后观察窦性节律的恢复情况。正常成人的 SNRT<1 500ms，若大于此值则提示窦房结功能低下。为排除自身心率的影响，也可采用校正的窦房结恢复时间（CSNRT）即用测量的 SNRT 减去基础窦性周期，CSNRT 正常值应小于 550ms。

窦房传导时间的计算方法较为复杂，临床上有 Strass 和 Narula 两种方法。Strass 法具体方法为：应用 RS_2 刺激即每感知 8 个自身窦性 P 波后，发放一个房性早搏刺激。在Ⅱ区反应内记录和测量窦性基础周长（A_1A_1）、早搏联律间期（A_1A_2）和回复周期（A_2A_3），Ⅱ反应 = 不完全代偿间期（$A_1A_1+A_2A_3<2A_1A_1$）。Narula 法是取一个平均的窦性周长（记录 10 次基础窦性周长取其平均值），然后用略快于基础窦性频率 5 ~ 10 次 /min 的频率连续刺激心房（连续发放 8 ~ 10 个刺激脉冲），停止刺激后测量。SNRT 的正常值通常小于 120ms。

（八）直立倾斜试验

对疑似血管迷走性晕厥特别是心脏抑制型的患者，也可考虑行直立倾斜试验。

五、诊断

由于病窦是一多种心律失常组合的临床综合征，因而必须结合患者的临床症状、心电图及电生理检查结果综合考虑。若能证实临床症状如头晕、一过性黑矇及晕厥与缓慢性窦性心律失常密切相关，则可确定病窦的诊断。

六、治疗

（一）病因治疗

部分患者病因明确，如服用抗心律失常药物、电解质紊乱及甲状腺功能减退等，这些均可通过纠正其病因而使窦房结功能恢复。

（二）对症治疗

对于症状轻微或无症状的患者，可随访观察而无须特殊处理。对于部分症状不明显且不愿接受起搏器治疗的患者，也可给予提高心率的药物如抗胆碱能制剂阿托品、山莨菪碱和 β 受体激动剂异丙肾上腺素、沙丁胺醇（舒喘灵）和氨茶碱等。

（三）起搏治疗

对于临床症状明显的病窦患者，起搏治疗具有十分重要的作用。需要强调的是，起搏治疗的主要目的在于缓解因心动过缓引发的相关临床症状和提高患者的生活质量。起搏器植入的适应证应有严格的指征，对于临床症状明显且其病因不可逆转或需要服用某些抗心律失常药物控制快速性心律失常的病窦患者均可考虑植入心脏永久起搏器治疗。起搏器植入治疗时，应优先选择生理性起搏模式的起搏器如 AAIR、AAI、DDD 或 DDDR 型起搏器。已有研究证实，心室起搏可增加病窦患者发生房颤的概率。此外，心室起搏特别是心尖部起搏由于心室激动顺序的异常和血流动力学的异常均可影响患者的心脏功能，而引发心脏的病理生理改变，因此临床中应尽量避免或减少心室起搏。

第五节　房室传导阻滞

房室传导阻滞是指窦房结发出冲动，在从心房传到心室的过程中，由于生理性或病理性的原因，在房室交界处受到部分或完全、暂时性或永久性的阻滞。房室传导阻滞可发生在心房内、房室结、希氏束以及左或右束支等不同的部位。根据阻滞程度不同，可分为一度、二度和三度房室传导阻滞。三种类型的房室传导阻滞其临床表现、预后和治疗有所不同。

一度房室传导阻滞为房室间传导时间延长，但心房冲动全部能传到心室；二度房室传导阻滞为部分心房冲动不能传至心室；三度房室传导阻滞则全部心房冲动均不能传至心室，故又称为完全性房室传导阻滞。

一、病因

本病常作为其他疾病的并发症出现，如急性下壁心肌梗死、甲状腺功能亢进、预激综合征等都可以引起本病。

（1）以各种原因的心肌炎症最常见，如风湿性、病毒性心肌炎和其他感染。

（2）迷走神经兴奋，常表现为短暂性房室传导阻滞。

（3）药物不良反应可能导致心率减慢，如地高辛、胺碘酮、心律平等，多数房室传导阻滞在停药后消失。

（4）各种器质性心脏病，如冠状动脉粥样硬化性心脏病、风湿性心脏病及心肌病。

（5）高钾血症、尿毒症等。

（6）特发性传导系统纤维化、退行性变（即老化）等。

（7）外伤、心脏外科手术或介入手术及导管消融时误伤或波及房室传导组织时可引起房室传导阻滞。

二、分型

按阻滞部位常分为房室束分支以上与房室束分支以下阻滞两类，其病因、临床表现、发病规律和治疗各不相同。还可按病程分为急性和慢性房室传导阻滞；慢性还可分为间断发作与持续发作型。也可按病因分为先天性与后天性房室传导阻滞；或按阻滞程度分为不全性与完全性房室传导阻滞。从临床角度看，按阻滞部位和阻滞程度分型不但有利于估计阻滞的病因、病变范围和发展规律，还能指导治疗，因而比较切合临床实际。

三、临床表现

不同程度的房室传导阻滞，其临床表现各不相同。

①一度房室传导阻滞症状不明显，听诊发现第一心音减弱、低钝；②二度房室传导阻滞临床症状与心室率快慢有关，心室脱落较少时，患者可无症状或偶有心悸，如心室脱落频繁可有头晕、胸闷、心悸、乏力及活动后气急，严重时可发生晕厥，听诊有心音脱落；③三度房室传导阻滞的症状取决于心室率及原有心功能，常有心悸、心跳缓慢感、乏力、气急、眩晕，心室率过慢、心室起搏点不稳定或心室停搏时，可有短暂的意识丧失，心室停搏超过 15s 时可出现晕厥、抽搐和青紫，即阿 – 斯综合征发作。迅速恢复心室自主心律时，发作可立即中止，神志也立即恢复，否则可导致死亡。听诊心率每分钟 30 ～ 40 次、节律规则，第一心音强弱不等，脉压增大。

房室束分支以上阻滞，大多表现为一度或二度 I 型房室传导阻滞，病程一般短暂，少数持续。阻滞的发展与恢复有逐步演变过程，突然转变的少见。发展成三度时，心室起搏点多在房室束分支以上（QRS 波形态不变），这些起搏点频率较高，35 ～ 50 次 /min（先天性房室传导阻滞时可达 60 次 /min），且较稳定可靠，因而患者症状较轻，阿 – 斯综合征发作少见，死亡率低，预后良好。

房室束分支以下阻滞（三分支阻滞），大多先表现为单支或二束支传导阻滞，而房室传导正常。发展为不完全性三分支阻滞时，少数人仅有交替出现的左或右束支传导阻滞而仍然保持正常房室传导，多数有一度、二度Ⅱ型、高度或三度房室传导阻滞，下传的心搏仍保持束支传导阻滞的特征。早期房室传导阻滞可间断发生，但阻滞程度的改变大多突然。转为三度房室传导阻滞时，心室起搏点在阻滞部位以下（QRS 波群畸形），频率慢（28 ~ 40 次 /min），且不稳定，容易发生心室停顿，因而症状较重，阿 - 斯综合征发作常见，死亡率高，预后差。

四、体表心电图表现

房室传导阻滞可发生在窦性心律或房性、交界性、室性异位心律时。冲动自心房向心室方向传导阻滞（前向传导或下传阻滞）时，心电图表现为 PR 间期延长，或部分甚至全部 P 波后无 QRS 波群。冲动自心室向心房传导阻滞（后向传导或逆传阻滞）时，则表现为 RP 间期延长或部分 QRS 波群后无逆传 P 波。以下主要介绍前向阻滞的表现，后向阻滞的相应表现可以类推。

（一）一度房室传导阻滞

每个 P 波后均有 QRS 波群，但 PR 间期在成人超过 0.20s，老年人超过 0.21s，儿童超过 0.18s。诊断一度逆传阻滞的 RP 间期长度目前尚无统一标准。

应选择标准导联中 P 波起始清楚、QRS 波群以 Q 波起始的导联测量 PR 间期，以最长的 PR 间期与正常值比较。PR 间期明显延长时，P 波可隐伏在前一个心搏的 T 波内，引起 T 波增高、畸形或切迹，或延长超过 PP 间距，而形成一个 P 波越过另一个 P 波传导。后者多见于快速房性异位心律。显著窦性心律不齐伴一度房室传导阻滞时，PR 间期可随其前的 RP 间期的长或短而相应地缩短或延长。

（二）二度房室传导阻滞

间断出现 P 波后无 QRS 波群（亦称心室脱漏）。QRS 波群形态正常或呈束支传导阻滞型畸形和增宽。P 波与 QRS 波群可呈规则的比例（如 5 ： 4、3 ： 1 等）或不规则比例。二度房室传导阻滞的心电图表现可分两型。莫氏Ⅰ型（又称文氏现象）PR 间期不固定，心室脱漏后第一个 PR 间期最短，以后逐次延长，但较前延长的程度逐次减少，最后形成心室脱漏。脱漏后第一个 PR 间期缩短，如此周而复始。RR 间距逐次缩短，直至心室脱漏时形成较长的 RR 间距。P 波与 QRS 波群比例大多不规则。不典型的文氏现象并不少见，可表现为：心室脱漏前一个 PR 间期较前明显延长，导致脱漏前一个 RR 间期延长；由于隐匿传导而使脱漏后第一个 PR 间期不缩短；或在文氏周期中出现交界性逸搏或反复搏动，从而打乱典型的文氏现象。莫氏Ⅱ型 PR 间期固定，可正常或延长，QRS 波群呈周期性脱落，房室传导比例可为 2 ： 1、3 ： 1、3 ： 2 等。

（三）高度房室传导阻滞

二度Ⅱ型房室传导阻滞中，房室呈 3 ： 1 以上比例传导，称为高度房室传导阻滞。

（四）近乎完全性房室传导阻滞

绝大多数 P 波后无 QRS 波群，心室基本由房室交界处或心室自主心律控制，QRS 波群形态正常或束支传导阻滞型畸形增宽。与完全性房室传导阻滞的不同点在于，少数 P 波后有 QRS 波群，形成一个较交界处或心室自主节律提早的心搏，称为心室夺获。心室夺获的 QRS 波群形态与交界性自主心律相同，而与心室自主心律不同。

（五）三度或完全性房室传导阻滞

全部 P 波不能下传心室，P 波与 QRS 波群无固定关系，PP 和 RR 间距基本规则。心室由交界处或心室自主心律控制，前者频率 35 ~ 50 次 /min，后者 35 次 /min 左右或以下。心室自主心律的 QRS 波群形态与心室起搏点部位有关。在左束支起搏，QRS 波群呈右束支传导阻滞型；在右束支起搏，QRS 波群呈左束支传导阻滞型。在心室起搏点不稳定时，QRS 波群形态和 RR 间距多变。心室起搏点自律功能暂停则引起心室停搏，心电图上表现为一系列 P 波。

完全性房室传导阻滞时偶有短暂超常传导表现。心电图表现为一次交界性或室性逸搏后出现一次或数次 P 波下传至心室的现象，称为韦金斯基现象，其发生机制为逸搏作为对房室传导阻滞部位的刺激，可使该处心肌细胞阈电位降低，应激性增高，传导功能短暂改善。

由三分支阻滞引起的房室传导阻滞的心电图表现有以下类型：①完全性三分支阻滞：完全性房室传导阻滞，心室起搏点在房室束分支以下或心室停顿；②不完全性三分支阻滞：一度或二度房室传导阻滞合并二分支传导阻滞，一度或二度房室传导阻滞合并单分支阻滞，交替出现的左束支传导阻滞和右束支传导阻滞，合并一度或二度房室传导阻滞。

五、心内电图表现

（一）一度房室传导阻滞

以 A–H 间期延长（房室结内阻滞）最为常见，H–V 间期延长且 V 波形态异常（三分支阻滞）较少见。其他尚可表现为 P–A 间期延长、H 波延长、H 波分裂和 H–V 间期延长但 V 波形态正常。

（二）二度房室传导阻滞

① Ⅰ 型大多数表现为 A–H 间期逐次延长，直至 A 波后无 H 波，且 H–V 间期正常（房室结内阻滞），极少表现为 H–V 间期逐次延长，直至 H 波后无 V 波，而 A–H 间期正常（三分支阻滞）；② Ⅱ 型以部分 H 波后无 V 波而 A–H 间期固定（三分支阻滞）最为多见，表现为部分 A 波后无 H 波而 H–V 间期固定的情况（房室结内阻滞）少见。

（三）三度房室传导阻滞

可表现为A波后无H波而H–V关系固定，A波与H波间无固定关系（房室结内阻滞）或A–H关系固定、H 波后无固定的 V 波，V 波畸形。

六、诊断

根据典型心电图改变并结合临床表现，不难做出诊断。为估计预后并确定治疗，尚需区分生理性与病理性房室传导阻滞、房室束分支以上阻滞和三分支阻滞，以及阻滞的程度。

个别或少数心搏的 PR 间期延长，或个别心室脱漏，多由生理性传导阻滞引起，如过早发生的房性、交界性早搏，心室夺获，反复心搏等。室性早搏隐匿传导引起的 PR 间期延长（冲动逆传至房室结内一定深度后中断，未传到心房，因而不见逆传 P 波；但房室结组织则因传导冲动而处于不应期，以致下一次冲动传导迟缓）也属生理性传导阻滞。此外室上性心动过速的心房率超过 180 次 /min 时伴有的一度房室传导阻滞，以及心房颤动由于隐匿传导引起的心室律不规则，均为生理性传导阻滞的表现。生理性传导阻滞的另一种表现为干扰性房室分离，应与完全性房室传导阻滞引起的房室分离仔细鉴别。前者心房率与心室率接近而心室率大多略高于心房率；后者心室率慢于心房率。

三分支阻滞的诊断应结合病史、临床表现和心电图分析，有条件时辅以希氏束电图。不完全性三分支阻滞的心电图表现中，除交替出现左束支和右束支传导阻滞可以肯定诊断外，其他几种都可能是房室束分支以上和以下多处阻滞的组合。

一度房室传导阻滞或二度 2 ∶ 1 房室传导阻滞时，如全部或未下传的 P 波埋在前一个心搏的 T 波中，可分别被误诊为交界性心律或窦性心动过缓。二度房室传导阻滞形成的长间歇中可出现 1 ~ 2 次或一系列交界性逸搏，打乱房室传导规律，甚至呈类似三度房室传导阻滞的心电图表现，仔细分析可发现 P 波一次未下传，与 QRS 波群干扰分离的现象。

七、治疗原则

房室束分支以上阻滞形成的一至二度房室传导阻滞，并不影响血流动力学状态者，主要针对病因治疗。房室束分支以下阻滞者，不论是否引起房室传导阻滞，均必须结合临床表现和阻滞的发展情况，慎重考虑起搏治疗的适应证。

（一）病因治疗

如解除迷走神经过高张力、停用有关药物、纠正电解质紊乱等。各种急性心肌炎、心脏直视手术损伤或急性心肌梗死引起的房室传导阻滞，可试用肾上腺皮质激素治疗，氢化可的松 100 ~ 200mg 加入 500mL 液体中静脉滴注，但心肌梗死急性期应慎用。

（二）增快心率和促进传导

1. 药物治疗　方法如下。

（1）拟交感神经药物：常用异丙肾上腺素，能选择性兴奋心脏正位起搏点（窦房结），并能增强心室节律点的自律性及加速房室传导。对心室率在40次/min以下或症状显著者可以选用。每4h舌下含5～10mg，或麻黄碱口服，0.03g，3～4次/天。预防或治疗房室传导阻滞引起的阿－斯综合征发作，宜用0.5～2mg溶于5%葡萄糖溶液250～500mL中静脉滴注，控制滴速使心室率维持在60～70次/min，过量不仅可明显增快心房率而使房室传导阻滞加重，而且还能导致严重室性异位心律。

（2）阿托品：每4h口服0.3mg，适用于房室束分支以上的阻滞，尤其是迷走神经张力过高所致的阻滞，必要时肌内或静脉注射，每4～6h 0.5～1.0mg。

（3）碱性药物：碳酸氢钠或乳酸钠有改善心肌细胞应激性、促进传导系统心肌细胞对拟交感神经药物反应的作用，5%碳酸氢钠或11.2%乳酸钠100～200mL静脉滴注，尤其适用于高钾血症或伴酸中毒时。

2. 阿－斯综合征的治疗　方法如下。

（1）心脏按压、吸氧。

（2）0.1%肾上腺素0.3～1mL，肌内注射，必要时亦可静脉注射。2h后可重复一次。亦可与阿托品合用。

（3）心室颤动者改用异丙肾上腺素1～2mg溶于10%葡萄糖溶液200mL中静脉滴注。必要时用药物或电击除颤。

（4）静脉滴注乳酸钠或碳酸氢钠100～200mL。

（5）对反复发作者，合用地塞米松10mg，静脉滴注，或以1.5mg，每日3～4次口服，可控制发作。但房室传导阻滞仍可继续存在。其发作可能为：①增强交感神经兴奋，加速房室传导；②降低中枢神经对缺氧的敏感性，控制其发作；③加速心室自身节律。

对节律点极不稳定，反复发作阿－斯综合征者，节律点频率不足以维持满意的心排血量，肾、脑血流量减少者，可考虑采用人工心脏起搏器。

3. 人工心脏起搏治疗　心室率缓慢并影响血流动力学状态的二至三度房室传导阻滞，尤其是阻滞部位在房室束分支以下，并发生在急性心肌炎、急性心肌梗死或心脏手术损伤时，均有用临时起搏治疗的指征。安装永久起搏器前，或高度至三度房室传导阻滞患者施行麻醉或外科手术时，临时起搏可保证麻醉或手术诱发心室停搏时患者的安全，并可预防心室颤动的发生。

植入永久性心脏起搏器的适应证如下。

（1）伴有临床症状的任何水平的高度或完全性房室传导阻滞。

（2）束支－分支水平阻滞，间歇发生二度Ⅱ型房室传导阻滞，且有症状者。

（3）房室传导阻滞，心室率经常低于50次/min，有明显临床症状，或是间歇发生心室率低于40次/min，或由动态心电图显示有长达3s的RR间期（房颤患者长间歇可放宽至5s），虽无症状，也应考虑植入永久起搏器。

4. 禁止使用抑制心肌的药物　如普萘洛尔（心得安）、奎尼丁及普鲁卡因胺等。

第四章 心功能不全

第一节 急性心功能不全

一、病因

下列各种原因，使心排血量在短时间内急剧下降，甚至丧失排血功能，即引起急性心功能不全。

1. 急性弥散性心肌损害　引起心肌收缩无力，如急性心肌炎、广泛性心肌梗死等。

2. 急起的机械性阻塞　引起心脏压力负荷加重，排血受阻，如严重的瓣膜狭窄、心室流出道梗阻、心房内球瓣样血栓或黏液瘤嵌顿、动脉总干或大分支栓塞等。

3. 急起的心脏容量负荷加重　如外伤、急性心肌梗死或感染性心内膜炎引起的瓣膜损害，腱索断裂，心室乳头肌功能不全，间隔穿孔，主动脉窦动脉瘤破裂入心腔，以及静脉输血或输入含钠液体过快或过多。

4. 急起心室舒张受限制　如急性大量心包积液或积血、快速的异位心律等。

5. 严重的心律失常　如心室颤动（简称室颤）和其他严重的室性心律失常、心室停、显著的心动过缓等，使心脏暂停排血或排血量显著减少。

二、临床表现

根据心输出功能减退的程度、速度和持续时间的不同，以及代偿功能的差别，有下列四种不同表现。

（一）昏厥

心脏本身排血功能减退，心输出量减少引起脑部缺血、发生短暂的意识丧失，称为心源性昏厥。昏厥发作持续数秒钟时可有四肢抽搐、呼吸暂停、发绀等表现，称为阿－斯综合征。发作大多短暂，发作后意识常立即恢复。主要见于急性心输出下降或严重心律失常。

（二）休克

由于心输出功能低下导致心输出量不足而引起的休克，称为心源性休克。心输出量减少突然且显著时，机体来不及通过增加循环血量进行代偿，但通过神经反射可使外周及内脏血管显著收缩，以维持血压并保证心和脑的血供。临床上除一般休克的表现外，多伴有心功能不全、肺楔嵌压升高、颈静脉怒张等表现。

（三）急性肺水肿

为急性左心功能不全或急性左心衰竭的主要表现。多因突发严重的左心室排血不足或左心房排血受阻引起肺静脉及肺毛细血管压力急剧升高所致。当肺毛细血管压升高超过血浆胶体渗透压时，液体即从毛细血管漏到肺间质、肺泡甚至气道内，引起肺水肿。典型发作为突然、严重气急；每分钟呼吸可达30～40次，端坐呼吸，阵发咳嗽，面色灰白，口唇青紫，大汗，常咯出泡沫样痰，严重者可从口腔和鼻腔内涌出大量粉红色泡沫液。发作时心率、脉搏加快，血压在起始时可升高，以后降至正常或低于正常。两肺内可闻及广泛的水泡音和哮鸣音。心尖部可听到奔马律，但常被肺部水泡音掩盖。X线片可见典型蝴蝶形大片阴影由肺门向周围扩展。急性肺水肿早期肺间质水肿阶段可无上述典型的临床和X线表现，而仅有气促、阵发咳嗽、心率增快、心尖部奔马律和肺部哮鸣音，X线示上肺静脉充盈、肺门血管模糊不清、肺纹理增粗和肺小叶间隔增厚，如及时做出诊断并采取治疗措施，可以避免发展成肺泡性肺水肿。

三、诊断和鉴别诊断

根据典型症状和体征，诊断急性心功能不全并不困难，主要应与其他原因（特别是心血管功能不全）引起的昏厥、休克和肺水肿相鉴别。昏厥当时，心律、心率无明显过缓、过速、不齐或暂停，又无引起急性心功能不全的心脏病基础的，可以排除心源性昏厥。心源性休克时静脉压和心室舒张末期压升高，与其他原因引起的休克不同。肺水肿伴肺部哮鸣音时应与支气管哮喘鉴别，此时心尖部奔马律有利于肺水肿的诊断。其他原因引起的肺水肿，如化学或物理因素引起的肺血管通透性改变（感染、低蛋白血症、过敏、有毒气体吸入和放射性肺炎等）、肺间质淋巴引流不畅（肺淋巴组织癌性浸润等）或胸腔负压增高（胸腔穿刺放液过快或过多）、支气管引流不畅（液体吸入支气管或咳嗽反射消失等）等，根据相应的病史和体征不难与急性心功能不全引起的肺水肿相鉴别。但心脏病患者可由非心源性原因引起肺水肿，而其他原因引起的肺水肿并发心源性肺水肿的也并不罕见，应全面考虑，做出正确判断。

四、治疗

首先根据病因给予相应的处理。

（一）心源性昏厥发作的治疗

心源性昏厥大多数较短暂，但有反复发作的可能。治疗应包括预防发作。昏厥发生于心脏排血受阻者，经卧位或胸膝位休息、保暖和给氧后，常可缓解。由于房室瓣口被血栓或肿瘤阻塞者，发作时改变体位可能使阻塞减轻或发作中止。由严重心律失常引起者，应迅速控制心律失常。彻底治疗在于去除病因，如手术解除流出道梗阻、切除血栓或肿瘤、控制心律失常发作等。

（二）急性肺水肿的治疗

急性肺水肿为内科急症之一，病情危急，治疗必须及时并有效。

1. 治疗原则　①降低左房压和（或）左室充盈压；②增加左室每搏量；③减少循环血量；④减少肺泡内液体渗入，保证气体交换。

2. 具体措施　如下所述。

（1）使患者取坐位或半卧位，两腿下垂，使下肢静脉回流减少。

（2）给氧：肺充血与肺顺应性降低，使肺水肿患者呼吸做功与耗氧量增加，而黏膜充血、水肿又妨碍了气体在终末呼吸单位交换。面罩给氧较鼻导管给氧效果好。加压给氧不仅能纠正缺氧，还可通过增高肺泡和胸腔内压力，减少液体渗入肺泡内和降低静脉回心血量。同时静脉回流受阻还使外周静脉压增高，有利于液体自血管内漏入组织间隙，循环血量也因此减少。但肺泡内压力过高可能影响右心室搏出量，引起每搏量减少，血压降低。此时宜调整给氧的压力，缩短加压给氧的时间，延长间歇时间，以取得比较满意的效果。

（3）镇静：静脉注射 3 ~ 5mg 吗啡，可迅速扩张体静脉，减少静脉回心血量，降低左房压；还能减轻烦躁不安和呼吸困难，降低外周动脉阻力，从而减轻左室后负荷，增加心输出量。皮下或肌内注射在外周血管收缩显著的患者，不能保证全量吸收。

（4）舌下或静脉滴注硝酸甘油可迅速降低肺楔嵌压或左房压，缓解症状的效果常很显著，但有引起低血压可能。确定收缩压在 100mmHg 或以上后，舌下首剂 0.3mg，5min 后复查血压，再给 0.3 ~ 0.6mg，5min 后再次测血压。如收缩压降低至 90mmHg 或以下，应停止给药。静脉滴注硝酸甘油的起始剂量为 10μg/min，在血压测定监测下，每 5min 增加 5 ~ 10μg/min，直至症状缓解或收缩压下降至 90mmHg 或以下。继续以有效剂量维持静脉滴注，病情稳定后逐步减量至停用，突然中止静滴可能引起症状反跳。

（5）静脉注射呋塞米 40mg 或依他尼酸钠 50mg（以 50% 葡萄糖液稀释），前者在利尿作用开始前即可通过扩张静脉系统降低左房压，减轻呼吸困难症状。给药后 15 ~ 30min 尿量开始增多，60min 达高峰，大量利尿减少血容量，可进一步使左房压下降。对血压偏低的患者，尤其是急性心肌梗死或主动脉狭窄引起的肺水肿应慎用，以免引起低血压或休克。

（6）其他辅助治疗：①静脉注射氨茶碱 0.25g（以 50% 葡萄糖 40mL 稀释，15 ~ 20min 注完）可解除支气管痉挛，减轻呼吸困难。还可能增强心肌收缩，扩张外周血管，降低肺动脉和左房压。②洋地黄制剂对室上性快速心律失常引起的肺水肿有显著疗效。洋地黄减慢房室传导，使室率减慢，从而改善左室充盈，降低左房压。静脉注射毛花苷丙或地高辛，对 1 周内未用过地高辛者首次剂量毛花苷丙 0.6mg，地高辛 0.5 ~ 0.75μg；1 周内用过地高辛者则宜从小量开始。③高血压性心脏病引起的肺水肿，静脉滴注硝普钠，可迅速有效地减轻心脏前后负荷，降低血压。从 15 ~ 20μg/min 开始，每 5min 增加 5 ~ 10μg/min，直至症状缓解，或收缩压降低到 100mmHg 或以下。有效剂量维持至病情稳定，以后逐步减量、停药。突然停药可引起反跳。长期用药可引起氰化物和硫氰酸盐中毒，因而近年来已渐被硝酸甘油取代。酚妥拉明静脉滴注 0.1 ~ 1mg/min，也有迅速降压和减轻后负荷的作用，但可致心动过速，且降低前负荷的作用较弱，近年来已较少采用。④伴低血压的肺水肿患者，宜先静脉滴注多巴胺 2μg/min，保持收缩压在 100mmHg，再进行扩血管药物治疗。⑤静脉穿刺放血 300 ~ 500mL，可用于上述治疗无效的肺水肿患者，尤其是大量快速输液或输血所致的肺水肿。

第二节　慢性心功能不全

慢性原发性心肌病变和心室长期压力或容量负荷过重，可分别引起原发性或继发性心肌舒缩功能受损。在早期，通过代偿调节，尚能使心室每搏输出量（每搏量）和每分输出量（心输出量），满足休息和活动时组织代谢的需要；在后期，即使通过充分代偿调节也不能维持足够的每搏量和心输出量。前者称为慢性心功能不全的代偿期，亦称潜在性、代偿性或无症状性心功能不全；后者称为慢性心功能不全的失代偿期，亦称失代偿性心功能不全。由于慢性心功能不全的失代偿期大多有各器官阻性充血（或淤血）的表现，因而通常称为充血性心力衰竭，亦称有症状性心力衰竭。

一、病因

先天或获得性心肌、心瓣、心包或大血管、冠脉结构异常，导致血流动力功能不全是慢性心功能不全的基础病因。

成人充血性心力衰竭的最常见的病因为冠状动脉粥样硬化性心脏病（冠心病）、高血压性心脏病（高心病）、瓣膜病、心肌病和肺源性心脏病（肺心病）。其他较常见的病因有心肌炎、肾炎和先天性心脏病。较少见的易被忽视的病因有心包疾病、甲状腺功能亢进与减退、贫血、脚气病、动静脉瘘、心房黏液瘤和其他心脏肿瘤、结缔组织疾病、高原病及少见的内分泌病等。上述心力衰竭的基本原因，可通过下列机制影响心功能，引起心力衰竭。

（一）原发性心肌收缩力受损

包括心肌梗死、心肌炎症、变性或坏死（如风湿性或病毒性心肌炎、白喉性心肌坏死）、心肌缺氧或纤维化（如冠心病、肺心病、心肌病等）、心肌的代谢、中毒性改变等，都使心肌收缩力减弱而导致心力衰竭。

（二）心室的压力负荷（后负荷）过重

肺及体循环高压，左、右心室流出道狭窄，主动脉或肺动脉瓣狭窄等，均能使心室收缩时阻力增高、后负荷加重，引起继发性心肌舒缩功能减弱而导致心力衰竭。

（三）心室的容量负荷（前负荷）过重

瓣膜关闭不全、心内或大血管间左至右分流等，使心室舒张期容量增加，前负荷加重，也可引起继发性心肌收缩力减弱和心力衰竭。

（四）高动力性循环状态

主要发生于贫血、体循环动静脉瘘、甲状腺功能亢进、脚气性心脏病等，由于外周血管阻力降低，心输出量增多，也能引起心室容量负荷加重，导致心力衰竭。

（五）心室前负荷不足

二尖瓣狭窄、心脏压塞和限制型心肌病等，引起心室充盈受限，体循环和肺循环充血。

心力衰竭的诱发因素常见的诱因如下：

（1）感染：呼吸道感染为最多，其次为风湿热。在儿童风湿热占首位。女性患者中泌尿道感染亦常见。亚急性感染性心膜炎也常因损害心瓣和心肌而诱发心力衰竭。

（2）过度体力活动和情绪激动。

（3）钠盐摄入过多。

（4）心律失常特别是快速性心律失常，如伴有快速心室率的心房颤动（房颤）、心房扑动（房扑）。

（5）妊娠和分娩。

（6）输液（特别是含钠盐的液体）、输血过快和（或）过多。

（7）洋地黄过量或不足。

（8）药物作用：①使用抑制心肌收缩力的药物，如 β 受体阻滞剂，体内儿茶酚胺的消耗药物（如利舍平类），交感神经节阻滞剂（如胍乙啶）和某些抗心律失常药物（如奎尼丁、普鲁卡因胺、维拉帕米等）；②水钠潴留，激素和药物的应用，如肾上腺皮质激素等造成水钠潴留。

二、病理解剖

充血性心力衰竭的病理解剖学改变包括：①心脏本身的代偿性病理改变，如心肌肥厚和心腔扩大等；②长期静脉压增高所引起的器官充血性病理改变；③心房、心室附壁血栓、静脉血栓形成，动脉栓塞和器官梗死。长期左心室或左心房衰竭的患者，肺毛细血管充血，肺动脉和肺静脉中层肥厚，内膜不同程度纤维化；肺泡间含铁血黄素的吞噬细胞增多，肺泡壁增厚，弹性减退。长期右心衰竭的患者内脏器官毛细血管和静脉淤血，肝小叶中央血窦淤血，严重时可致小叶中央肝细胞坏死和结缔组织增生，形成心源性肝硬化。心腔内附壁血栓是心力衰竭的较特异性的病理改变，常见于左、右心耳和左心室心尖部。静脉血栓形成大多由血流迟缓引起，多见于下肢静脉，血栓近端易折断，可引起肺栓塞和不同程度的肺梗死。左侧心脏附壁血栓脱落，可引起体循环动脉栓塞，多见于腹主动脉分支、主动脉分支处，引起脑、肾、四肢、脾和肠系膜的梗死。右侧心腔附壁血栓脱落引起肺栓塞的较少见。

长期负荷增加导致心肌肥厚和心腔扩大，以致心力衰竭时，相应的病理改变可大致分为三期。

第一期：短暂的损伤期。临床有肺充血的表现，病理检查发现心肌纤维水肿、相互分隔增宽。细胞内糖原和三磷酸腺苷（ATP）含量降低，磷酸肌酸显著减少，乳酸生成略增，蛋白合成旺盛，核糖核酸（RNA）及线粒体增多。

第二期：较长期的、稳定的功能亢进期。临床症状不明显，组织病理发现心肌肥厚、心肌纤维增大、小量纤维化病变。细胞内糖原、ATP、磷酸肌酸含量正常，乳酸生成增加，蛋白合成正常。RNA 含量正常，脱氧核糖核酸（DNA）减少。心肌纤维的增加相对的较线粒体的增多明显。

第三期：长期的耗竭和纤维化期。临床上心力衰竭持续，组织病理发现心肌组织被纤维组织代替，出现不成比例的结缔组织增生和脂肪变性、肌肉细胞的细胞核固缩。细胞内蛋白合成和 DNA 明显减少，其他同第二期。显微镜下并无收缩蛋白形态异常的直接证据。

三、病理生理

（一）正常心脏泵血的生理

心脏的泵血功能虽然主要取决于心肌的收缩和舒张特性，但也受心脏前、后负荷和心率的影响。

1. 心肌的收缩与舒张特性　肌节是心肌收缩和舒张的基本单位，由粗细两种肌丝交错排列构成。粗肌丝为肌凝蛋白，位于肌节中央。细肌丝为肌纤蛋白，位于肌节的两旁，并与肌凝蛋白部分重叠。在心肌舒张时，由于肌纤蛋白上的两种调节蛋白一向凝蛋白与向肌凝蛋白的复合体阻碍了其与肌凝蛋白结合，使两者保持分离状态，肌节弛展。当心肌细胞除极时，膜外的钙离子随同钠离子内流，经肌膜进入肌管系统（包括肌浆网和横管系统），微量 Ca^{2+} 内流刺激肌浆网络池中贮存的钙离子通过 Ca^{2+} 释放通道 RYR 受体大量释放，Ca^{2+} 作用于肌纤蛋白上的调节蛋白复合体，使肌纤蛋白上的受点暴露，肌凝蛋白的球形头端得以与肌纤蛋白结合，形成横桥，肌纤蛋白由两旁向肌节中央滑行，致肌节缩短，心肌收缩。

心肌细胞除极导致心肌机械收缩的过程称为兴奋－收缩耦联。心肌收缩所需能量，由肌纤肌凝蛋白 ATP 酶作用于线粒体制造的 ATP 提供。心肌收缩的强度与速度取决于肌节的长度（正常为 2.0 ～ 2.2μm），更取决于钙离子转运与能量供应状况。刺激位于肌纤维膜外层的 β_1 受体，可兴奋与其相结合的鸟苷酸调节蛋白 Gs。后者可激活腺苷酸环化酶，从而使 ATP 转化为 cAMP，激活蛋白激酶，促使钙通道磷酸化，从而增加钙离子的内流，并由肌浆网迅速摄取，参与心肌兴奋－收缩的耦联，而增强心肌收缩力。抑制磷酸二酯酶可阻 cAMP 抑的降解，也可增加细胞内钙离子浓度而增强心肌收缩力。

兴奋－收缩耦联后，肌浆网再摄取 Ca^{2+}，肌膜钠－钙交换以及肌膜 Ca^{2+} 泵转运 Ca^{+} 至肌膜外，肌质内 Ca^{2+} 浓度下降，调节蛋白复合体与钙离子分离，调节蛋白作用于肌纤蛋白的受点上，使收缩蛋白间横桥分离，肌纤蛋白向两旁滑行回复原位，肌节弛展，心肌舒张。心肌舒张时所耗的能量较收缩时更多。当能量供应不足时，如心肌缺血或室壁肥厚，心肌的舒张功能较收缩功能更早受损。

2. 前负荷　前负荷指心室在收缩前所承受的容量负荷，即心室舒张末期容量。它受循环血量、静脉张力、心室顺应性及心房收缩的影响。根据 Frannk-Stalling 定律，前负荷的增加，由于使肌纤维牵张，在一定限度内使心肌收缩力增强，每搏量增加。但当前负荷的增加超过一定限度后，由于肌纤维过度牵张（>2.2μm），心肌收缩力反而下降，每搏量减少。虽然近来的电镜研究显示活体衰竭心脏的肌节长度平均在 2.2μm，并不是在 Frank-starlillg 曲线的下降支工作，提示心肌收缩力的减退主要在于其内在的缺陷。临床上常用心室舒张末期压（即充盈压）来表示心室前负荷，用心室功能曲线来表示前负荷与每搏量的关系。对左心室而言，舒张末期压在 15 ～ 18mmHg 时，每搏量达峰值。前负荷不足或过度，均可导致每搏量减少。心功能不全时，心功能曲线向右下移位，每搏量随前负荷增加的幅度明显减小。

3. 后负荷　后负荷指心室射血时所承受的压力负荷，包括室壁张力和血管阻力。根据 Laplace 定律，室壁张力与心室内压力和心腔半径呈正比，而与室壁厚度呈反比。血管阻力主要取决于外周动脉阻力，也受主动脉压、主动脉壁顺应性、动脉内血容量及血液黏度的影响。后负荷增高时，心室肌收缩的速率和程度降低，每搏量减少。心功能不全时后负荷降低每搏量的作用更为明显。

4. 心率直接影响心输出量　心率增快在一定限度内可使心肌收缩力相应增强；但心率过快时，心室由于舒张期显著缩短而充盈减少，每搏量和心输出量反见下降。

在正常情况下，机体能通过神经激素系统和心血管系统本身的调节，调整心肌的收缩与舒张，以及心脏的前、后负荷及心率，使每搏量适应机体代谢需求的变化。例如正常心脏在机体静息状态下的心输出量约 4L/min，而剧烈运动时通过交感神经兴奋，增强心肌收缩并加速心率，以及选择性血管收缩与血流再分配，心输出量可增高达 38L/min，其中 70% ～ 80% 流向运动的骨骼肌。表明心脏功能正常时，体内完善的调节系统可随时协调心脏做功与机体代谢需求间的关系。即正常心脏有相当大的储备适应机体代谢需要。

（二）心功能不全时的变化

当各种原因导致心肌负荷过度或心肌丧失时，循环功能的立即短暂调节有赖于神经激素系统的血流动力效应；而长期调节则依靠心肌机械负荷诱发的与神经激素系统介导的心肌重构与心室重塑。若机体通过上述调节尚能维持静息和运动时心输出量正常，或静息时正常而运动时略不足，是为适应良好，心泵功能代偿，但心脏储备已减少。若经上述调节仍出现左心室舒缩功能障碍，是为适应不良。如仅有左心室舒缩功能障碍的客观证据而自觉症状不明显，即称为无症状左心室功能障碍或无症状心力衰竭。左心室功能障碍发展到心输出量不足以维持全身代谢需要，且出现由于心输出量低下和左心室充盈压增高，肺循环和体循环淤血以及水钠潴留等心力衰竭表现时，称为有症状心力衰竭。有症状心力衰竭阶段，神经激素系统激活使外周血管阻力增高，后负荷增加，收缩期室壁应力（单位截面积室壁承受的张力）增高；也使容量血管收缩，水钠潴留，前负荷与舒张期室壁应力因而增高，而心输出量进一步下降。这样形成的恶性循环使心力衰竭持续进行性恶化。收缩性心功能不全以心室射血分数降低为特征；舒张性心功能不全时心室射血分数正常但心室充盈障碍。后者同样引起肺淤血和心输出量下降，临床上同样表现有呼吸困难和疲倦乏力，与前者颇难区别。部分患者两者可同时存在。

1. 心肌重构　由心室壁应力增高的机械信号，肾上腺素能 α_1 或 β 受体刺激和血管紧张素Ⅱ AT_1

受体刺激等化学信号以及各种肽类生长因子所触发。这些信号经过肌膜通道和微管系统环磷酸腺苷（cAMP）等的传递，抵达细胞核的DNA后，引起基因表达的改变。于是心肌细胞的蛋白合成加速，胶原蛋白合成超过分解，心肌细胞肥大，成纤维细胞增殖，心肌内微血管平滑肌增生，中层增厚。其结果是心肌肥厚、蛋白结构成分改变，心肌兴奋－收缩耦联过程改变，生化反应和功能发生相应变化。这些变化既具有益的方面，也存在不利的方面。

此外，心肌重构时非心肌细胞成分的重构可影响心肌硬度。冠脉微血管周围纤维变化还使心肌血供受损，冠脉储备降低。

2. 心室重塑　心室重塑除包括心肌肥厚和重构的变化外，还包括心室壁厚度、成分，心腔容积、形状，心肌硬度以及心肌内冠脉结构的变化。

透壁急性心肌梗死后，左室经历复杂的几何形状与室壁结构改变，包括梗死区膨胀、非梗死区心肌肥厚、心肌细胞沿侧边纵向改变、心肌纤维拉长。心肌细胞呈环形排列，使心腔半径增大，并由正常的椭圆形转为球形，心腔顺应性改变。这个重塑过程可历时数年。持续心室重塑可致心腔进行性增大与心力衰竭。

压力超负荷时，肥大心肌的肌节横向增多，细胞直径增大，室壁增厚而心腔容积不变或缩小，形成向心性肥厚。非心肌细胞成分增长与心肌细胞生长不成比例，胶原不成比例地增多（胶原与心肌的容积比值增高），心腔顺应性降低。间质或心肌内微血管周围纤维变化，阻力冠状动脉的中层增厚。

容量超负荷时，肥大心肌的肌节纵向增多，细胞变长，心室壁相对变薄，胶原与心肌细胞成比例地生长或胶原降解增多，心室腔顺应性增高、容积增大，形成离心性肥厚。

室壁肥厚开始时有助于纠正增高的收缩期和舒张期室壁应力，使之恢复正常，但一定程度的室壁应力增高将持续存在。心腔扩大开始时有助于调整降低的心输出量，使之有所增高，但室壁舒张期应力增高。持续心室重塑则肥厚心肌重构所致的生化反应与功能异常，以及心肌硬度的增高、心腔顺应性的改变，使心室舒缩功能进行性减退。此外，冠脉储备降低还使心肌重构所致能量供需失衡的矛盾加剧，心肌细胞数量减少，使残存的心肌所承受的负荷更重，如此形成的恶性循环，促使心力衰竭的发生和发展。

3. 神经激素系统的变化　在心力衰竭的发生和发展过程中，始终有神经激素系统激活的因素参与。其特征为交感神经和肾素－血管紧张素系统激活，心钠素激活，细胞激素与免疫网激活以及一系列旁分泌——自分泌反应激活。神经激素系统激活可能短期维持循环与重要器官灌注，长期活性增高则助长心肌重构和心室重塑持续进行，心室前、后负荷增高，最终导致心力衰竭发生。

（1）交感神经－肾上腺系统激活：每搏量下降或低血压通过动脉压力感受器引起的减压反射激活交感神经－肾上腺系统，交感神经输出冲动增强，肾上腺儿茶酚胺分泌增多，产生下列改变：①心率增快；②心肌 β 受体兴奋，激活cAMP酶，使细胞内cAMP水平增高，心肌收缩性增强；③全身血管收缩，静脉收缩使回心血量增多，通过Frank－Starling机制增加每搏量，选择性小动脉收缩则起维持血压并保证重要脏器血供的作用；④肾交感神经活性增高所致肾灌注压下降，刺激肾素释放，激活肾素－血管紧张素系统；⑤兴奋 α_1 和 β_1 受体，促心肌生长。血浆去甲肾上腺素（NE）水平增高程度反映交感神经—肾上腺素系统激活程度。无症状左室收缩功能障碍阶段血浆NE水平已明显增高，随心力衰竭的发展渐增，至有症状心力衰竭阶段NE水平更显著增高。血浆NE增高显著的患者预后大多较差。有效的治疗可使明显增高的血浆NE水平降低。

（2）肾素－血管紧张素－醛固酮系统（RAS）激活：每搏量下降或低血压使肾小球入球小动脉压力下降，交感神经活性增高，可刺激球旁细胞合成的肾素释放，水解，肝合成的血管紧张素原产生血管紧张素Ⅰ，后者经主要存在于肺微血管内皮细胞表面的血管紧张素转换酶（ACE）转化为血管紧张素Ⅱ（AngⅡ）。AngⅡ与其受体（AT1）结合产生下列生理效应：①强有力地收缩血管；②对心肌产生正性肌力作用；③促心肌细胞与心肌成纤维细胞以及血管平滑肌细胞生长；④促交感神经末梢释放去甲肾上腺素；⑤促醛固酮和血管升压素分泌；⑥促肾上腺产生去氧皮质酮；⑦促缓激肽降解；⑧抑制肾素分泌。醛固酮调控肾远曲小管钾－氢和钾－钠离子交换，潴钠排钾，同时使水潴留。这些效应的结果是心肌肥厚伴心肌细胞凋亡，血管收缩，循环血量增加。此外，还促心肌胶原纤维增生。血浆肾素活性、血浆AngⅡ和醛固酮水平可反映肾素－血管紧张素－醛固酮系统的激活程度。无症状左心室收缩功能障碍患者血浆肾素活性可不增高或轻度增高，随心力衰竭的发展而逐步增高，至有症状心力衰竭阶段则显著增高。有效治疗可使明显增高的血浆肾素活性降低。

（3）血管升压素增加：每搏量下降或低血压严重影响组织灌注时，血管升压素分泌增多。血管升压索的抗利尿和外周血管收缩作用导致水钠潴留和心室后负荷增高。无症状左心室收缩功能障碍患者血浆血管升压素水平可不增高或轻度增高。有症状心力衰竭患者血浆血管升压素水平的增高与否有较明显的个体差异。

（4）心钠素增加：心钠素又称心房利钠因子（ANF），主要由心房肌合成和分泌，心房压力增高或心房肌牵拉是诱发心钠素释放的主要机制。近来又发现了心室利钠因子（又称脑利钠肽；BNP）。心钠素强有力的扩血管和利尿排钠作用可调整机体对收缩血管和水钠潴留激素的反应。无症状左心室功能障碍阶段，心钠素起主导作用以对抗交感－肾上腺系统激活所致血管收缩和血管内容量增多。但心室功能持续恶化时，血浆心钠素水平虽进一步增高，其代偿作用最终被前述 3 种神经激素的收缩血管、水钠潴留作用所抵消并压倒。

（5）局部组织内激素系统的变化：近年研究证实心脏、血管、肾等组织能独立于全身内分泌系统，在局部产生和分泌作用于自身或邻近细胞的激素，即所谓组织自分泌和旁分泌系统。心肌（包括心肌细胞、间质细胞和微血管细胞）内能产生作用于局部心肌微血管和心肌的收缩血管、正性肌力和促生长的激素（如 Ang Ⅱ、内皮素），同时也产生与之具对抗作用的扩张微血管，负性肌力和抑制生长的激素，它们相互保持调控的平衡。心肌超负荷或心肌丧失时，心肌内自分泌和旁分泌系统激活，收缩血管、正性肌力和促生长的激素占优势。循环的神经内分泌系统激活渐恢复或减弱时。心肌内自分泌和旁分泌系统持续激活，介导心肌重构和心室重塑持续进行，并维持一个较长阶段。

人心肌内有心肌促胰酶，衰竭心肌内该酶较正常增多。心肌内 Ang Ⅰ向 Ang Ⅱ转化大部分通过该酶，小部分通过 ACE。血管紧张素转换酶抑制剂（ACEI）不能抑制该酶的作用。

（6）炎性细胞激素如白介素也促心肌细胞肥厚与凋亡。

4. 外周血管的变化　上述神经激素的调节，导致外周动静脉收缩。外周小动脉收缩使外周阻力增加。压力感受器调节反应性减弱，因而使用扩血管剂常不伴有明显的心率增快反应。为保持脑和心脏重要脏器在有限的心输出量时仍有足够的血供，皮肤、内脏、骨骼肌和肾脏的血循环常明显减少。这一区域性血流的改变也形成了心力衰竭的部分症状与体征。

在心力衰竭病理生理变化过程中，代偿机制的过度除助长心肌肥厚、心肌细胞凋亡的反应胜过凋亡抑制的反应外，还可导致：①心率过快，甚至发生快速性心律失常，这不仅增加心肌氧耗量，而且影响了舒张期心室充盈及冠脉灌流；②肾素、血管紧张素及血管升压素无选择性地加强外周血管收缩，增加心室后负荷还影响重要脏器的血供，缩血管反应远超过心房利钠素和前列腺素 E2 和 I2 的扩血管反应；③水钠潴留，血容量增多，加之静脉收缩，使心脏前负荷显著增高；④可出现明显的循环淤血和周围水肿，最终导致低心输出量，高外周阻力和循环淤血的心力衰竭。

四、临床表现和实验室检查

充血性心力衰竭的主要临床表现是“充血”，其次是周围组织灌注不足。临床上习惯于按心力衰竭开始发生于哪一侧和充血主要表现的部位，将心力衰竭分为左侧心力衰竭、右侧心力衰竭和全心衰竭。心力衰竭开始发生在左侧心脏和以肺充血为主的称为左侧心力衰竭；开始发生在右侧心脏并以肝、肾等器官和周围静脉淤血为主的，称为右侧心力衰竭。两者同时存在的称全心衰竭。以左侧心力衰竭开始的情况较多见。

（一）症状

1. 呼吸困难　呼吸困难是左侧心力衰竭最主要的症状。肺充血时肺组织水肿，气道阻力增加，肺泡弹性降低，吸入少量气体就使肺泡壁张力增高到引起反射性呼气开始的水平。这就造成呼吸困难，且浅而快。不同情况下肺充血的程度有差异，呼吸困难的表现有下列不同形式。

（1）劳力性呼吸困难：开始仅在剧烈活动或体力劳动后出现呼吸急促，如在登楼、上坡或平地快走等活动时出现气急。随肺充血程度的加重，可逐渐发展到更轻的活动或体力劳动后，甚至休息时，也发生呼吸困难。

（2）端坐呼吸：一种由于平卧时极度呼吸困难而必须采取的高枕、半卧或坐位以解除或减轻呼吸困难的状态。程度较轻的，高枕或半卧位时即无呼吸困难；严重的必须端坐；最严重的即使端坐床边，两腿下垂，上身向前，双手紧握床边，仍不能缓解严重的呼吸困难。

（3）阵发性夜间呼吸困难：又称心源性哮喘，是左心室衰竭早期的典型表现。呼吸困难可连续数夜，每夜发作或间断发作。典型发作多发生在夜间熟睡 1 ~ 2h 后，患者因气闷、气急而突然惊醒，被迫立即坐起，可伴阵咳、哮鸣性呼吸音或泡沫样痰。发作较轻的采取坐位后十余分钟至一小时左右呼吸困难自动消退，患者又能平卧入睡，次日白天可无异常感觉。严重的可持续发作，阵阵咳嗽，咯粉红色泡沫样痰，甚至发展成为急性肺水肿。由于早期呼吸困难多在夜间发作，开始常能自动消退，白天症状可不明显，因而并不引起患者注意。即使就医，也常因缺少心力衰竭的阳性体征而被忽视。发作时伴阵咳或哮鸣的可被误诊为支气管炎或哮喘。

阵发性夜间呼吸困难的发生机制与端坐呼吸相似，可能与卧位时较多肺组织位于心脏水平以下，肺充血较重有关。同时，卧位时外周水肿液重分布使血容量增加。心脏负荷更为加重。

（4）急性肺水肿：急性肺水肿的表现与急性左心功能不全相同。

2. 倦怠、乏力、运动耐量下降　这可能为心输出量低下、骨骼肌血供不足的表现。

3. 陈 – 施呼吸　它见于严重心力衰竭，预后不良。呼吸有节律地由暂停逐渐增快、加深，再逐渐减慢、变浅，直到再停，约半分钟至一分钟后呼吸再起，如此周而复始。发生机制是心力衰竭时脑部缺血和缺氧，呼吸中枢敏感性降低，呼吸减弱，二氧化碳潴留到一定量时方能兴奋呼吸中枢，使呼吸增快、加深。随二氧化碳的排出，呼吸中枢又逐渐转入抑制状态，呼吸又减弱直至暂停。脑缺氧严重的患者还可伴有嗜睡、烦躁、神志错乱等精神症状。

（二）体征

（1）原有心脏病的体征。

（2）左心室增大：心尖搏动向左下移位，心率增快，心尖区有舒张期奔马律，肺动脉瓣区第二心音亢进，其中舒张期奔马律最有诊断价值，在患者心率增快或左侧卧位并作深呼气时更容易听到。左室扩大还可形成相对性二尖瓣关闭不全，产生心尖区收缩期杂音。

（3）交替脉：脉搏强弱交替。轻度交替脉仅能在测血压时发现。

（4）肺部啰音：虽然部分左侧心力衰竭患者肺间质水肿阶段可无肺部啰音，肺充血只能通过 X 线检查发现，但两侧肺底细湿啰音至今仍被认为是左侧心力衰竭的重要体征之一。阵发性呼吸困难或急性肺水肿时可有粗大湿啰音，满布两肺，并可伴有哮鸣音。

（5）胸腔积液：左侧心力衰竭患者中的 25% 有胸腔积液。胸腔积液可局限于肺叶间，也可呈单侧或双侧胸腔积液，胸腔积液蛋白含量高，心力衰竭好转后消退。

（三）早期 X 线检查

肺静脉充盈期左侧心力衰竭在 X 线检查时仅见肺上叶静脉扩张、下叶静脉较细，肺门血管阴影清晰。在肺间质水肿期可见肺门血管影增粗、模糊不清，肺血管分支扩张增粗，或肺叶间淋巴管扩张。在肺泡水肿阶段，开始可见密度增高的粟粒状阴影，继而发展为云雾状阴影。急性肺水肿时可见自肺门伸向肺野中部及周围的扇形云雾状阴影。此外，左侧心力衰竭有时还可见到局限性肺叶间、单侧或双侧胸腔积液；慢性左侧心力衰竭患者还可有叶间胸膜增厚，心影可增大（左心室增大）。

五、心功能的判定和分级

心功能指心脏作功能力的限度。

（一）NYHA 心功能分级

美国纽约心脏病学会据患者自觉症状的分级 I 级：体力活动不受限。一般体力活动不引起过度的乏力、心悸、气促和心绞痛。Ⅱ级：轻度体力活动受限，静息时无不适，但低于日常活动量即致乏力、心悸、气促或心绞痛。Ⅲ级：体力活动明显受限，静息时无不适，但低于日常活动量即致乏力、心悸、气促或心绞痛。Ⅳ级：不能无症状地进行任何体力活动，休息时可有心力衰竭或心绞痛症状，任何体力活动都会加重不适。

1994 年 3 月上述分级方案修订时，增加了客观评价指标（包括心电图、负荷试验、X 线、超声心动图和核素显影检查结果）定为：A. 无心血管疾病的客观证据。B. 有轻度心血管疾病的客观依据。C. 有中等程度心血管疾病的客观依据。D. 有严重心血管疾病的客观依据。轻、中、重心血管疾病的定义难以确切标明，由临床医师主观判断。

联合症状和客观指标分级可能弥补原有方案主观症状与客观指标分离，仅反映血流动力学的症状变化等不足。如客观检查示严重主动脉瓣狭窄或严重冠脉狭窄的患者，自觉症状不明显或极轻微，联合分级定为ⅠD。而客观检查示轻度主动脉瓣狭窄或轻度冠脉狭窄的无症状患者，则定为Ⅰ B。又如 LVEF 均 $<35\%$ 的无症状左室收缩功能障碍者定为ⅠC，而有症状性心力衰竭者定为Ⅱ ~ Ⅳ C。

本分级简便易行，新修订的联合指标分级在对比不同临床试验入选对象的心功能状态、评价治疗效果以及分析对不同亚组的治疗影响时，均很有帮助。

（二）运动耐量测定和分级

多采用活动平板或踏车分级运动试验，以症状限制极量或心率限制次极量强度为运动终点。应用心电图、核素心血管造影、超声心动图或连续测定呼吸终末气体的 O_2 和 CO_2 浓度，衡量患者对运动负荷的反应。观察指标包括运动总时间，运动做功量 [可以代谢当量（MET）衡量，MET 是静息状态下的耗氧量，相当于 3.5mL（min · kg）]，运动时左室射血分数增高程度，运动时最大氧摄入量（VO_{2max}）和无氧代谢阈（AT）。运动总时间必须结合采用的运动方案换算成 MET 才能反映运动耐量，但在采用相同方案时，可用作治疗前后运动耐量的对比。评定标准以运动做功量 6 ~ 10METs，运动时 LVEF 增高 $>5\%$，运动时最大氧摄入量 >20mL（min · kg），和无氧代谢阈 >14mL/（min · kg）为正常进行评价。按 VO_{2max} 和 AT 降低程度，Weber 将心功能分为 A、B、C、D 四级。

六、诊断

典型的心力衰竭诊断并不困难。左侧心力衰竭的诊断依据为原有心脏病的体征和肺循环充血的表现。右侧心力衰竭的诊断依据为原有心脏病的体征和体循环淤血的表现，且患者大多有左侧心力衰竭的病史。

心力衰竭的早期诊断：早期心力衰竭患者症状可不明显，常能自由活动，坚持工作，劳力性气促和阵发性夜间呼吸困难是左侧心力衰竭的早期症状，但常不引起注意，并常因白天就诊时缺少阳性体征而被忽视，如不详细询问病史、不仔细检查、未发现舒张期奔马律及 X 线典型表现，易被漏诊。颈静脉充盈和肝大是右侧心力衰竭的早期症状，易被忽视，如一般体检不注意颈静脉，心力衰竭时肝大多在剑突下，肋缘下不能触及，即使发现肝大也常因不伴气促、水肿而不考虑心力衰竭，不注意检查肝颈静脉反流等。心力衰竭的某些症状和体征也见于其他疾病，因此心脏病患者的气促、水肿和肝大等也不一定都是心力衰竭所致。如劳力性气促可由阻塞性肺气肿、肺功能不全、肥胖或身体虚弱引起。夜间呼吸困难也可由支气管哮喘发作引起。肺底湿啰音可由慢性支气管炎、支气管扩张或肺炎引起。心力衰竭引起的湿啰音大多为两侧对称性的，偶见于单侧或仅有哮鸣音。下肢水肿可由静脉曲张、静脉炎、肾脏或肝脏疾病、淋巴水肿等所致，还可在久坐或月经前后、妊娠后期发生；妇女原因不明性下肢水肿亦不少见。另外，心力衰竭时可因长期卧床液体积聚在腰骶部而不发生下肢水肿。肝大可由血吸虫病、肝炎、脂肪肝引起。颈静脉充盈可由肺气肿或纵隔肿瘤压迫上腔静脉引起。胸腔积液可由胸膜结核、肿瘤和肺梗死引起；腹腔积液也可由肝硬化、低蛋白血症、腹膜结核、肿瘤引起。

心力衰竭时常伴心脏扩大，但正常大小的心脏也可发生心力衰竭，如急性心肌梗死。肺气肿时心脏扩大可被掩盖，心脏移位或心包积液又可被误认为心脏扩大。

X 线是确诊左心衰肺间质水肿期的主要依据，还有助于心力衰竭和肺部疾病的鉴别。超声心动图不能确诊心力衰竭，但是区分收缩或舒张功能不全的主要手段，还能准确测定心腔大小，评估心瓣结构和功能，帮助确立心力衰竭病因。静脉压测定有助于确诊早期右心衰。血流动力学监测不适用于慢性心力衰竭的诊断。心电图和血生化指标则对心力衰竭诊断无帮助。

七、并发症

血流迟缓和长期卧床可导致下肢静脉血栓形成，继而发生肺栓塞和肺梗死，此时可有胸痛、咯血、黄疸、心力衰竭加重甚至休克等表现。左、右心腔内附壁血栓可分别引起体和肺动脉栓塞；体动脉栓塞可致脑、肾、脾、肠系膜梗死及上、下肢坏死。有卵圆孔未闭者，体循环静脉血栓脱落形成的栓子，有可能在到达右房后穿过未闭的卵圆孔到达左房，再经左室进入体循环，形成所谓反常栓塞。长期卧床患者，特别是有肺水肿者，极易并发呼吸道感染，特别是支气管肺炎。

八、防治

近年对收缩性心力衰竭的防治有重大进展。评价疗效的方法除根据症状、血流动力效应、运动耐量和生活质量的改善外，还增加了长期治疗的安全性、病死率、生存期、神经激素系统激活程度等指标。在防治的对策上日益强调预防心力衰竭形成和发展的重要性。对无症状的和轻度有症状的心力衰竭，主张用血管紧张素转换酶抑制剂治疗以改善预后；对重度有症状的心力衰竭亦宜用ACEI联合利尿剂和（或）地高辛治疗，以减轻症状、减少致残和延长生存期。

具体防治措施包括以下几种。

（一）病因的防治

风湿性心瓣膜病在我国仍属慢性心力衰竭的常见病因。应用青霉素治疗链球菌感染，已使风湿热和风湿性心瓣膜病在发达国家基本绝迹。择期手术治疗心瓣膜病，有效地控制高血压以及积极防治冠脉病变与心肌缺血等病因治疗；消除心力衰竭的诱因如控制感染、避免体力过劳和精神应激等，可预防心力衰竭的发生。

（二）收缩性心力衰竭的治疗

1. 减轻心脏负荷　这包括减少体力活动和精神应激。严重者宜绝对卧床休息，在心功能逐步改善过程中应适当下床活动，以免卧床休息过久并发静脉血栓形成或肺炎。此外，应注意解除精神负担，必要时给予小量镇静剂。

2. 限制钠盐摄入　适当限制日常饮食中的钠盐摄入量，食盐量每日 2 ~ 5g，忌盐腌制食物。应用利尿剂引起大量利尿时，钠盐限制不宜过严，以免发生低钠血症。

3. 利尿剂的应用　利尿剂通过抑制肾小管不同部位 Na^+ 重吸收，或增加肾小球 Na^+ 滤过，增进水、Na^+ 排出，从而降低心室充盈压，减轻肺循环和（或）体循环、淤血所致临床症状，其疗效肯定，但对心力衰竭整体过程的影响（如生存率等）不明，长期应用利尿剂理论上可能产生下列不良作用：①降低心输出量，从而激活 RAS，血浆肾素和醛固酮增高；②导致低钾血症；③降低糖耐量；④导致高尿酸血症；⑤导致高脂血症；⑥导致室性心律失常。目前利尿剂属治疗心力衰竭伴水、钠潴留患者的一线药物，大多与其他心力衰竭治疗药物（如地高辛、ACEI）联合应用，单纯舒张性心力衰竭者利尿剂宜慎用。

（1）常用的利尿剂包括以下几种：

1）噻嗪类和氯噻酮利尿剂：作用于远曲小管近端和襻升支远端，抑制该处 Na^+ 重吸收。利尿作用强度中等。肾小球滤过率低于 30mL/min 时，利尿作用明显受限，因而不适合治疗严重心力衰竭（肾血流量明显减少）或伴慢性肾功能不全的患者。其中美托拉宗与氢氯噻嗪等制剂不同，利尿作用在肾功能减退时也不减弱，作用部位除远曲小管和襻升支远端外，可能还作用于近曲小管，利尿期长，一次剂量可维持利尿作用 12 ~ 24h，与呋塞米联用，利尿效果极佳，对伴肾功能不全的患者，非常有效。

2）襻利尿剂：作用于髓襻升支粗段，抑制该处 CL^- 和 Na^+ 的重吸收，使到达远端小管的尿液含 Na^+ 量高，大量 Na^+ 与水排出体外，利尿作用强，其中以呋塞米最常用，其次为布美他尼。襻利尿剂的利尿效应与单剂剂量密切相关，在未达到其最高极限前，剂量愈增大，利尿作用愈强。肾小球滤过率很低时，给予大剂量（如呋塞米 500 ~ 1000mg）仍有促进利尿的效果。静脉注射的效果优于口服。

3）保钾利尿剂：作用于远曲小管远端 Na^+-K^+ 交换段，对抗醛固酮促进 Na^+-K^+ 交换的作用，或直接抑制 Na^+-K^+ 交换，增加 Na^+ 排出而减少 K^+、H^+ 分泌与排出。利尿作用弱，大多与上述两类利尿剂联合应用，以加强利尿效果并预防低钾血症。不宜与氯化钾联用，肾功能不全者慎用。保钾利尿剂一般不与 ACEI 合用，以免引起高钾血症。然而由于螺内酯在受体水平拮抗醛固酮，能有效地抑制醛固酮对心肾的不良效应，减轻心肌间质增生，降低心脏负荷，近来有报道对襻利尿剂与 ACEI 联用疗效欠佳的心力衰竭患者，尤其是 ACEI 的治疗剂量受患者低血压或肾功能因素等限制，且醛固酮水平持续增高者，在密切随访血钾和肾功能的条件下，加用小剂量螺内酯，可能减轻心力衰竭症状。

（2）合理应用利尿剂：

1）利尿剂适用于有左或右心室充盈压增高表现的患者，如颈静脉充盈伴静脉压增高，肝大伴肝颈反流阳性，劳力性或夜间阵发气促，肺淤血，肺水肿以及心源性水肿等。

2）急性心力衰竭伴肺水肿时，静脉推注襻利尿剂（呋塞米）是首选治疗。其静脉扩张作用可在利尿作用出现前迅速减轻前负荷与症状。

3）轻度钠潴留患者应用噻嗪类利尿剂常可获得满意疗效，中度以上钠潴留患者多需应用襻利尿剂。

起始先试小剂量间断治疗，如每周 2 ~ 3 次，利尿效果不满意时，再增加剂量和（或）连续服用，病情减轻后再间断给药。定期测体重可及时发现隐性水肿，以调节利尿剂用量。连续利尿应注意预防低钾血症，可联用保钾利尿剂。

4）重度心力衰竭或伴肾功能不全的患者，宜选用襻利尿剂，也可联用襻利尿剂和美托拉宗。注意大量利尿所致并发症。

5）顽固性水肿大多联合应用利尿剂，如大剂量襻利尿剂和噻嗪类、保钾利尿剂联用，间断辅以静脉推注襻利尿剂。噻嗪类或襻利尿剂与 ACEI 联用，可减少利尿剂引起低钾血症和 RAS 系统激活等不良反应，降低耐药性发生率。联用时应密切观察血压、血容量、肾功能与血电解质改变。

（3）利尿剂治疗引起的并发症有以下几种：

1）低钾血症：多见于噻嗪类或襻利尿剂连续应用或大量利尿后。肾小管 Na^+ 重吸收受抑制使到达远曲小管，Na^+-K^+ 交换段尿液的含 Na^+ 量明显增高，K^+-Na^+ 交换相应增加，K^+ 排出也增多。与保钾利尿剂或 ACEI 联用，进食含 K^+ 丰富的饮食如果汁、香蕉、柑、桔、干枣、蔬菜等或适当补充钾盐，可预防低钾血症的发生。出现低钾血症时，可改用保钾利尿剂，每日观察血钾变化，血钾恢复正常后停用。

2）低钠血症：多见于大量利尿并严格限制 Na^+ 摄入的患者，可并发失水和酸中毒。患者水肿消退，但出现软弱、少尿、体位性低血压、肌肉痉挛以及氮质潴留等，尿比重高，即所谓缺钠性低钠血症，可由过度利尿、呕吐或发热等诱发。轻者增加钠盐摄 A 即可使症状缓解，重者可能需要静脉补充高渗盐水。低钠血症还可能为稀释性，患者水肿明显，体内总 Na^+ 量实际上不仅不低，大多反而增高，但由于肾稀释功能受限，体内水潴留，而形成“稀释性低钠血症”，可伴低钾和代谢性碱中毒，尿比重低。治疗可限制摄入水量，使低于每日量与不显性失水量的总和（约 1000mL 或以下），同时纠正低血钾和代谢性碱中毒，禁忌补充钠盐。

3）代谢性碱中毒：利尿剂治疗时大量 Cl^- 排出，且 K^+、H^+ 排出增多，加以利尿使细胞外液容量减少后，血 HCO_3 浓度相对增高，可引起代谢性低 Cl^-、低 K^+ 性碱中毒。联用保钾利尿剂可防止其发生。

4）低血容量：大量利尿可引起血容量过度降低，心输出量下降，血尿素氮增高。患者皮肤弹性减低，出现体位性低血压和少尿。间断利尿或大量利尿后补充适量液体，可预防其发生。

5）长期服用噻嗪类利尿剂还可能并发高尿酸血症、高脂血症和糖耐量降低。

6）大剂量襻利尿剂可能引起耳聋，大多可逆，少数不能恢复。

7）螺内酯长期服用可致男子女性化乳房、阳痿、性欲减退以及致女子月经失调。

4. 正性肌力药物的应用 由于慢性心力衰竭患者心肌收缩力减弱，改善心肌收缩功能曾被认为是心力衰竭的首要治疗方法。正性肌力药物能使心室功能曲线左上移，增加每搏做功，降低心室充盈压，从而使扩大的心脏缩小。虽然在增加心肌收缩的同时也增加心肌能量消耗，但扩大的心脏缩小后，其心肌氧耗和冠脉血供分别较心脏扩大时降低和改善，心肌能量供需的不平衡因而并不加重，甚至有所减轻。

正性肌力药减轻症状、改善运动耐量和心功能分级的效果明显，但多中心随机对照慢性心力衰竭患者长期临床治疗试验结果表明除洋地黄外，大多具有增高病死率与室性心律失常发生率的倾向。ACEI 则不仅减轻症状、改善运动耐量和心功能分级的效果更显著，且能降低病死率和病残率。因而大多数临床医师治疗窦性心律的慢性心力衰竭患者时，选用 ACEI 与利尿剂联用。正性肌力药物有以下几种。

（1）洋地黄糖苷类：洋地黄糖苷治疗伴室上性快速心律失常的心力衰竭患者的疗效肯定。但对呈窦性心律、心脏扩大不明显的轻度心力衰竭（心功能Ⅱ级）患者的疗效曾有争议，对洋地黄治疗的安全性也曾提出质疑。20 世纪 80 年代后期，众多前瞻性随机对照的大系列临床治疗试验结果支持地高辛和利尿剂联用，或地高辛、利尿剂和扩血管药物联用有利于改善大多数中、重度和部分轻度慢性心力衰竭患者（包括窦性心律的患者）的症状，地高辛改善运动耐量的效应至少与磷酸二酯酶抑制剂相似，略逊于 ACEI。20 世纪 90 年代两项前瞻性随机对照的地高辛临床治疗试验结果进一步证实了地高辛治疗心功能Ⅱ～Ⅲ级、呈窦性心律的收缩性心力衰竭患者有效，且不增高病死率。所用地高辛的治疗剂量为平均 0.370 ～ 0.375mg/d，停药前地高辛血清浓度（服地高辛后 24h 测定）为 0.9 ～ 2.0ng/mL。

1）作用机制：洋地黄类药物直接作用于心肌 Na^+，K^+ – ATP 酶，使酶失活，Na^+ 外流和 K^+ 内流因而减少。细胞内 Na^+ 增高，促使肌浆网释放 Ca^{2+} 与 Na^+ 交换，从而增强心肌收缩力。洋地黄的正性肌力作用可使正常心脏心肌耗氧量增加，而心室肌应力和心率的改变不明显。对心力衰竭患者，洋地黄的正性肌力作用一方面使心肌氧耗增高，另一方面又使每搏量增加，心室容积缩小，室壁应力降低，同时心率明显减慢，心肌氧耗因而明显减少。其综合结果是心肌总耗氧量降低，心肌工作效率提高。洋地黄类药物还影响心肌细胞的其他电生理特性。治疗量洋地黄略降低窦房结自律性，减慢房室传导，降低心房肌的应激性，缩短心房肌不应期而延长房室结不应期。中毒量则使窦房结自律性明显降低，房室交界处和希–浦肯野系统舒张期除极加强，后除极振荡形成或振幅增大，自律性增强；还使窦房结–心房与房室间以及心房内传导减慢，心房肌、房室结和心室肌不应期延长。中毒量所引起的电生理改变是冲动形成异常、冲动传导异常或两者联合所致心律失常的基础。

洋地黄还通过自主神经系统作用于心肌，其拟迷走神经作用使窦性心律减慢、房室传导减慢、心房异位起搏点自律性降低、心房肌不应期缩短，阿托品可解除上述拟迷走神经作用。近年来重视洋地黄恢复心力衰竭患者心脏压力感受器对交感中枢传出冲动的抑制作用，从而减轻交感神经系统和 RAS 激活程度，降低血浆去甲肾上腺素与肾素活性，增高心率变异性。

2）合理应用：洋地黄作为首选药物的适应证是呈室上性快速心律失常的中、重度收缩性心力衰竭，包括扩张型心肌病、二尖瓣病变、主动脉瓣病变、陈旧性心肌梗死以及高心病所致慢性心力衰竭。在利尿剂与 AIEI 联合治疗的基础上加用地高辛可进一步降低心力衰竭恶化率。

下列情况下慎用洋地黄：①急性心肌梗死早期出现心力衰竭，除非伴室上性快速心律失常，否则大多不用洋地黄。②肺心病伴急性呼吸功能衰竭，除非伴室上性快速心律失常，否则不用洋地黄治疗。洋地黄易致心律失常，对紊乱房性心动过速的疗效不佳。③严重二尖瓣狭窄伴窦性心律并发肺水肿者，洋地黄不仅能缓解症状，还可通过增强右室排血，加重肺淤血。

禁忌证：①洋地黄过量或中毒。洋地黄过量或中毒的表现之一是心力衰竭症状加重，常被误诊为剂量不足而盲目增加洋地黄量，甚至因而致死。②肥厚梗阻型心肌病并发心力衰竭的病理生理机制为心室舒张不全与收缩过度，因而属单纯舒张性心力衰竭。洋地黄不能改善心室舒张功能，其正性心缩作用可使流出道梗阻加重，因而除并发心房颤动或其他房性快速心律失常外，不宜用洋地黄治疗。③房室阻滞。部分或完全性房室阻滞都属于洋地黄应用的禁忌证。但如并发急性肺水肿，来不及安置人工心脏起搏器治疗，可在严密观察下试用快速作用的洋地黄制剂，并在病情许可时安置起搏器。起搏器安置后仍有心力衰竭表现的患者，可以加用洋地黄治疗。④室性过早搏动（室早）和室性心动过速（室速）曾被列为洋地黄应用的禁忌证，但由心力衰竭引起的室早或室速以及因室早或室速而加重的心力衰竭，如能排除洋地黄过量，则洋地黄治疗可中断上述的恶性循环。

预防性用药：已证明对尚能维持代偿功能但已增大或肥厚的心脏，使用洋地黄也能提高心肌工作效率，因而有主张在特殊条件下用洋地黄预防心力衰竭的。如：①准备进行心内手术的患者，术前洋地黄预防治疗。为避免手术完毕直流电复律时并发严重室性快速心律失常，一般于术前2d停用；②缩窄性心包炎、心包剥离术前用洋地黄可预防术后严重心力衰竭和心源性休克。

3）制剂：洋地黄制剂可分为作用缓慢和作用快速两大类。前者临床应用逐渐减少，其中洋地黄叶已基本不用。作用快速类制剂的作用起始快，持续时间短，在体内代谢和排泄均快，血清半衰期短，适用于急性或慢性心力衰竭。常用口服制剂为地高辛，静脉注射制剂有毛花苷C、毒毛花苷和地高辛。其中毒毛花苷作用最快，静脉注射后7h内血药浓度可自12mg/mL迅速下降至0.3mg/mL以下。7h以后的半衰期约为22h。作用开始和到达高峰的时间均较毛花苷C和地高辛快。毛花苷C的半衰期与地高辛相似，约1.5d。口服地高辛的体内半衰期约1.5d，口服后80% ~ 85%在肠道内吸收。与血清蛋白结合较少，主要经肾脏排泄，每日清除率与体存量成一定比例，肾功能障碍时排泄减少。

4）给药方法：以往强调首先在短期内给“洋地黄化”或“饱和”量，即短期内给予最大剂量，洋地黄中毒的发生率可达20%。现已证实洋地黄的疗效与剂量呈线性相关，每日给予小剂量，经过5个半衰期（毒毛花苷4 ~ 5d，地高辛与毛花苷C 6 ~ 8d），血浆浓度也可达到稳定的治疗量水平。可见除急性情况需要在5个半衰期以前获得疗效者外，一般每日给予维持量即可。为使洋地黄制剂较早出现疗效，可选用毛花苷C或地高辛，先给负荷量继以维持量，负荷量可分次给予。3d内用过地高辛的，一般不用负荷量，但如病情需要，可小剂量分次给药，并密切观察疗效及不良反应。对急性左心衰竭和心室率快速的房性快速心律失常（伴或不伴心力衰竭）患者，宜将负荷量一次给予。急性心肌梗死、急性心肌炎、肺心病、黏液性水肿或贫血等引起的心力衰竭，负荷量不宜过大，并应分次给予。肾功能不全者禁用负荷量。

负荷量后是否需要继续应用维持量，维持多久，随病情而异。如洋地黄治疗后心力衰竭缓解，而心力衰竭的病因或诱因（如败血症、妊娠或分娩、大量输液或输血等）已消除的，不必继续给予维持量。慢性心力衰竭患者基本病因难以根除的，或伴心房颤动或心房扑动且心室率随运动显著增快的，应长期甚至终身服用洋地黄维持量。维持量应能在负荷量后或不用负荷量时维持血浆洋地黄治疗浓度，其剂量个体差异很大。不同患者间可有较明显差别，即使同一患者在不同条件下也可有所不同。常需仔细记录每日用药量，结合心功能改善表现和有无洋地黄中毒反应来衡量，并根据不同情况，随时调整。常规应用的各种洋地黄制剂的维持量仅供用药时参考。

心电图有助于判断洋地黄过量或不足。心房颤动或心房扑动伴心室率超过100次/min的，大多表示洋地黄量不足；而心室律规则且增快如房室交接处心动过速，或心室律规则但减慢如房室交接处心律，或有多形室性过早搏动呈二联律的，则表示洋地黄中毒；静息时心室率60 ~ 70次/min，运动后不超过90次/min的，常表示维持量适当。窦性心率不能很好地反映洋地黄用量，如肺心病、急性心肌炎和甲状腺功能亢进等病变本身可引起窦性心动过速，不能作为洋地黄不足的依据。

对病情危重而一时难以判断是用量不足还是过量的患者，可在严密观察下试用毛花苷C 0.2mg静脉注射，仔细观察用药后反应，1 ~ 2h后用量不足的患者可见疗效，而足量或过量的患者则可能出现中毒反应。

许多因素影响洋地黄的疗效。它们有些可影响患者对洋地黄的耐受量；有些则改变洋地黄在体内的吸收、代谢和排泄过程。

早产儿、新生儿和老年人对洋地黄的耐受性差。重度或弥漫性心肌病患者，黏液性水肿患者的耐受量亦低，给药时剂量宜偏小，并应警惕发生毒性反应。低血钾、低血镁、高血钙易致洋地黄中毒，因而大量利尿时不宜给洋地黄负荷量，洋地黄治疗的同时不给予钙盐。肾功能受损可影响地高辛、毛花苷C和毒毛花苷K清除，直流电复律可诱发洋地黄毒性反应而引起严重室性心律失常，治疗时均应注意。

考来烯胺可阻断洋地黄毒苷的体内肠－肝循环，苯巴比妥、保泰松和苯妥英钠可促进洋地黄毒苷的肝脏代谢，均使洋地黄毒苷的半衰期缩短、利血平和高血钾可减少洋地黄和心肌的结合，轻泻药和抗生素可影响洋地黄的吸收，甲状腺功能亢进时洋地黄的代谢和清除均加速。奎尼丁、胺碘酮、钙通道阻滞剂等可增高血清洋地黄浓度，用药时均应加以考虑。

5）洋地黄毒性反应：自不采用洋地黄化或饱和量的给药方法以来，洋地黄的致命性毒性反应及其致死率已明显降低。地高辛等作用迅速类洋地黄制剂的中毒反应主要为心律失常，胃肠道反应较少见。重视并警惕易致中毒的情况后，毒性反应发生率可显著降低。

常见的洋地黄中毒表现有：①胃肠道反应。食欲缺乏、恶心、呕吐，应与心力衰竭本身或药物（如氯化钾、氨茶碱、氨苯蝶啶等）引起的胃肠道反应鉴别。心力衰竭好转时或增加洋地黄剂量过程中出现的胃肠道反应，排除其他药物影响后，应考虑为洋地黄毒性反应。②心律失常。洋地黄中毒可引起各种心律失常，心脏病和心力衰竭本身也能引起多种心律失常，必须仔细鉴别。服用洋地黄过程中心律突然转变，是诊断洋地黄中毒的重要依据。如心率突然显著减慢或加速，由不规律转为规律，由规则转为特殊的不规则等。对洋地黄中毒具有诊断价值的特征性心律失常为多形室性过早搏动呈二联律，尤其是发生在心房颤动基础上；心房颤动伴完全性房室传导阻滞与房室交接处心律；心房颤动伴加速的房室交接处自主心律呈干扰性房室分离；心房颤动频发房室交接处逸搏或短阵交接处性心律；房性心动过速伴房室传导阻滞；双向性房室交接处性或室性心动过速和双重心动过速。洋地黄引起不同程度的窦房和房室传导阻滞也颇常见，心房颤动和扑动则较少见，而束支阻滞则尚未见报道。目前认为并行收缩心律非洋地黄中毒所致。室性过早搏动呈二联律虽然常见于洋地黄中毒，但亦常见于其他情况，因而不能据此诊断洋地黄中毒。同样，应用洋地黄过程中由窦性心律转为房性心动过速伴房室传导阻滞是洋地黄中毒的特征性表现，但以洋地黄制剂治疗房性心动过速引起的房室传导阻滞，则是预期的洋地黄治疗作用，并非中毒表现，应区别对待。③神经系统表现。可有头痛、失眠、忧郁、眩晕、甚至神志错乱。④视觉改变。可出现黄视或绿视。

用放射免疫法测定血清地高辛含量，作为判断其用量和毒性反应的参考，其临床价值因地高辛中毒组与非中毒组间血清地高辛浓度有重叠而受限制。地高辛有微弱的抗原性，与蛋白质结合可形成抗原复合物，从而产生抗体。通过测定地高辛－抗体，可以了解血清地高辛含量。地高辛中毒组的血清地高辛浓度较非中毒组明显增高，但组间有重叠现象。一般认为血清地高辛浓度 <0.5mg/mL 或 >2.5mg/mL，可分别反映地高辛量不足和中毒，血清浓度在两者之间的难以定论。其次，血清地高辛浓度测定应在给药后至少 6h 进行，也有在给药后 24h 测定的，测定时间无统一标准，可能影响结果的判断。总之，单凭血清测定判断地高辛不足或中毒，并不十分可靠，应结合临床及心电图判断。

毒性反应的处理一旦做出毒性反应的诊断，应立即停药。轻度毒性反应如胃肠道、神经系统和视觉症状，一度房室传导阻滞、窦性心动过缓和偶发室性过早搏动等心律失常表现，停药后均可自行缓解。地高辛中毒症状大多在 24h 内消失。应仔细寻找并去除中毒的诱因，如低血钾诱发的心律失常，除补充钾盐外，应立即停用排钾利尿药。

洋地黄中毒所致心律失常的特殊药物治疗包括：①苯妥英钠是治疗洋地黄中毒所致各种过早搏动和快速心律失常的最安全有效的药物。作用快速且不良反应较少，因而已取代钾盐作为治疗洋地黄中毒的主要药物。室性心动过速时苯妥英钠较钾盐更适用。洋地黄治疗患者必需紧急直流电复律时，也常在复律前给苯妥英钠，预防复律可能引起的室性快速心律失常。首剂 125 ~ 250mg（以注射用水 20mL 稀释），静脉注射，2 ~ 3min 注完。无效时可每 5 ~ 10min 静脉注射 100mg，共 2 ~ 3 次。大多数患者静脉给药后 5min 内心律失常缓解，疗效可持续 5min ~ 6h 不等。静脉给药使心律失常转复后，可每 6h 口服 50 ~ 100mg，维持 2 ~ 3d。苯妥英钠有抑制呼吸，引起短暂低血压和嗜睡等不良反应，应注意观察，同时心电图监测心律失常。②钾盐。治疗洋地黄毒性反应引起的各种房性快速心律失常和室性过早搏动有效，肾功能衰竭和高血钾患者禁用钾盐治疗。窦性心律伴房室传导阻滞、心房颤动伴房室交接处性逸搏或完全性房室阻滞等洋地黄毒性反应所致缓慢心律失常，亦不宜用钾盐治疗。口服氯化钾多用于治疗偶发室性过早搏动，常用剂量为 3 ~ 4g/d，分次服用。静脉滴注氯化钾常用于治疗频发室性过早搏动（尤其是多形室性过早搏动呈二联律）和各种房性心动过速，一般以 1g 氯化钾加入 5% 葡萄糖液 300mL 内，2 ~ 3h 滴完。前半滴速可稍快，后半则宜减速，同时心电图监测心律失常与高血钾。心律失常纠正或出现高血钾心电图表现时立即停药。多数患者在滴完 1g 左右时心律失常消失，转复为窦性心律，此时可改为口服氯化钾维持。③其他。维拉帕米、普萘洛尔对洋地黄中毒引起的室性和室上性心动过速有效，但可使心肌收缩减弱，血压下降，因而不宜常规应用。利多卡因治疗洋地黄中毒所致室性快速心律失常有一定疗效。阿托品静脉注射常用于治疗洋地黄中毒引起的二度或二度以上的窦房或房室阻滞，如心室率慢则宜给予临时心室起搏。异丙肾上腺素在洋地黄中毒时易诱发室性心律失常，因而不适宜于治疗洋地黄中毒所致缓慢心律失常。④洋地黄特异性抗体。地高辛 Fab 抗体片段对洋地黄中毒所致各种心律失常有特效，作用迅速可靠，已经国内外动物实验和临床应用证实，偶有加重心力衰竭的不良反应。

（2）cAMP 依赖性正性肌力药：衰竭心肌细胞内 cAMP 水平低，提高细胞内 cAMP 浓度从而促进 Ca^{2+} 内流，增强心肌收缩曾被认为是恢复衰竭心肌收缩功能，治疗心力衰竭的安全有效方法。

1）β 受体激动剂：与心肌细胞膜上的 β 受体结合，通过受体 -G 蛋白 - 腺苷环化酶（RGC）复合体激活腺苷环化酶，催化 ATP 产生 cAMP，后者促使心肌蛋白和磷酸化，从而使 Ca^{2+} 通道开放，Ca^{2+} 内流增多，增强心肌收缩性。除正性肌力作用外，β 受体激动剂还作用于外周血管和冠状循环，并有益于心室舒张。制剂：静脉用 β 受体激动剂多巴胺和多巴酚丁胺，前者小剂量激动多巴胺受体，中等剂量激动 $β_1$ 和 $β_2$ 受体，分别扩张肾血管使尿量增多与增强心肌收缩，扩张外周血管，能显著改善心力衰竭患者的血流动力学异常。多巴胺的潜在 $α_1$，受体激动作用仅在大剂量时出现，在大多数患者可以避免。多巴酚丁胺的致心动过速效应较轻，且无或仅有轻微血管收缩作用。二者均需静脉给药，常规剂量 2 ~ 10μg/（kg·min），对低心输出量、高充盈压和低血压的急、慢性心力衰竭患者均有显著效果。连续滴注超过 72h，可能出现耐药性，因而大多间歇静滴。院外间歇静滴较大剂量多巴酚丁胺长期治疗重度心力衰竭患者的随机对照临床试验结果显示，患者症状与运动耐量改善显著，但室性心律失常发生率与病死率明显增高。少量文献报道晚期心力衰竭患者院外长期小剂量间歇静滴多巴酚丁胺，有益于改善症状。口服 β 受体激动剂，不论 $β_1$ 受体或 $β_2$ 受体激动剂或多巴胺合并 β 受体激动剂，如普瑞特罗、吡布特罗、沙丁胺醇、特布他林、异波帕胺均可产生短期血流动力效应，但长期治疗慢性心力衰竭患者的结果显示其血流动力效应难以持久，可能由于衰竭心肌的 β 受体密度降低、$β_2$受体与 G 蛋白失偶联，抑制性 G 蛋白（Gi）增高等特性与 β 受体激动剂治疗后，心肌 β 受体进一步降低所致。加大剂量以改善临床效果可致震颤、心动过速、胃肠道不适、心肌缺血加重和心律失常等不良不良反应。

部分 $β_1$ 受体激动剂扎莫特罗在体内交感张力低（如静息）时有轻度 $β_1$ 受体激动作用，而当体内交感兴奋（如运动）时有 β 受体阻滞作用，使心率减慢。长期治疗不使心脏 β 受体下调，血流动力与运动耐力改善作用持久，且不增高心肌氧耗，还有降低轻度心力衰竭患者病死率的报道，然而治疗重度心力衰竭的大系列随机对照临床试验结果显示它明显增高病死率。

2）磷酸二酯酶抑制剂：通过抑制使 cAMP 裂解的磷酸二酯酶 F- Ⅲ，抑制 cAMP 的裂解，而增高细胞内 cAMP 浓度，增高 Ca^{2+} 内流，产生正性肌力作用。除正性肌力作用外，磷酸二酯酶抑制剂还通过增高血管平滑肌细胞内 cAMP 含量而具有扩血管作用。各种制剂如氨力农、米力农、依诺昔酮和伊马唑吅等短期的血流动力效应如增加心输出量，降低左室充盈压效果明显，但长期口服氨力农、米力农、依诺昔酮、伊马唑吅改善心脏运动耐量的效果令人失望。米力农和大剂量依诺昔酮还增高病死率和室性心律失常发生率。氨利农、米力农目前主要用于其他抗心力衰竭药物无效或等待心脏移植的终末期心力衰竭。每日最大量不超过 10mg/kg。米利农 12.5 ~ 75μg/（min·kg），前 10min 50/kg，以后 0.375 ~ 0.75μg/（min·kg）每天最大量不超过 1.33mg/kg。

以上结果充分表明 cAMP，依赖性正性肌力药物未能改善心力衰竭的自然病程，相反还有致室性心律失常，诱发心肌缺血，加速基础心脏病变进展和增加病死率。cAMP 依赖性正性肌力药物使心肌内 cAMP 与 Ca^{2+} 长期增高，增高的 cAMP 不仅对心肌细胞有直接毒性作用，还可能单独或与 Ca^{2+} 增高共同导致触发性室性心律失常。这类正性肌力药物适合于治疗急性心力衰竭，尤其是心脏手术后心肌抑制所致的收缩性心力衰竭；也可考虑作为慢性心力衰竭患者心功能急性恶化时的短期辅助治疗。

3）具有多种作用机制的正性肌力药物：这类药物通过两种或多种生化途径增强心肌收缩力。氟司喹南、匹莫苯丹和维司力农是临床研究较集中的具代表性的药物，氟司喹南具有平衡扩张动脉阻力血管与静脉容量血管的作用。大剂量还有非反射性和非 cAMP 依赖的正性肌力和正性变时作用，可能通过促进 Na^+-Ca^{2+} 交换而发挥正性肌力作用。小剂量对心脏无直接作用，大剂量则加强心肌收缩并增快心率。大剂量（150mg/d）治疗心力衰竭的血流动力作用较小剂量（75 ~ 100mg/d）显著，但改善运动耐量的效果反不如小剂量，且病死率高，其原因不明。

匹莫苯丹和维司力农均有轻度磷酸二酯酶抑制作用，因而又有不完全或部分磷酸二酯酶抑制剂之称，应与上述具有显著磷酸二酯酶抑制作用的制剂相区别。

匹莫苯丹能延长动作电位，还增加收缩蛋白尤其是肌钙蛋白 C 对 Ca^{2+} 的敏感性。这种 Ca^{2+} 促敏作用与细胞内 cAMP 含量无关。由于心力衰竭晚期患者 cAMP 磷酸二酯酶活性下降，但收缩蛋白对 Ca^{2+} 的敏感性还可能保存；而且部分磷酸二酯酶抑制剂无明显扩血管作用，由血管扩张所致神经激素系统激活的可能降低，因而其血流动力效应可能较持久。纯 Ca^{2+} 促敏剂增高肌钙蛋白与 Ca^{2+} 的亲和力，可能减慢心肌舒张，但具部分磷酸二酯酶抑制作用的 Ca^{2+} 促敏剂则极少发生类似情况。临床研究结果表明匹莫苯丹可迅速改善缺血性心肌病伴心力衰竭患者的心肌收缩性，而对心肌舒张并无负性作用，小剂量（5mg/d）对心功能Ⅱ～Ⅲ级、应用地高辛和利尿剂治疗患者的运动耐量、氧耗峰值以及生活质量的改善较大剂量更明显，治疗 6 个月无耐药性，尚无增高或降低病死率或致室性心律失常发生率的报道。

维司力农除具轻度磷酸二酯酶抑制作用使 Ca^{2+} 内流增加外，还减少滞后的外向和内向调整 K^+ 离子流，并延长钠通道开放增加细胞内 Na^+。在实验模型中增强心肌收缩而不影响心率或心肌氧耗。与强磷酸二酯酶抑制剂不同，它减慢心率，延长动作电位，抑制滞后的外向 K^+ 离子流。多中心随机对照长期临床治疗试验结果表明小剂量（60mg/d）使心功能Ⅲ级的有症状心力衰竭患者的病死率和致残率降低，生活质量改善，而大剂量（120mg/d）却明显增高病死率。其他不良反应为可逆性颗粒性白细胞减少（发生率为 2.5%）。

5. 血管扩张药的应用　血管扩张药用于治疗心力衰竭已 20 余年，近年来完成的多中心随机对照大系列长期临床试验结果对扩血管药治疗慢性心力衰竭的效果有更深理解。扩血管药作为一类药物虽然都具有降低阻力或容量血管张力，减轻心室前和（或）后负荷，改善血流动力异常和运动耐力的短期效应，但长期治疗对慢性心力衰竭患者病死率与心力衰竭恶化率的影响有显著差别。少数血管扩张药如第一代 Ca^{2+} 通道阻滞剂可能增加心肌梗死后有症状心力衰竭患者的病死率，并使慢性收缩性心力衰竭患者的血流动力与临床恶化。少数扩血管药降低慢性心力衰竭患者病死率的效应已经证实，如肼屈嗪和硝酸异山梨醇联用（H–N）治疗Ⅱ～Ⅲ级有症状心力衰竭患者，ACEI 单独治疗急性心肌梗死后无症状的左室收缩功能障碍患者以及 ACEI 与常规强心、利尿和其他扩血管药联用长期治疗轻、中、重度慢性心力衰竭患者。H–N 与哌唑嗪比较，后者扩血管作用更明显，但不降低病死率。H–N 与 ACEI 比较，前者血流动力、运动耐力和左室射血分数改善的效应明显，但降低病死率的作用反不如 ACEI，上述结果表明 ACEI 的临床应用是心力衰竭治疗的重要发展。从预防和治疗双重角度出发，NYHA 各级心功能的左室收缩性心力衰竭，不论有无症状，均应选用 ACEI 长期治疗，除非有禁忌（如低血压、肾功能不全）。无症状左室收缩功能障碍可尽早开始单独 ACEI 长期治疗，而有症状慢性心力衰竭则以 ACEI 联合利尿剂和地高辛长期治疗。以上资料还提示：① ACEI 的显著长期疗效除扩血管作用外，其神经激素与抗心肌和血管壁重构的效应可能对降低病死率起更重要作用。②急性血流动力学参数、运动耐力或左室射血分数及症状减轻等疗效评价指标，必须与病死率和心力衰竭恶化率等指标结合，才能可靠地全面评价治疗效果。

血管扩张药可按其作用机制分类：①直接作用于血管平滑肌，如硝酸酯、肼屈嗪。②肾上腺素能 α_1 受体阻滞剂，如哌唑嗪。③ ACEI，如卡托普利、依那普利。④血管紧张素Ⅱ受体 AT_1 阻滞剂，如氯沙坦、缬沙坦等。AT_1 受体是 Ang Ⅱ的主要作用部位，存在于血管壁、心、肾、脑、肺和肾上腺皮质，其效应包括血管收缩、调节循环血量和促进心肌细胞增殖。⑤钙通道阻滞剂，如硝苯地平、维拉帕米。

血管扩张药按其作用部位分类：①作用于容量血管，如硝酸酯；②作用于阻力血管，如肼屈嗪、钙通道阻滞剂；③均衡作用于容量和阻力血管，如硝普钠、卡托普利、依那普利、哌唑嗪。

（1）作用机制：血管扩张剂降低心室前和（或）后负荷，在保证脑和心脏灌注压的条件下，使心室充盈压和室壁应力降低和（或）每搏量增多，从而改善症状。但长期治疗时大多可激活神经激素系统，除非还具有抑制神经激素激活的效应。Stevenson 认为扩血管药物除上述直接血流动力影响外，更重要的是通过减轻二尖瓣和三尖瓣返流量，使心室容积缩小，有效提高每搏量。

扩血管药的长期有益效应可能与其抗心肌和血管壁重构（抑制生长）作用有关。硝酸酯通过产生氧化氮（NO）起血管平滑肌松弛作用，即所谓内皮原性松弛因子，在维持小动脉低张力中起重要作用。除扩血管外，NO 还抑制血管平滑肌和心肌生长，抑制血小板聚集。ACEI 的作用机制不完全明了，推测可能除对血流动力的作用外还可能与抑制循环与局部组织（心肌、血管平滑肌 RAS 和交感神经系统）激活，抑制缓激肽降解，从而预防或减轻心肌和血管壁重构，预防或减轻心室重塑，使心力衰竭的易患因素和进行性恶化基础如心肌肥厚与舒缩功能障碍、心室扩大并进行性发展等得到控制，ACEI 降低无症状或有症状心力衰竭患者的心肌梗死和不稳定型心绞痛发生率，以及减慢动脉粥样硬化病变进行性发展的效益有待正在进行的多中心临床试验研究加以证实。

（2）适应证：①急性左心衰竭。如平均动脉压在 75mmHg 以上，硝酸酯（包括硝酸甘油舌下继以硝酸甘油或硝普钠静滴）为首选治疗；②二尖瓣狭窄伴咯血的患者，硝酸甘油或硝普钠静滴可迅速中止咯血；③慢性心力衰竭患者不论无症状左室收缩功能障碍或有症状心力衰竭均宜常规长期应用 ACEI，除非有禁忌；④伴二尖瓣、三尖瓣或主动脉瓣关闭不全的患者，阻力血管扩张药可能减少瓣口返流量。增加有效每搏量。

（3）注意事项：①伴低血压的心力衰竭患者慎用血管扩张剂，必要时与多巴胺联用；②伴中度到重度双侧肾动脉狭窄或孤立肾动脉狭窄的心力衰竭患者禁用 ACEI，因 ACEI 治疗易致肾功能持续恶化；③持续低血压或低血容量心力衰竭患者 ACEI 治疗后容易发生肾功能障碍，治疗前应予纠正；④注意 ACEI 的首剂低血压反应。宜给小剂量首剂后，动态监测血压反应，血压过低者不宜继续治疗。

ACEI 治疗已使心力衰竭治疗有实质性的发展，但有部分患者不能耐受治疗。血管紧张素Ⅱ受体 AT_1 拮抗剂的长期治疗效果尚待评估。经证实能降低病死率的 ACEI 有卡托普利、依那普利和雷米普利，所用剂量分别为卡托普利 3 次 /d，每次 50mg；依那普利 2 次 /d，每次 10mg；雷米普利 2 次 /d，每次 5mg，贝那普利 2 次 /d，每次 5mg。急性心肌梗死后开始 ACEI 治疗的最佳时刻，以及选择治疗对象的最佳方法有待继续研究。

6. β 受体阻滞剂的应用问题　β 受体阻滞剂的负性肌力作用历来被认为能使心力衰竭患者症状恶化。

虽然自 1975 年至今间断有小系列临床报道，在常规强心、利尿治疗后心率仍偏快时，加用小剂量 β 受体阻滞剂，可使部分扩张型心肌病伴慢性心力衰竭患者的临床症状改善。长期治疗还能改善运动耐力、左室射血分数，减慢心力衰竭恶化进程。但也有部分患者不能耐受治疗。然而由于患者数量较少，随后不少临床研究有不同结果，对 β 受体阻滞剂治疗慢性心力衰竭患者的评价颇不一致。美托洛尔治疗扩张型心肌病的前瞻性多中心随机对照长期随访临床试验结果表明在常规强心、利尿、扩血管治疗基础上，自极小剂量美托洛尔开始，逐周增加剂量，至第 7 周达 150mg/d 或仅达能耐受的最大剂量（2 ～ 3 次分服）后，继续治疗，平均连续治疗 18 个月。治疗组的心力衰竭恶化住院率，心力衰竭恶化需进行心脏移植的发生率均较安慰剂组明显降低。美多洛尔缓释剂治疗充血性心力衰竭临床试验进一步确立其降低病死率的作用。欧洲比索洛尔治疗心功能Ⅲ ～ Ⅳ级慢性心力衰竭患者的多中心随机对照长期临床试验结果显示经利尿和扩血管治疗的慢性心力衰竭患者，加用比索洛尔治疗 2 年可使下列患者的生存率提高，无既往心肌梗死史，病因为扩张型心肌病，心功能Ⅳ级，以及心室率超过 80 次 /min。第三代 β 受体阻滞剂卡维地洛治疗非缺血性和缺血性扩张型心肌病伴严重心力衰竭患者的前瞻性随机对照长期随访临床试验结果证实。在强心、利尿、ACEI 治疗基础上，自小剂量（6.25mg/d）开始，逐渐缓慢增加剂量，经 4 ～ 6 周后达到 25mg，2 次 /d 后继续治疗，不仅可减轻症状，还能明显降低病死率。急性心肌梗死后左室收缩功能障碍患者溶纤治疗，首次冠脉扩张术和 ACEI 治疗的基础上，加用卡维地洛也使病死率明显减低。布新洛尔治疗慢性心力衰竭可减轻症状，但降低病死率的作用不显著。

必须强调以上临床试验中所选择的治疗对象可能包括严重心衰患者，但均经强心、利尿、ACEI 治疗后病情稳定 2 周以上。需在继续原有治疗的基础上加用小剂量 β 受体阻滞剂，缓慢增量，经数周后达到治疗量或最大耐受量，密切观察患者的反应。如心力衰竭加重则减量或停止治疗。上述试验中因心力衰竭加重而终止治疗的 6% ～ 15%。临床选用时宜严格遵守，仔细观察。

目前大多数学者认为非缺血性或缺血性扩张型心肌病并发慢性心力衰竭的患者，在常规强心、利尿、扩血管治疗基础上可试小剂量 β 受体阻滞剂。如患者耐受良好可缓慢增加剂量，根据患者的血压和心率反应调整剂量长期服用。疗效可能在治疗后 2 ～ 3 月才可观察到。

7. 醛固酮受体阻滞剂治疗　前瞻性随机安慰剂对照临床试验证实在强心、利尿和 ACEI 治疗的基础上加用安体舒通 25mg/d 可明显降低严重心衰患者的致残和病死率。虽然系列血钾监测结果显示严重高血钾少见，但临床应用时仍需严密随访血钾水平。

（三）慢性收缩性心力衰竭并发室性心律失常的治疗

心力衰竭患者室性心律失常的发生率颇高，心力衰竭严重者中室性心律失常更多见。此外，心力衰竭患者的猝死危险性高，大多由恶性或严重室性快速心律失常所致。然而严重心力衰竭患者应用抗心律失常药物治疗时，不仅药物效果差，而且可产生负性肌力作用与药物本身或与其他药物相互作用的致心律失常不良反应（缓慢或快速心律失常均多见）。而且单纯室性早搏，短阵室性心动过速等不引起血流动力改变的无症状室性心律失常，诱发恶性室性快速心律失常以致猝死的影响难以预测。许多可逆或短暂致心律失常的诱因如短暂神经内分泌活性加强，短暂血电解质和（或）酸碱失衡以及所用强心、利尿等治疗均可促发。CAST（多中心心律失常抑制试验）结果证实恩卡尼、氟卡尼和乙吗噻嗪治疗伴无症状室性快速心律失常和轻、中度心力衰竭的心肌梗死患者虽能明显降低室性心律失常的发生频率，却使病死率增高。ACEI 治疗心力衰竭可降低室性心律失常发生率，但除个别临床试验外不降低心力衰竭患者的猝死率。

消除无症状室性心律失常能否降低心力衰竭患者的猝死率，至今未能明确。这类患者是否需要用抗心律失常药物治疗，颇有争议。多数学者认为宜先积极治疗心力衰竭，检出并预防或消除促使心律失常发生的诱因，不主张预防性抗心律失常治疗。

用于检出高危室性心律失常的方法，如心室晚电位、程序电刺激等的临床意义对冠心病患者比较肯定。但对扩张型心肌病患者却不明确。

对有记录证实为持续室速或心室颤动或猝死复苏的患者，以及伴明显血流动力障碍的短阵室性心动过速患者，应积极治疗并可试用胺碘酮预防发作。

（四）舒张性心力衰竭的治疗

治疗目标包括逆转异常的舒张功能和减轻静脉淤血。病因治疗：如冠心病的介入治疗，高血压的满意控制，主动脉瓣狭窄的手术治疗等。

改善心室弛张：减轻收缩期负荷，包括控制高血压、解除流出道梗阻、治疗心肌缺血。ACEI 和醛固酮受体阻滞剂可能减缓甚至逆转心肌纤维变，维拉帕米可能加速肥厚型心肌病患者的心室舒张。

降低静脉压：谨慎利尿，适当应用硝酸酯减轻前负荷，但避免过度降低充盈压至心输出量明显减少。

减慢心率：β 阻滞剂、维拉帕米或地尔硫䓬减慢心率。地高辛仅适用于房时，否则可能有害。

保持心房收缩：转复和预防房颤。

九、难治性心力衰竭的治疗

症状持续且对各种治疗反应差的充血性心力衰竭称为难治性或顽固性心力衰竭。其治疗包括重新估价既往的诊断和治疗、静脉药物治疗及非药物治疗。

（一）既往诊断和治疗的重新估价

对心力衰竭的病因和诱因尤其是可治疗的病因和使心力衰竭持续的心外因素，如冠心病、心瓣病、感染性心内膜炎以及甲状腺功能亢进或减退、各类贫血等。

（二）经静脉药物治疗

stevenson 用硝普钠或硝酸甘油和利尿剂在漂浮导管监测下静脉给药使肺微锲嵌压快速达到 16mmHg 后，改用口服药物治疗，可使部分患者心力衰竭症状减轻和稳定到不需进行心脏移植治疗。小系列无对照临床研究结果显示短期静脉点滴正性肌力药，如多巴酚酊安或米利农，可能缓解症状甚至维持病情稳定到进行心脏移植手术。

（三）非药物治疗

包括机械辅助循环、心脏移植、动力心肌成形术、心室减容术和双心室起搏等。机械辅助循环适用于病因可去除的低排血量综合征，如急性心肌梗死或心脏直视手术后低排血量综合征。前者主要用于急症冠脉造影和再血管化手术前。心脏移植的主要对象为缺血性或非缺血性扩张型心肌病伴顽固性心力衰竭患者。其手术病死率和术后生存率较初开展时明显提高。1 年和 5 年生存率目前分别为 80% 和 60%，且存活者心功能恢复好。目前存在的主要问题是移植心脏的来源、排异反应、需长期服用免疫抑制剂与巨大的经济负担。动力心肌成形术的对象为非缺血性或缺血性心肌病伴顽固性心力衰竭又不具备心脏移植条件的患者。大多应用属骨骼肌Ⅱ型（收缩快但易疲劳）的背阔肌，给予长期低频脉冲刺激训练，使之转变为骨骼肌Ⅰ型（收缩慢但持久，不易疲劳，与心肌相似）。动力心肌成形术虽有较心脏移植收缩病死率低、无排斥反应、不需长期服用免疫抑制剂、不受心脏来源限制和更为经济等优点，术后随访扩大的心脏缩小，心脏收缩功能改善，运动耐力提高，但疗效尚需有对照的临床试验证实。心室减容术是切除左室部分心肌或同时修补二尖瓣，以减少左室容量和二尖瓣反流，适用于扩张型心肌病患者。双心室起搏的对象为伴 QRS 明显增宽的严重收缩性心力衰竭患者。欧洲一项多中心随机交叉单盲临床试验的初步结果显示双心室起搏可明显改善运动功能和生活质量。

第五章　心脏瓣膜病

第一节　二尖瓣狭窄

一、病因和病理改变

临床上所见的二尖瓣狭窄（mitral stenosis），绝大多数都是风湿热的后遗病变，因二尖瓣狭窄而行人工瓣膜置换术的患者中，99%为风湿性二尖瓣狭窄。但有肯定的风湿热病史者仅占60%；在少见病因中，主要有老年人的二尖瓣环或环下钙化以及婴儿及儿童的先天性畸形；更罕见的病因为类癌瘤及结缔组织病；有人认为，病毒（特别是 Coxsackie 病毒）也可引起慢性心脏瓣膜病，包括二尖瓣狭窄。淀粉样沉着可以发生在风湿性瓣膜病变的基础上并导致左房灌注障碍。Lutembacher 综合征为二尖瓣狭窄并发房间隔缺损。左房肿瘤（特别是黏液瘤）、左房内球瓣栓塞以及左房内的先天性隔膜如三房心，也可引起左房血流障碍，而与二尖瓣狭窄引起的血流动力学改变相似，但这些情况不属于二尖瓣器质性病变的范畴。风湿性心脏病患者中大约 25% 为单纯二尖瓣狭窄，40% 为二尖瓣狭窄并发关闭不全。二尖瓣狭窄的患者中约 2/3 为女性。

在风湿热病程中，一般从初次感染到形成狭窄，估计至少需要 2 年，一般常在 5 年以上的时间，多数患者的无症状期在 10 年以上。

风湿性二尖瓣狭窄的基本病理变化是瓣叶和腱索的纤维化和挛缩，瓣叶交界面相互粘连。交界粘连、腱索缩短，使瓣叶位置下移，严重者如漏斗状，漏斗底部朝向左房，尖部朝向左室。在正常人，血流可自由通过二尖瓣口，经乳头肌间和腱索间进入左室。在风湿性二尖瓣狭窄的患者，腱索融合，瓣叶交界融合，造成血流阻塞，引起一系列病理生理改变。

正常二尖瓣口面积约 4 ~ 6cm^2。当二尖瓣受风湿性病变侵袭后，随着时间的推移，瓣口面积逐渐缩小。瓣口面积缩小至 1.5 ~ 2.0cm^2 时，属轻度狭窄；1.0 ~ 1.5cm^2 时，属中度狭窄；<10cm^2 时属重度狭窄。

二、病理生理

二尖瓣狭窄时，基本的血流动力学变化是：在心室舒张期，左房左室之间出现压力阶差，即跨二尖瓣压差。轻度二尖瓣狭窄，“压差”仅见于心室快速充盈期；严重狭窄，“压差”见于整个心室舒张期。值得注意的是在同一患者，跨二尖瓣压差的高低还与血流速度有关。后者不仅决定于心排血量，还决定于心室率。心室率加快，舒张期缩短，左房血经二尖瓣口流入左室的时间缩减，难于充分排空。在心排量不变的情况下，心室率增快，跨二尖瓣压差增大，左房压力进一步升高。临床可见不少原来无症状的二尖瓣狭窄患者，一旦发生心房颤动，心室率增快时，可诱发急性肺水肿。流体力学研究证明，瓣口面积恒定的情况下，跨瓣压差是血流速度平方的函数，也就是说，流速增加一倍，跨瓣压差将增加三倍。

（一）左房 – 肺毛细血管高压

瓣口面积大于 2.0cm^2 时，除非极剧烈的体力活动，左房平均压一般不会超过肺水肿的压力阈值（25 ~ 30mmHg），因此患者不会有明显不适。瓣口面积 1.5 ~ 2.0cm^2 时，静息状态，左房 – 肺毛细血管平均压低于肺水肿的压力阈值；但在中度活动时，由于血流加快，再加上心跳加快，心室舒张期缩短，二尖瓣两侧压差增大，左房－肺毛细血管平均压迅速超过肺水肿的压力阈值，因此可出现一过性间质性肺水肿。活动停止，左房，肺毛细血管压又迅速下降，肺间质内液体为淋巴回流所清除，肺水肿减轻或消失。这类患者，安静时无症状，但在较重的体力活动时，则表现出呼吸困难。瓣口面积 1.0 ~ 1.5cm^2，左房－肺毛细血管压持续在高水平，轻微活动，甚至休息时，也可能超过肺水肿的压力阈值，因此，患者常主诉劳力性气促和阵发性夜间呼吸困难。稍微活动，即可诱发急性肺泡性肺水肿。左房－肺毛细血管高压期，心排血量大体正常，患者无明显疲乏感。

（二）肺动脉高压

二尖瓣狭窄患者肺动脉高压产生机制包括：①左房压力升高，逆向传导致肺动脉压被动升高；②左房高压，肺静脉高压触发反射性肺小动脉收缩；③长期而严重的二尖瓣狭窄导致肺小动脉壁增厚。从某种意义上说，肺血管的这些变化有一定的保护作用，因毛细血管前阻力增高，避免较多的血液进入肺毛细血管床，减少肺水肿的发生。然而，这种保护作用是以右心排血量减少为代价的。

随着肺动脉压力进行性增高，劳力性呼吸困难、阵发性夜间呼吸困难、急性肺水肿等表现会逐渐减轻。但右室功能受损表现及心排血量减少的症状逐渐明显。

瓣口面积 1.5 ~ 20cm^2 时，可有阵发性左房－肺毛细血管高压，但肺动脉压一般不高。

瓣口面积 1.0 ~ 1.5cm^2，持续性左房－肺毛细血管高压，肺动脉压也可以被动性升高。

瓣口面积 <1.0cm^2，肺动脉压主动性地、明显地升高，而左房－肺毛细血管压略有下降，心排出量也下降。患者常诉疲乏无力，劳动耐量减少。

（三）左心房电活动紊乱

二尖瓣狭窄和风湿性心肌炎可引起左房扩大、心房肌纤维化、心房肌排列紊乱。心房肌排列紊乱，进一步导致心房肌电活动传导速度快慢不一，不应期长短有别。由自律性增高或折返激动所形成的房性期前收缩，一旦落在心房肌易损期即可诱发心房颤动。心房颤动的发生与二尖瓣狭窄的严重程度、左房大小、左房压高低密切相关。开始时，心房颤动呈阵发性。心房颤动本身又可促进心房肌进一步萎缩，左房进一步扩大，心房肌传导性和不应性差距更为显著，心房颤动逐渐转为持续性。

40% ~ 50% 症状性风湿性二尖瓣狭窄患者，并发心房颤动。二尖瓣狭窄早期，一般为窦性心律。

当瓣口面积 1.0 ~ 1.5cm^2，可发生阵发性心房颤动。心房颤动发作时，心室率快而不规则，心室舒张期短，每可诱发急性肺水肿。当瓣口面积 <1.0cm^2，常为持久性心房颤动。因此，持久性心房颤动，多提示血流动力学障碍明显。

（四）心室功能改变

二尖瓣口面积 >1.0cm^2，左房，肺毛细血管压升高，肺动脉压力也可被动性升高。但是，这种程度的肺动脉高压，不会引起明显的右室肥厚，更不会引起右室衰竭。二尖瓣口面积 <1.0cm^2 时，肺动脉压主动性地、明显地升高，甚至超过体循环压水平。长期压力负荷增重，右室壁代偿性肥厚，继之右室扩大，右室衰竭。

Grash 等研究发现，约 1/3 的风湿性二尖瓣狭窄患者存在左室功能异常，其原因尚有争议。一般认为，二尖瓣口狭窄，舒张期左室充盈减少，前负荷降低，导致心排血量降低。Silverstein 则认为，风湿性炎症造成的心肌损害、心肌内在收缩力降低为其主要原因。临床上，外科二尖瓣分离术后，左室射血分数不能随二尖瓣口面积的扩大而增加，也支持 Silverstein 的观点。Holzer 则指出，二尖瓣狭窄时，心排血量降低与冠状动脉供血不足，心肌收缩力受损有关。还有人提出，二尖瓣狭窄时，右室后负荷增重，收缩状态改变，可影响左室功能。汤莉莉等对 20 例风湿性二尖瓣狭窄患者行球囊扩张术，术前及术后测定多种左室功能指标，发现术前各项左室功能降低主要与前负荷不足有关。这一结论与外科二尖瓣分离术所得结论相矛盾，其原因可能是外科手术中全身麻醉开胸等多种因素改变了心肌收缩力以及心脏的前、后负荷的结果。

（五）血栓前状态出现

血栓前状态是指机体促凝和天然抗凝机制的平衡失调，具体地讲，是血管内皮细胞、血小板、血液抗凝、凝血、纤溶系统及血液流变等发生改变所引起的有利于血栓形成的病理状态。

血栓栓塞是二尖瓣狭窄的常见的、严重的并发症。据统计，该病血栓栓塞并发症的发生率约20%，二尖瓣狭窄并发心房颤动时，血栓栓塞的危险性较窦性心律时提高3～7倍。有学者对34例二尖瓣狭窄患者的止血系统多项指标进行过研究，结果发现，这类患者止血系统多个环节发生异常，即存在着血栓前状态。其严重程度与二尖瓣口狭窄严重程度相关，并发心房颤动者较窦性心律者更为严重。

（六）心血管调节激素的改变

如前所述，随着二尖瓣狭窄的发生和发展，左房压力逐渐增高，继之肺动脉压力升高，右室负荷增重，最终将导致右心衰竭。这些血流动力学改变必然会启动机体一系列心血管调节激素的代偿机制。

1. 心钠素分泌的变化　近年来发现，心脏具有分泌心钠素的功能，在一些心血管疾病中，其分泌可发生程度不等的变化。Leddome在狗的左心房放置一气囊，造成二尖瓣口的部分阻塞以模拟二尖瓣狭窄。研究结果显示血浆心钠素浓度随左房压力升高而升高。Daussele发现严重二尖瓣狭窄但不伴右心衰竭的患者，外周血心钠素浓度为正常人的7～10倍。多数学者（包括外国学者）认为二尖瓣狭窄时，血心钠素水平升高的主要原因是左房压力升高刺激心房壁肌细胞分泌心钠素。Waldman发现二尖瓣狭窄时，血心钠素水平不仅与左房压力有关，而且与左房容积和左房壁张力有关。Malatino通过对24例二尖瓣狭窄患者的研究发现，心房颤动组与窦性心律组相比，左房内径较大，血心钠素水平较高；心房颤动组血心钠素水平与左房压力高低无关。这一结果说明，心房快速颤动，心房容量增大，心房壁显著扩张是二尖瓣狭窄并发心房颤动患者血心钠素升高的主要原因。

二尖瓣狭窄患者血心钠素水平升高的意义在于：①促进水钠排泄；②抑制肾素－血管紧张素－醛固酮系统的分泌；③扩张肺动脉、降低肺动脉压或推迟肺动脉高压的发生；④降低交感神经兴奋性。

2. 肾素－血管紧张素－醛固酮系统的变化　二尖瓣狭窄时，肾素－血管紧张素－醛固酮系统（RAS）随病程的变化而有不同的改变。早期，即左房高压期，心肺压力感受器兴奋，交感神经活性减弱，血中肾素－血管紧张素－醛固酮系统水平降低。一旦肺动脉压力明显升高或右心衰竭出现，心排血量下降，重要脏器供血不足，交感神经及RAS兴奋，相关心血管调节激素分泌增加，血中去甲肾上腺素、肾素、醛固酮水平升高。体外试验证明，心钠素与RAS是一对相互拮抗的心血管调节激素。但对二尖瓣狭窄患者的研究发现，血浆心钠素水平与RAS系统的变化似乎相关性不大。Luwin等发现，经皮二尖瓣球囊扩张（PBMV）术后10～60分钟，心钠素水平下降同时肾素、醛固酮水平上升；Ishikura等报告，PBMV术前，心钠素水平显著升高，肾素、醛固酮水平也显著升高，血管紧张素水平无明显变化；术后，血心钠素水平显著下降，同时肾素、血管紧张素Ⅱ、醛固酮水平未见明显上升。

上述资料说明，二尖瓣狭窄患者，体内RAS变化是很复杂的，可能受多种机制所控制。

3. 血管加压素分泌的变化　血管加压素由垂体分泌，左房也有感受器，其分泌受血浆晶体渗透压和左房容量双重调节。二尖瓣狭窄患者，左房容量增加，左房内感受器兴奋，血管加压素水平升高；PBMV术后，左房容量下降，血管加压素水平也降低。

三、临床表现

（一）症状

1. 呼吸困难　劳力性呼吸困难为最早期症状，主要由肺的顺应性减低所致。由于肺血管充血和间质水肿而使活动能力降低。日常活动时即有左室灌注受阻和呼吸困难的患者，一般有端坐呼吸并有发生急性肺水肿的危险。后者可由劳累、情绪激动、呼吸道感染、性交、妊娠或快速房颤等而诱发。肺血管阻力显著升高的患者，右室功能受损，致右室排血受阻，因此，这类患者很少有突然的肺毛细血管压力升高，故反而较少发生急性肺水肿。由于二尖瓣狭窄是一种缓慢进展性疾病，患者可以逐渐调整其工作和生活方式，使之接近于静息水平，避免了呼吸困难发生。若行运动试验，方可客观判断心功能状态。

2. 咯血　咯血可表现为下列几种形式。

（1）突然的咯血（有时称之为肺卒中），常为大量，偶可致命。系由于左房压突然升高致曲张的支气管静脉破裂出血所造成，多见于二尖瓣狭窄早期，无肺动脉高压或仅有轻、中度肺动脉高压的患者；后期因曲张静脉壁增厚，咯血反而少见。

（2）痰中带血或咳血痰，常伴夜间阵发性呼吸困难，此与慢性支气管炎、肺部感染和肺充血或毛细血管破裂有关。

（3）粉红色泡沫痰，为急性肺水肿的特征，由肺泡毛细血管破裂所致。

（4）肺梗死，为二尖瓣狭窄并发心力衰竭的晚期并发症。咳血性痰是由于毛细血管有渗血和肺组织有坏死的缘故。

3. 胸痛 二尖瓣狭窄的患者中，约15%有胸痛，其性质有时不易与冠状动脉疾患所致的心绞痛相区别。有人认为可能是由于肺动脉高压以致肥大的右室壁张力增高，同时由于心排血量降低致右室心肌缺血所致，或继发于冠状动脉粥样硬化性狭窄，其确切机制尚不明。大多数患者通过成功的二尖瓣分离术或扩张术，胸痛症状可以得到缓解。

4. 血栓栓塞 血栓栓塞为二尖瓣狭窄的严重并发症，约20%的患者在病程中发生血栓栓塞，其中约15%～20%由此导致死亡。在开展抗凝治疗和外科手术以前，二尖瓣狭窄患者中约1/4死于血栓栓塞。血栓形成与心排血量减低、患者的年龄和左心耳的大小有关。此外，瓣膜钙质沉着可能是一危险因素，有10%的二尖瓣钙化的患者，在施行瓣膜分离术后发生栓塞。有栓塞病史的患者，在手术时左房中常见不到血栓。发生栓塞者约80%有心房颤动。若患者发生栓塞时为窦律，则可能原有阵发性房颤或并发感染性心内膜炎，或原发病为心房黏液瘤而并非是二尖瓣狭窄。栓塞可能是首发症状，甚至发生在劳力性呼吸困难以前。35岁以上的房颤患者，尤其是伴有心排血量降低和左心耳扩大者是发生栓塞最危险的因素，因此应该给予预防性的抗凝治疗。

临床所见约半数的栓塞发生在脑血管。冠状动脉栓塞可导致心肌梗死和（或）心绞痛，肾动脉栓塞可引起高血压。约25%的患者可反复发生或为多发性栓塞，偶尔左房内有巨大血栓，似一带蒂的球瓣栓子，当变换体位时可阻塞左房流出道或引起猝死。

5. 其他 左房显著扩大、气管－支气管淋巴结肿大、肺动脉扩张可压迫左侧喉返神经，引起声嘶；此外，由于食管被扩张的左房压迫可引起吞咽困难。发生右心衰竭者，常有食欲缺乏、腹胀、恶心、呕吐等消化系统症状，小便量亦少。

（二）体征

1. 望诊和触诊 严重二尖瓣狭窄可出现二尖瓣面容，特征是患者两颊呈紫红色。发生机制是，心排血量减低，周围血管收缩。二尖瓣狭窄，尤其是重度二尖瓣狭窄，心尖搏动往往不明显（左室向后移位）。若能触及与第一心音（S_1）同时出现的撞击（tapping）感，其意义与S_1亢进等同，提示二尖瓣前内侧瓣活动性好。令患者左侧卧位，可在心尖区触及舒张期震颤。肺动脉高压时，胸骨左缘第2肋间触及肺动脉瓣震荡感，胸骨左缘触及右室抬举感；当右室明显扩大，左室向后移位，右室占据心尖区，易将右室搏动误为左室搏动。

2. 听诊 二尖瓣狭窄，在心尖区多可闻及亢进的第一心音，它的存在提示二尖瓣瓣叶弹性良好，当二尖瓣瓣叶增厚或钙化，这一体征即告消失。随着肺动脉压增高，肺动脉瓣关闭音变响，传导也较广，甚至在主动脉瓣听诊区及心尖区可闻及；第二心音分裂变窄，最后变成单一心音。重度肺动脉高压，还可在胸骨左缘第2肋间闻及喷射音，吸气时减弱，呼气时增强；在胸骨左缘2～3肋间闻及肺动脉关闭不全的格－史（Graham-Steell）杂音；在胸骨左下缘闻及三尖瓣关闭不全的收缩期杂音以及右室源性的第三心音和第四心音。

二尖瓣开瓣音（opening snap），在心尖区采用膜型胸件易于闻及，往往与亢进的S_1同时存在，二者均提示二尖瓣瓣叶弹性良好。钙化仅累及二尖瓣瓣尖，该音依然存在，但累及二尖瓣瓣体时，该音即告消失。开瓣音与主动脉瓣关闭音之间的时距愈短，提示二尖瓣狭窄愈重；相反，则愈轻。

二尖瓣狭窄最具诊断价值的听诊是，在心尖区用钟形胸件听诊器听诊可闻及舒张期隆隆样杂音，左侧卧位尤易检出。该杂音弱时，仅局限于心尖区；强时，可向左腋下及胸骨左缘传导。杂音响度与二尖瓣狭窄轻重无关，但杂音持续时间却与之相关，只要左侧房室压力阶差超过3mmHg，杂音即持续存在。轻度二尖瓣狭窄，杂音紧跟开瓣音之后出现，但持续时间短暂，仅限于舒张早期，但舒张晚期再次出现；严重二尖瓣狭窄，杂音持续于整个舒张期，若为窦性心律，则呈舒张晚期增强。二尖瓣狭窄舒张期隆隆样杂音在下述情况下可能被掩盖:胸壁增厚,肺气肿,低心排血量状态,右室明显扩大,二尖瓣口高度狭窄。这种二尖瓣狭窄谓之“安静型二尖瓣狭窄”。对疑有二尖瓣狭窄的患者，常规听诊未发现杂音，可令患者下蹲数次，或登梯数次，再左侧卧位，并于呼气末听诊，可检出舒张期隆隆样杂音。

（三）辅助检查

1. X线检查　X线所见与二尖瓣狭窄的程度和疾病发展阶段有关，仅中度以上狭窄的病例在检查时方可发现左房增大（极度左房扩大罕见），肺动脉段突出，左支气管抬高，并可有右室增大等。后前位心影如梨状，称为“二尖瓣型心”。主动脉结略小，右前斜位吞钡检查可发现扩张的左房压迫食管，使其向后并向左移位，左前斜位检查易发现右室增大。老年患者常有二尖瓣钙化，青壮年患者亦不少见，以荧光增强透视或断层X线检查最易发现二尖瓣钙化。肺门附近阴影增加，提示肺静脉高压所致的慢性肺淤血和肺间质水肿。

2. 心电图检查　轻度二尖瓣狭窄者，心电图正常。其最早的心电图变化为具特征性的左房增大的P波，P波增宽且呈双峰型，称之为二尖瓣型P波（$P_{II}>0.12s$，$P_{tfV1}\leqslant -0.03mm\cdot s$，电轴在+45 ~ -30°），见于90%显著二尖瓣狭窄患者。随着病情发展，当并发肺动脉高压时，则显示右室增大，电轴亦可右偏。病程晚期，常出现心房颤动。

3. 超声心动图检查　超声心动图对二尖瓣狭窄的诊断有较高的特异性，除可确定瓣口有无狭窄及瓣口面积之外，尚可帮助了解心脏形态，判断瓣膜病变程度及决定手术方法，对观察手术前后之改变及有无二尖瓣狭窄复发等方面都有很大价值。

超声诊断的主要依据如下：

（1）二维超声心动图上见二尖瓣前后叶反射增强，变厚，活动幅度减小，舒张期前叶体部向前膨出呈气球状，瓣尖处前后叶的距离明显缩短，开口面积亦变小。

（2）M型超声心动图示二尖瓣前叶曲线上，舒张期正常的双峰消失，E峰后曲线下降缓慢，EA间凹陷消失，呈特征性城墙状。根据狭窄程度的不同，下降速度亦有差异，与此相应，E峰后下降幅度即EA间垂直距离减小；二尖瓣前叶与后叶曲线呈同向活动；左房扩大，右室及右室流出道变宽，有时还可发现左房内有血栓形成。

（3）Doppler图像上舒张期可见通过二尖瓣口的血流速率增快。

（4）Doppler超声心动图运动试验：运动试验可用于某些二尖瓣狭窄患者，以了解体力活动的耐受水平，揭示隐匿的二尖瓣狭窄的相关症状。运动试验可与Doppler超声心动图相结合，以评价二尖瓣狭窄在运动时的血流动力学。Doppler超声心动图运动实验通常是在运动中止后静息状态下行Doppler检查。Doppler超声心动图主要用于下列情况：①证实无症状的二尖瓣狭窄，患者具有良好的运动能力，在强度和日常生活活动相等的工作负荷状态下可以无症状；②评价运动期间肺动脉收缩压；③对于那些有症状但静息状态下检查却只有轻度二尖瓣狭窄的患者，可用这种方法了解运动时血流动力学变化。

四、并发症

（一）心房颤动

见于重度二尖瓣狭窄的患者，左房明显增大是心房颤动能持续存在的解剖基础；出现心房颤动后，心尖区舒张期隆隆样杂音可减轻，收缩期前增强消失。

（二）栓塞

常见于心房颤动患者，以脑梗死最为多见，栓子也可到达四肢、肠、肾脏和脾脏等处；右房出来的栓子可造成肺栓塞或肺梗死；少数病例可在左房中形成球瓣栓塞，这种血栓可占据整个左房容积的1/4，若堵住二尖瓣口则可造成晕厥，甚至猝死。

（三）充血性心力衰竭或急性肺水肿

病程晚期大约有50% ~ 75%发生充血性心力衰竭，并是导致死亡的主要原因，呼吸道感染为诱发心力衰竭的常见原因，在年轻女性患者中，妊娠和分娩常为主要诱因。急性肺水肿是高度二尖瓣狭窄的严重并发症，往往由于剧烈体力活动、情绪激动、感染、妊娠或分娩、快速房颤等情况而诱发，上述情况均可导致左室舒张充盈期缩短和左房压升高，因而使肺毛细血管压力增高，血浆易渗透到组织间隙或肺泡内，故引起急性肺水肿。

（四）呼吸道感染

二尖瓣狭窄患者，由于常有肺静脉高压、肺淤血，故易并发支气管炎和肺炎。临床上凡遇心力衰竭伴发热、咳嗽的患者时，即应考虑到并发呼吸道感染的可能，应及时给予抗生素治疗，以免诱发或加重心力衰竭。显著二尖瓣狭窄的患者，一般不易感染肺结核。

五、自然病程

由于介入治疗和外科治疗的飞速发展，使得了解二尖瓣狭窄以及其他类型瓣膜病的自然病程相当困难。仅有少数资料能提供二尖瓣狭窄病程信息。在温带地区，如美国和西欧，首次风湿热发生后15 ~ 20年才出现有症状的二尖瓣狭窄。从心功能Ⅱ级进展为心功能Ⅲ ~ Ⅳ级约需5 ~ 10年；在热带和亚热带地区，病变进展速度相对较快。经济发展程度和种族遗传因素也可能起一定作用。如在印度，6 ~ 12岁儿童即可患有严重的二尖瓣狭窄，但在北美和西欧，有症状的二尖瓣狭窄却见于45 ~ 65岁。Sagie采用Doppler超声心动图对103例二尖瓣狭窄患者进行随访后指出，二尖瓣口面积减小速率为$0.09cm^2$/年。

外科治疗二尖瓣狭窄出现前的年代，有关二尖瓣狭窄自然病程的资料提示，症状一旦出现，预后不良，其5年存活率在心功能Ⅲ级为62%，Ⅳ级为15%。1996年，Horstkotte报告一组拒绝行手术治疗的有症状的二尖瓣狭窄患者，5年存活率为44%。

六、治疗

二尖瓣狭窄患者，可发生肺水肿、心力衰竭、心律失常以及血栓栓塞等并发症，已如前述。一般来说，二尖瓣狭窄患者，若未出现并发症，可不必治疗，但应防止受凉，注意劳逸结合，应用长效青霉素预防乙型溶血性链球菌感染；有并发症者，宜选择适当方式进行治疗。

二尖瓣狭窄的治疗方式分内科治疗和外科治疗两方面。此处只介绍内科治疗部分。

（1）β 受体阻滞剂：由于二尖瓣狭窄并发间质性肺水肿或肺泡性肺水肿的主要成因是二尖瓣口的机械性阻塞，二尖瓣跨瓣压差增大，左房压力和肺静脉 - 肺毛细血管压力增高。二尖瓣跨瓣压差与心率、心排血量之间的关系是：压力阶差 = 心排血量 /（K · 舒张充盈期）（K为一常数，包含二尖瓣口面积）。心排血量增加或舒张充盈期缩短可导致压力阶差上升。若能减慢心率及（或）降低心排出量，就可降低二尖瓣跨瓣压差，降低左房、肺静脉—毛细血管压，减轻患者肺淤血症状。

1977年，Steven等对8例单纯二尖瓣狭窄呈窦性心律的患者进行了研究，用普萘洛尔2mg静脉注射，注射前及注射后10分钟测心率、肺小动脉楔嵌压、左室收缩压、左室舒张压以及心排血量。结果显示心率下降（13.0 ± 2.6）次 /min（$P<0.01$），心排血量下降（0.5 ± 0.2）L/min（$P<0.05$），二尖瓣跨瓣压差下降（7.1 ± 1.6）mmHg（$P<0.05$），肺小动脉楔嵌压下降（6.9 ± 1.2）mmHg（$P<0.01$），左室收缩压下降（5.1 ± 2.6）mmHg（$P>0.05$），左室舒张末期压力无变化。

有学者也曾用普萘洛尔静脉注射抢救单纯二尖瓣狭窄并发急性肺水肿的患者，还曾用普萘洛尔口服治疗单纯二尖瓣狭窄并发慢性肺淤血的患者，疗效均非常满意。β 受体阻滞剂能有效地减慢窦房结冲动，因此可用于：①二尖瓣狭窄并发窦性心动过速；②二尖瓣狭窄并发窦性心动过速和急性肺水肿；③二尖瓣狭窄并发快速型室上性心律失常。

（2）钙通道阻滞剂：如维拉帕米和硫氮䓬酮，这两种药物均能直接作用于窦房结，减慢窦性频率；还可作用于房室结，延缓房室传导。但是这两种药物还能扩张周围血管，引起交感神经兴奋，间接地使窦性频率加快，房室结传导加速。因此，钙通道阻滞剂对房室结和窦房结的净效应与剂量相关，为有效减慢窦性心律，延缓房室传导，常须用中等剂量或大剂量。由于用量较大，常发生诸如头痛、便秘、颜面潮红及肢体水肿等不良反应。所以这种药物，多用做洋地黄的辅助用药，以减慢快速心房颤动患者的心室率。

（3）洋地黄制剂：对窦房结基本无直接作用，但能有效地抑制房室结，延缓房室传导。对二尖瓣狭窄、窦性心动过速并发肺水肿的患者，临床应用价值有限，甚至有人认为有害。对二尖瓣狭窄快速心房颤动并发肺水肿者，应用洋地黄制剂，疗效满意。

应该指出的是：洋地黄对静息状态下的快速心房颤动，能显著减慢心室率，在应激状态下，洋地黄控制心房颤动的心室率的能力较差。其原因在于：洋地黄减慢房室结传导的作用，主要是通过兴奋迷走神经实现的，在应激状态下，交感神经兴奋，房室传导加速，这种交感神经的兴奋作用超过迷走神经的抑制作用，因此心房颤动患者心室率难以减慢，为解决这一问题，可加用 β 受体阻滞剂或钙通道阻滞剂，辅助洋地黄控制应激状态下心房颤动患者的心室率。

经皮球囊二尖瓣成形术的禁忌证包括：①左房内血栓形成；②近期（3个月）内有血栓栓塞史；③中、重度二尖瓣关闭不全；④左室附壁血栓；⑤右房明显扩大；⑥心脏、大血管转位；⑦主动脉根部明显扩大；⑧胸、脊柱畸形。

第二节　二尖瓣关闭不全

一、病因和病理改变

二尖瓣装置包括瓣环、瓣叶、腱索和乳头肌，它们在功能上是一个整体。正常的二尖瓣功能，有赖于上述四成分的结构和功能的完整，其中任何一个或多个成分出现结构异常或功能障碍便可产生二尖瓣关闭不全（mitral regurgitation），当左室收缩时，血液便可反流入左房。以前，在人群中，风湿热、风湿性心瓣膜炎发生率很高，因此认为风湿性二尖瓣关闭不全极为常见，即使临床未发现伴有二尖瓣狭窄的二尖瓣关闭不全，若未查到其他病因，也认为是风湿性二尖瓣关闭不全。随着心脏瓣膜病手术治疗的开展及尸检资料的累积，对二尖瓣关闭不全的病因的认识也随着发生了变化。据报告，风湿性单纯性二尖瓣关闭不全占全部二尖瓣关闭不全的百分数逐渐在减少。1972 年，Seizer 报告风湿性二尖瓣关闭不全占 44%；1976 年，Amlie 报告占 33%；1987 年，Kirklin 及中尾报告为 3% ~ 21%。非风湿性单纯性二尖瓣关闭不全的病因，以腱索断裂最常见，其次是感染性心内膜炎、二尖瓣黏液样变性、缺血性心脏病等。缺血性心脏病之所以造成二尖瓣关闭不全，其机制可能与左室整体收缩功能异常、左室节段性室壁运动异常以及心肌梗死后左室重构等有关。

二尖瓣关闭不全的病因分类，详见表 5-1。

表 5-1　二尖瓣关闭不全的病因分类

病损部位	慢性	急性或亚急性
瓣叶－瓣环	风湿性 黏液样变 瓣环钙化 结缔组织疾病 先天性，如二尖瓣裂	感染性心内膜炎 外伤 人工瓣瓣周漏
腱索－乳头肌	瓣膜脱垂 （腱索或乳头肌过长 乳头功能不全）	原发性腱索断裂 继发性腱索断裂 感染性心内膜炎或慢性瓣膜病变所致 心肌梗死并发乳头肌功能不全或断裂 创伤所致腱索或乳头肌断裂
心肌	扩张性心肌病 肥厚性梗阻型心肌病 冠心病节段运动异常或室壁瘤	

（一）瓣叶异常

由于瓣叶受累所致的二尖瓣关闭不全，常见于慢性风湿性心瓣膜病，男性多于女性，其主要病理改变为慢性炎症及纤维化使瓣叶变硬、缩短、变形，或腱索粘连、融合、变粗等，病程久者可钙化而加重关闭不全。风湿性二尖瓣关闭不全的患者中，约半数并发二尖瓣狭窄。此外，结缔组织疾病、感染性心内膜炎、穿通性或非穿通性创伤均可损毁二尖瓣叶；心内膜炎愈合期二尖瓣尖的回缩也能引起二尖瓣关闭不全。

（二）瓣环异常

1. 瓣环扩张 成人二尖瓣环的周径约10cm，在心脏收缩期，左室肌的收缩可使瓣环缩小，这对瓣膜关闭起重要作用，因此，任何病因的心脏病凡引起严重的左室扩张者，均可使二尖瓣环扩张，从而导致二尖瓣关闭不全。一般原发性瓣膜关闭不全比继发于二尖瓣环扩张引起的关闭不全严重些。

2. 瓣环钙化 在尸检中，二尖瓣环特发性钙化甚为常见。一般这种退行性变对心脏功能影响很小，严重的二尖瓣环钙化，则是引起二尖瓣关闭不全的重要原因。高血压、主动脉瓣狭窄和糖尿病以及Marfan综合征等，均可使二尖瓣环的钙化加速，并可使二尖瓣环扩张，因而更易造成二尖瓣关闭不全；此外，慢性肾衰竭和继发性甲状旁腺功能亢进的患者，也易发生二尖瓣环钙化。严重钙化的患者，钙盐可能侵入传导系统，导致房室或（和）室内传导阻滞，偶尔钙质沉着扩展可达冠状动脉。

（三）腱索异常

这是引起二尖瓣关闭不全的重要原因。腱索异常可由下列原因引起，先天性异常、自发性断裂或继发于感染性心内膜炎、风湿热的腱索断裂。多数患者腱索断裂无明显原因，后叶腱索断裂较前叶腱索断裂多见，常伴有乳头肌纤维化，腱索断裂也可由创伤或急性左室扩张引起。根据腱索断裂的数目和速度而引起不同程度的二尖瓣关闭不全，临床上可表现为急性、亚急性或慢性过程。

（四）乳头肌受累

任何妨碍乳头肌对瓣叶有效控制的因素，均可导致二尖瓣关闭不全。乳头肌是由冠状动脉的终末支供血，因此，对缺血很敏感，乳头肌血供的减少，可引起乳头肌缺血、损伤、坏死和纤维化伴功能障碍。唯乳头肌断裂在临床上罕见。若缺血呈一过性，乳头肌功能不全和二尖瓣关闭不全也呈一过性，且伴有心绞痛发作。若缺血严重而持久，引起慢性二尖瓣关闭不全。后内侧乳头肌的血供较前外侧少，故较易受缺血的影响。引起乳头肌受累的原因，归纳起来有下列几种：①乳头肌缺血，常见者为冠心病；②左室扩大，使乳头肌在心脏收缩时发生方位改变；③乳头肌的先天性畸形，如乳头肌过长、过短、一个乳头肌缺如等；④感染性心内膜炎时并发乳头肌脓肿，可引起急性瓣下二尖瓣关闭不全；⑤其他，如肥厚型心肌病、心内膜心肌纤维化、左房黏液瘤、外伤等。

根据乳头肌受累的程度及速度，临床上可表现为急性二尖瓣关闭不全或慢性二尖瓣关闭不全的征象。

二、病理生理

二尖瓣关闭不全时，左室排血可经两个孔道，即二尖瓣孔和主动脉瓣孔，因此排血阻力降低。在主动脉瓣打开之前，几乎半量的左室血液先期反流左房。反流量的多少，决定于二尖瓣孔的大小和左室－左房压力阶差。而二尖瓣孔的大小和左室－左房压力阶差又是可变的。左室收缩压或者左室－左房压力阶差决定于周围血管阻力；正常二尖瓣环有一定弹性，其横截面可由多种因素调节，如前负荷、后负荷、心肌收缩力。当前负荷和后负荷增加，心肌收缩力降低，左室腔扩大，二尖瓣环扩张，反流孔增大，反流量增加；当采用某些措施（如正性肌力药物、利尿剂、血管扩张剂）使左室腔缩小，反流孔变小，反流量减少。

（一）左室功能的变化

当急性二尖瓣关闭不全发生开始时，左室以两种方式来代偿，一是排空更完全，二是增加前负荷。此时，左室收缩末压降低，内径缩短，室壁张力明显下降，心肌纤维缩短程度和速率增加。当二尖瓣关闭不全持续而变为慢性二尖瓣关闭不全，特别是严重二尖瓣关闭不全，左室舒张末期容量增大，收缩末期容量恢复正常。根据Laplace定律（心肌张力与心室内压和心室半径乘积相关），由于左室舒张末期容量增大，室壁张力增加至正常水平或超过正常水平，此谓严重二尖瓣关闭不全的慢性代偿阶段。左室舒张末期容量增加，即前负荷增加，二尖瓣环扩大，二尖瓣关闭不全加重，即进入二尖瓣关闭不全引起二尖瓣关闭不全的恶性循环。在慢性二尖瓣关闭不全，左室舒张末期容量及左室质量均是增加的，左室发生典型的离心性肥厚，肥厚的程度与扩大的程度不成比例。二尖瓣关闭不全，由于左室后负荷降低，射血分数（EF）可以维持于正常水平或超过正常水平。

多数严重二尖瓣关闭不全患者，心功能代偿期可持续多年；部分患者，由于左室长期容量超负荷，最终发生心肌失代偿，收缩末期容量，前负荷后负荷均增加，而射血分数和每搏出量降低。左室功能失代偿者，神经内分泌系统激活，循环炎性因子增加，磷酸肌酸与三磷酸腺苷比例降低。

严重二尖瓣关闭不全患者，冠状动脉血流速度加快，而与主动脉瓣病变相比较，心肌氧耗量的增加并不显著，因为这类患者心肌纤维缩短程度和速度虽然增高，但这不是心肌氧耗量的主要决定因素，主要决定因素是室壁张力，心肌收缩力和心率，前者（平均左室壁张力）实际是降低的，而后两者变化不大。因此，二尖瓣关闭不全的患者很少出现心绞痛。

反映心肌收缩力强弱的各种射血指标（如射血分数，左室短轴缩短率）是与后负荷大小成反比的，二尖瓣关闭不全早期，上述射血指标增高。许多患者最终之所以有症状，是因为二尖瓣反流量大，左室压和肺静脉压增高，而各种射血指标却无变化，甚至增高。也有部分患者，症状严重，提示左室收缩功能严重减低，各种射血指标降至低于正常水平或正常低水平。即使二尖瓣关闭不全并发明显左室衰竭，左室射血分数及短轴缩短率仅有轻、中度降低。因此，当射血分数为正常低水平时，即提示左室收缩功能受损。当射血分数中度减低（0.40 ~ 0.50），则提示左室收缩功能严重受损，而且在二尖瓣矫治术后常难以逆转；当射血分数低于 0.35，提示左室收缩功能极度受损，二尖瓣矫治术的风险很大，术后疗效不佳。

（二）左房顺应性的变化

左房顺应性是严重二尖瓣关闭不全患者血流动力学和临床表现的主要决定因素。依据左房顺应性的差别，可将二尖瓣关闭分为三个亚组：

1. 左房顺应性正常或降低组　该组左房扩大不明显，左房平均压显著增高，肺淤血症状突出。见于急性二尖瓣关闭不全，如腱索断裂、乳突肌头部梗死、二尖瓣叶穿孔（外伤或感染性心内膜炎）。数周、数月后左房壁逐渐增厚，收缩力增强，排空更充分，左房顺应性低于正常；急性二尖瓣关闭不全发生后 6 ~ 12 个月，肺静脉壁增厚，肺动脉壁也增厚，肺动脉血管阻力增加，肺动脉压力增高。

2. 左房顺应性显著增高组　该组左房明显扩大，左房平均压正常或略高于正常。见于严重慢性二尖瓣关闭不全。这类患者，肺血管阻力和肺动脉压力正常或稍高于正常，常有心房颤动和心排血量减低的表现。

3. 左房顺应性中度增高组　该组介于第一组和第二组之间，临床上最常见。见于严重二尖瓣关闭不全，左房可有不同程度扩大，左房平均压升高，肺静脉压力、肺血管阻力和肺动脉压力可能升高，心房颤动迟早也会发生。

三、临床表现

（一）症状

慢性二尖瓣关闭不全患者临床症状的轻重，取决于二尖瓣反流的严重程度、二尖瓣关闭不全进展的速度、左房和肺静脉压高低、肺动脉压力水平以及是否并发其他瓣膜损害和冠状动脉疾病等。

慢性二尖瓣关闭不全的患者在出现左室衰竭以前，临床上常无症状。部分慢性二尖瓣关闭不全并发肺静脉高压或心房颤动患者可于左室衰竭发生前出现症状。从罹患风湿热至出现二尖瓣关闭不全的症状，一般常超过 20 年。二尖瓣关闭不全的无症状期比二尖瓣狭窄长，急性肺水肿亦比二尖瓣狭窄少见，可能与左房压较少突然升高有关，咯血和栓塞的机会远比二尖瓣狭窄少，而由于心排血量减少所致的疲倦、乏力则表现较突出。

轻度二尖瓣关闭不全的患者，可能终身无症状，多数患者仅有轻度不适感。但如有慢性风湿活动、感染性心内膜炎或腱索断裂，则可使二尖瓣关闭不全进行性加重，由低心排血量或肺充血引起之症状亦会逐渐明显，有时甚至发展为不可逆的左心衰竭。二尖瓣关闭不全的患者出现心房颤动时，虽会影响病程的进展，但不如二尖瓣狭窄时明显，可能因为二尖瓣关闭不全患者出现快速房颤时，不至于使左房压明显升高之故。

严重二尖瓣关闭不全的患者，由于心排血量很低，因此患者有极度疲乏力、无力的感觉，活动耐力也大受限制，一旦左心衰竭，肺静脉压力升高，患者即可出现劳力性呼吸困难，亦可有夜间阵发性呼吸困难，进而可出现右心衰竭的征象，表现为肝脏淤血肿大、踝部水肿，甚至出现胸、腹腔积液；并发冠状动脉疾病患者，可出现心绞痛的临床症状。

（二）体征

心界向左下扩大，心尖区出现有力的、局限性的收缩期搏动，亦表示左室肥厚、扩张。二尖瓣瓣叶病变所致二尖瓣关闭不全，第一心音常减低。由于左室排空时间缩短，主动脉瓣关闭提前，常可出现第二心音宽分裂。并发肺动脉高压时，肺动脉瓣关闭音增强。在左室快速充盈期，流经二尖瓣口血流量增大、增速，常可在心尖部闻及左室源性第三心音，有时伴有短促的舒张期隆隆性杂音。

二尖瓣关闭不全最重要的体征是心尖区收缩期杂音。多数患者，杂音在 S_1 后立即发生，持续于整个收缩期，超过甚至掩盖主动脉关闭音，该杂音响度稳定，呈吹风性，调较高，可向左腋下和左肩下放射，若为后外侧瓣病变，杂音还可向胸骨和主动脉瓣区放射，后者特别多见于二尖瓣后叶脱垂时。二尖瓣关闭不全杂音，不随左室每搏输出量大小变化而变化，其强弱也与二尖瓣关闭不全的严重程度无关某些患者，因左室扩大、急性心肌梗死、人工瓣瓣周漏、严重肺气肿、肥胖、胸廓畸形，虽有严重二尖瓣关闭不全，杂音很难听到，甚至完全听不到，此谓安静型二尖瓣关闭不全（silent mitral regurgitation）。

风湿性二尖瓣病，可表现为单纯二尖瓣狭窄、二尖瓣关闭不全，但更多表现为二尖瓣狭窄并发二尖瓣关闭不全。在二尖瓣狭窄并发二尖瓣关闭不全的患者，如果听诊发现心尖部 S_1 减低，又可闻及第三心音，说明以关闭不全为主；若发现心尖部 S_1 亢进，有明显开瓣音，收缩期杂音柔和而又短促，提示以狭窄为主。

（三）辅助检查

1. X线检查　轻度二尖瓣关闭不全，X线检查无明显异常发现，较严重者可有左房增大及左室增大。严重二尖瓣关闭不全者，可呈巨大左房，有时可使食管向右、向后移位，并组成右心缘的一部分。若有心力衰竭或肺动脉高压症存在，则出现右室增大。透视下可见二尖瓣钙化，有时可见左房收缩期搏动。有肺静脉高压时，可见 Kerley B 线。急性严重二尖瓣关闭不全常有肺水肿的征象，而左房、左室扩大不显著。左室造影对二尖瓣关闭不全的诊断，很有帮助，且能提示反流量的大小。

2. 心电图检查　轻度二尖瓣关闭不全者，心电图正常；较重者，主要示左室肥大和劳损，当出现肺动脉高压后，可有左、右室肥大或右房肥大的表现。病程短者，多呈窦性心律，约 1/3 的慢性二尖瓣关闭不全者示心房颤动。窦性心律者，标准导联中 P 波可增宽并出现切迹，V_1 导联 P_{tf} 负值增大，提示左房增大。

3. 超声心动图检查　对重症二尖瓣关闭不全的诊断准确率很高，轻症者因反流量小，心脏形态改变不显著，故较难肯定。超声诊断的主要依据如下。

（1）M 型图可示左房左室增大及容量负荷过重的现象，有时可见瓣膜钙化。右室及肺动脉干亦可能扩大或增宽。

（2）切面超声心动图上可见瓣叶增厚、反射增强，瓣口在收缩期关闭对合不佳。

（3） Doppler 检查时，在左房内可见收缩期血液返回所引起湍流。

（4）左心声学造影时，可见造影剂在收缩期由左室返回左房。

（5）腱索断裂时，二尖瓣可呈连枷样改变，在左室长轴切面观可见瓣叶在收缩期呈鹅颈样钩向左房，舒张期呈挥鞭样漂向左室（二尖瓣脱垂的改变详见后）。

运动超声心动图可协助判断二尖瓣关闭不全的严重程度，了解运动期间血流动力学的异常改变，尤其对那些轻度二尖瓣关闭不全但有症状患者以及病情稳定而无症状的二尖瓣关闭不全患者，运动超声心动图可客观地评价其心功能状态。

4. 放射性核素检查　超声心动图是诊断二尖瓣关闭不全最常用的影像学方法，但在下述情况下可进一步考虑门控血池核素造影或一期心血管造影：超声检查结果不甚满意；临床与超声诊断有出入；有必要更准确测定左室射血分数。此外，通过该法还可测量左室功能和反流分数；也可用于定期随访患者，若在随访期，静息射血分数进行性下降达正常值下限，或左室舒张末期以及（或）收缩末期容量进行增加，提示患者应考虑手术治疗。

四、自然病程

二尖瓣关闭不全的自然病史，取决于基本病因、反流程度及心肌功能状态。轻度二尖瓣关闭不全，可多年无症状，其中仅少数患者因感染性心内膜炎或腱索断裂而使病情加重。一般慢性风湿性二尖瓣关闭不全在诊断后的5年存活率为80%，10年存活率为60%，但如已出现明显症状（心功能已达Ⅲ～Ⅳ级），则5年和10年存活率均明显降低，分别为40%和15%。瓣膜脱垂综合征的病程大多为良性，寿命与正常人相近，但约有15%可进展为严重的二尖瓣关闭不全，若并发感染性心内膜炎或腱索断裂，则预后与急性二尖瓣关闭不全相同。

五、治疗

慢性瓣膜病由于相当时期内可无症状，因此，在诊断确立后仅需定期随访，内科治疗的重点是预防风湿热和感染性心内膜炎的发生及适当地限制体力活动。血管扩张剂特别是减轻后负荷的血管扩张剂，通过降低射血阻抗可减少反流量和增加心排出量，对急性二尖瓣关闭不全可产生有益的血流动力学效应，对于慢性二尖瓣关闭不全是否如此，目前尚无定论。洋地黄类药物对负荷过重的左室具正性肌力作用，故控制本病的心力衰竭症状较二尖瓣狭窄者更适宜，对伴有心房颤动者更有效。

六、急性二尖瓣关闭不全

有关急性二尖瓣关闭不全的病因详见表5-1。其中，最重要的是自发性腱索断裂，感染性心内膜炎致瓣膜毁损和腱索断裂，缺血性乳头肌功能不全或断裂，人工瓣功能不全。急性二尖瓣关闭不全也可发生在慢性二尖瓣关闭不全的病程中，使病情突然加重。

急性二尖瓣关闭不全多发生于左房大小正常，房壁顺应性正常或降低的患者，当二尖瓣反流突然发生，左房压、肺静脉压迅速升高，可引起急性肺水肿，甚至引起肺动脉压升高，右心衰竭。而左室前向搏出量显著减少，收缩末期容量稍降低，但舒张末容量增加，压力升高。

（一）临床表现

1. 症状　突然发作呼吸困难，不能平卧。频频咳嗽，咳大量粉红色泡沫痰，伴极度乏力。

2. 体征　端坐位，精神紧张，全身大汗，皮肤青紫。听诊肺部满布哮鸣音或哮鸣音与湿性啰音混杂。重症者，可有血压下降，甚至发生心源性休克。心尖搏动位置大多正常。听诊心脏可发现心跳快速；第二心音宽分裂，左室源性第三心音或第四心音；肺动脉瓣关闭音增强；心尖区可闻及收缩早期递减型杂音，呈吹风性，调低而柔和，传导方向视受累瓣膜不同而不同。

（二）辅助检查

1. X线检查　左房、左室不大，但有明显肺淤血或肺水肿。若发生于慢性二尖瓣关闭不全的基础上，则可见左房、左室扩大。

2. 心电图　一般为窦性心动过速，无左房、左室扩大表现。

3. 超声检查　左房、左室稍大；收缩期，二尖瓣闭合不全；有时可发现二尖瓣在整个心动周期内呈连枷样运动；Doppler超声检查可发现严重二尖瓣反流。

（三）治疗

吸氧，镇静，静脉给予呋塞米。内科治疗最重要的是使用血管扩张剂，特别是静脉滴注硝普钠。该药可以扩张动脉系统，降低周围血管阻力，从而减轻二尖瓣反流；同时可扩张静脉系统，减少回心血量，缓解肺淤血。临床实践证明，硝普钠可以减轻症状，稳定病情，为下步手术治疗创造条件。急性二尖瓣关闭不全伴血压下降时，可同时使用正性肌力药，如多巴酚丁胺等；如有条件，应尽早应用主动脉内球囊反搏。

第三节　二尖瓣脱垂综合征

一、概述

1961 年，Reid 提出收缩中期喀喇音（click）和收缩晚期杂音均起源于心脏瓣膜。1963 年，Barlow 将收缩中期喀喇音、收缩晚期杂音、心电图 T 波改变和心室造影显示二尖瓣脱垂归纳为独特的综合征。以后人们称之为 Barlow 综合征，即本文所称的二尖瓣脱垂综合征（mitral valve prolapse syndrome）。二尖瓣脱垂综合征，又名听诊 - 心电图综合征，收缩中期喀喇音 - 收缩晚期杂音综合征，气球样二尖瓣综合征等。

目前认为，二尖瓣脱垂综合征是多种病因所造成的，在左室收缩时二尖瓣叶部分或全部突向左房，并同时伴有相应临床表现的一组综合征。

二尖瓣脱垂是一种最常见的瓣膜疾病。其患病率，根据受检人群及诊断标准的不同而异，文献报告的患病率为 0.4% ~ 17%。

2002 年发表的 Framingham 心脏研究，采用新的超声诊断标准（下面将讨论）对人群进行检查，二尖瓣脱垂综合征患病率为 2.4%，女性患病率为男性两倍。

虽然大多数原发性二尖瓣脱垂综合征是散发的，但有少数研究显示其家族性聚集倾向。有一报道在 17 例肯定受累的先证者家庭中，近 50% 的第一代亲族呈现二尖瓣脱垂的超声心动图特征。本病还曾在几对孪生儿中发现。Framingham 首次检出 100 例二尖瓣脱垂病例中，30 010 的人至少有 1 名亲戚也有二尖瓣脱垂。从现有资料看，大多数为垂直遗传，在二代或多代中有听诊异常，提示为常染色体显性遗传。

二、病因

二尖瓣脱垂综合征的病因至今尚未完全澄清。有人曾试图从病因角度将该病分为原发性二尖瓣脱垂和继发性二尖瓣脱垂（表 5–2）。

表 5–2　二尖瓣脱垂综合征病因分类

原发性	家族性 非家族性
继发性	Marfan 综合征 风湿性心内膜炎 冠心病 扩张型心肌病 特发性肥厚性主动脉瓣下狭窄 心肌炎 外伤 甲状腺功能亢进 左房黏液瘤 结节性动脉周围炎 系统性红斑狼疮 肌营养不良 骨发生不全 Ehlers- Danlos 综合征 假性弹性纤维黄色瘤先天性心脏病（第 2 孔型房间隔缺损、室间隔缺损、动脉导管未闭、爱伯斯坦畸形、矫正型大血管转位） 运动员心脏 Turner 综合征 Noonan 综合征 先天性 QT 间期延长综合征

从二尖瓣脱垂综合征猝死者和瓣膜置换术者的病理检查发现，这类患者均有不同程度的瓣膜和腱索的黏液瘤样变性。由于原发性二尖瓣脱垂患者死亡数少，换瓣者也不多，因此目前尚难确定是否大多数或所有原发性二尖瓣脱垂者均有瓣膜和腱索的黏液瘤样变性。

前已述及，部分患者有家族性发病倾向，常并发骨骼异常和某些类型的先天性心脏病，因此应怀疑本综合征与胚胎期发育障碍有关。胚胎学研究业已证明，二尖瓣、三尖瓣、腱索、瓣环、房间隔、胸椎、肋骨和胸骨的发育均在胚胎的 35 ~ 42 天进行。因此这些成分的两种或两种以上异常并存就不足为怪了。

二尖瓣脱垂常与某些遗传性结缔组织疾病并存。其中知道最多的是 Marfan 综合征和 Ehlers-Danlos 综合征。在一组研究中，35 例 Marfan 综合征患者，91% 有二尖瓣脱垂；另一组 13 例典型 Marfan 综合征患者，超声证实 4 例有二尖瓣脱垂，尸检和组织学发现所有病例二尖瓣均有酸性黏多糖沉积所致的黏液瘤样改变。在Ⅳ型 Ehlers-Danlos 综合征一个家系 10 例患者中，经切面超声心动图证实 8 例有二尖瓣脱垂。Ⅲ型胶原异常是Ⅳ型 Ehlers-Danlos 综合征的基本生化缺陷。最近有人报告，19 例瓣膜替换术时切除的黏液样变性的二尖瓣，多种胶原含量增加，特别是Ⅲ型胶原。故在原发性二尖瓣脱垂与遗传性胶原合成障碍疾病所致的二尖瓣脱垂之间，瓣叶的超微结构基础是不同的。Marfan 综合征，Ehlers-Dan-los 综合征等结缔组织疾病，由于二尖瓣、瓣环、腱索组织脆弱，容易引起二尖瓣脱垂。

心室与瓣叶大小之间正常的平衡关系失调可引起解剖学上的二尖瓣脱垂，这时，二尖瓣叶或腱索可无任何病理改变。左室明显缩小或几何形状发生显著改变时，二尖瓣叶于收缩期不能保持正常的位置和形状，从而形成某种程度的脱垂，如特发性梗阻性肥厚型心肌病、继发孔房间隔缺损、直背综合征、漏斗胸等。风湿性心肌炎、病毒性心肌炎、扩张型心肌病、冠心病，由于左室整体或节段性运动异常，也可引起二尖瓣脱垂。预激综合征患者，由于左室激动顺序异常，也可引起二尖瓣脱垂。

Tomaru 曾对 42 例脱垂瓣叶的切除标本作了病理分析，发现脱垂瓣叶有慢性炎症者 22 例。病变主要表现为瓣叶结构有明显破坏，有弥漫性小血管增生和瘢痕形成，因而瓣叶的海绵组织层变窄甚至消失。有作者据此称之为炎症后瓣叶脱垂。说明二尖瓣脱垂不仅可由黏液样变引起，也可由炎症后病变所致。

三、病理解剖

正常二尖瓣主要包括三层：第一，心房面层，含弹力纤维结缔组织；第二，中层，又称海绵组织层，含疏松的、黏液样的结缔组织；第三，心室面层，又称纤维质层，含浓密的胶原纤维。腱索也是由浓密的胶原纤维所构成，插入纤维质层。

原发性二尖瓣脱垂的基本病理改变是，海绵组织层组织含量增加（瓣叶肥大），侵入纤维质层，使之断裂；在纤维质层和腱索的连续部位胶原分解或发育不全，腱索分支点减少、附着点增加，排列杂乱无章，中央索呈退行性变，黏液样变性，腱索延长，位于腱索间的瓣膜节段脆弱、伸长，心室收缩时在压力的作用下异常的向左房鼓出，但二尖瓣关闭尚属正常。瓣膜病理改变不是均一的，后瓣受累最重；瓣环发生黏液样变，周径扩大。

由于瓣叶、腱索和左室内壁之间频繁接触摩擦，相应部位纤维增厚，即出现继发性摩擦病灶（friction-lesion）。

在瓣叶，继发性摩擦病灶位于瓣叶间的接触处，局部纤维组织特别是胶原纤维沉积，细嫩的透明的瓣叶变为粗糙的不透明的瓣叶，形态也发生改变。尽管如此，前后叶交界处绝无粘连，这是区别于风湿性二尖瓣病的特征之一。

摩擦病灶也可出现于左室心内膜面与腱索接触处。其开始病变为在与有关腱索相对应的心室内膜出现线状纤维增厚，后者可以扩展并汇合。病程后期，有关腱索也被融合于左室内壁的纤维组织中。这样一来，腱索可以缩短。若左室内膜有广泛的纤维化，纤维化组织也可出现少有的钙化现象。

四、病理生理

二尖瓣脱垂是一种慢性进行性病理过程。绝大多数无并发症的二尖瓣脱垂，其血流动力学正常。

多数报道认为二尖瓣脱垂患者心室活动呈高动力状态，射血分数增加。少数研究者发现，这类患者左室有节段性收缩异常。偶有报道指出，左室后基底段和膈段强烈收缩，前壁向内凹陷，后者似乎与二尖瓣脱垂相应腱索张力增高有关。

二尖瓣环呈中度或显著扩大，其周径可较正常大2/3以上。瓣环扩大本身就可影响瓣叶的正常关闭。

曾有少数报道，可同时伴有三尖瓣脱垂及右室收缩功能异常。

五、临床表现

（一）症状

大多数二尖瓣脱垂患者无症状，只是在健康检查通过听诊或心电图有T波改变而被发现，实践证明，仅有收缩中期喀喇音而不伴收缩晚期杂音者多无明显症状。

常见症状有胸痛、心悸、呼吸困难、疲乏无力，头昏或晕厥，少数患者主诉焦虑和恐惧感。还有个别患者有神经精神症状。

胸痛发生率40%～80%，多与劳力无关，部位局限而不向他处放射，性质如刀割样或撕裂样，可持续半小时、数天，硝酸甘油疗效差，个别患者，胸痛呈典型心绞痛样。胸痛机制不明。

心悸，见于半数以上病例。心悸的发生，可能与心律失常有关，但动态心电图检查发现，主观感觉心悸与记录到的心律失常之间相关性不高。

约40%患者主诉呼吸困难。不论活动时还是静息状态下均如此。经仔细询问有这种主诉者，多诉说“气不够用”，“长吸一口气好些”，并非真正的呼吸困难。这样异常感觉可能与换气过度有关。

少数患者有黑蒙和晕厥。Wigle等报告7例晕厥者均为短阵心室颤动引起。但晕厥也可在无心律失常时出现，其中部分患者可能为脑栓塞引起的一过性脑缺血发作，栓子来自于心房壁或二尖瓣叶。

（二）体征

在体征方面，二尖瓣脱垂患者最重要的表现为体型、胸廓和脊柱以及心脏听诊的异常发现。

这类患者，多为无力体型。胸廓和脊柱常有异常，如正常脊柱胸段后曲消失（直背综合征），脊柱侧弯以及漏斗胸等。

听诊心脏时可能发现包括收缩中期或晚期喀喇音、收缩期杂音和第一心音改变。其中，以喀喇音和杂音尤为重要，是二尖瓣脱垂综合征特征性标志。这类患者听诊发现变化甚大，时有时无，时强时弱。有的患者既有收缩中期喀喇音又有收缩晚期杂音，另一些患者可能只有收缩中期喀喇音或只有收缩晚期杂音。因此应多次听诊、多体位听诊。Fontana等强调至少需要在四个体位进行听诊，如仰卧位、左侧卧位、坐位和立位。

收缩中晚期喀喇音，为收缩期的高调的额外音，持续时间短暂，在心尖部和胸骨左缘近二尖瓣处最易闻及。喀喇音可以缺如，可呈单个或多个，多发生于收缩中期和晚期，偶尔发生于收缩早期。多个喀喇音可酷似心包摩擦音，这可解释何以过去易将二尖瓣脱垂综合征误诊为心包炎。经选择性左室造影和心脏超声检查证明，喀喇音出现的时间正好与脱垂二尖瓣叶活动达最高峰的时间相一致，此时瓣叶腱索结构突然被拉紧而产生振动，所以，曾被称之为“腱索拍击音”或瓣叶“帆样拍击”现象。由于收缩期喀喇音与喷血无关，因此又称为非喷射性喀喇音。喀喇音出现时间可随左室舒张末期容量及几何形态改变而改变，可提前也可错后。

收缩期杂音为一种高调、柔和的吹风性杂音，常紧跟喀喇音之后，也可在喀喇音稍前出现，因此，位于收缩中晚期，也可呈全收缩期。杂音为递增型，也可为递增—递减型，常超越第二心音的主动脉瓣成分。收缩期杂音是由二尖瓣脱垂、瓣口不能紧密闭合而使血液反流所致。杂音的最佳听诊部位在心尖区。和喀喇音一样，其发生时间也随左室舒张末期容量变化而变化，既可提前也可错后，可增强也可减弱。少数患者，可间歇闻及收缩期“喘息”（systolic whoop）音或“吼鸣”（honk）音。心尖部喘息音或吼鸣音是一种高频乐音，传导广泛并常伴震颤。其产生的可能机制是，由于脱垂瓣叶震荡，或从一侧脱垂瓣叶边缘漏出的非对称性血流冲击另一侧瓣叶所致。

心尖部第一心音的强度可有不同变化，这与二尖瓣脱垂发生的时间及特点有关。第一心音增强，提示二尖瓣呈早期脱垂或全收缩期脱垂。第一心音正常，提示二尖瓣中晚期脱垂。第一心音减弱，提示腱索断裂，二尖瓣呈连枷样脱垂。第一心音之所以增强，是由于喀喇音和第一心音几乎同时发生；第一心音之所以减弱，是由于二尖瓣关闭时，瓣叶不能很好弥合。

二尖瓣脱垂综合征的动态听诊（dynamic auscultation）详见表 5-3。

表 5-3 二尖瓣脱垂综合征的动态听诊

方法	喀喇音出现时间	收缩期杂音		
		出现时间	持续时间	响度
运动	↑	↑	↑	↑
站立	↑	↑	↑	↑
蹲踞	↓	↓	↓	↓
等长握拳	↓	↓	↓	↓
Valsalva 动作（屏气）	↑	↑	↑	↑
Valsalva 动作（呼气）	↓	↓	↓	↓
亚硝酸异戊酯吸入	↑	↑	↑	↓
去氧肾上腺素滴入	↓	↓	↓	↑
异丙肾上腺素滴入	↑	↑	↑	↑
普萘洛尔	↓	↓	↓	↓

注：↑：提前，延长，增强；↓：后移，缩短，减弱。

二尖瓣脱垂综合征的听诊表现可因为某些生理性措施和药物的影响使其发生时间、持续时间、响度明显改变，这一特点对于该综合征的诊断价值很大。其发生基础是左室舒张末期容量的改变，凡能降低左室射血阻力、减少静脉回流、加快心率、增加心肌收缩力的药物或生理性措施，均可使左室舒张末期容量减少，腱索与左室长轴相比相对过长，瓣叶较接近于脱垂位置，左室收缩一开始，二尖瓣瓣叶即迅速达到最大脱垂，因此喀喇音和杂音提前发生，并靠近第一心音。相反，凡能增加左室舒张末期容量的药物和生理性措施，均能使二尖瓣叶脱垂延迟发生，喀喇音和杂音则错后出现，并靠近第二心音。

一般来说，如果杂音出现时间后移，说明二尖瓣反流程度减轻，那么，杂音响度减轻，持续时间缩短。但是，某些措施却可引发矛盾性表现，如吸入亚硝酸异戊酯时，左室舒张末期容量减少，杂音提前发生，持续时间延长，但由于左室压力下降，反流减少，杂音减轻。相反，静脉滴入去氧肾上腺素时，杂音发生延迟、持续时间缩短、杂音却增强。对二尖瓣脱垂综合征的诊断来说，了解各种生理性措施和药物对杂音发生时间的影响比对杂音响度的影响更为重要。

值得注意的是，不少经选择性左室造影或超声检查证实有二尖瓣脱垂的患者，听诊时甚至动态听诊时完全无异常，此即所谓“隐匿性二尖瓣脱垂”。这类患者发生率究竟多高，尚未确定。据 Framingham 对 2931 例人调查，经 M 型超声心动图证实有二尖瓣脱垂者中，不到 15% 的可听到喀喇音和（或）杂音。这个报告是否可靠，不少人提出质疑。因为 M 型超声心动图本身对二尖瓣脱垂的诊断标准须进一步审订。

最后，需要提及的是，除二尖瓣脱垂能产生收缩中期喀喇音外，还有三尖瓣脱垂、心房间隔瘤、心腔内肿瘤、肥厚型心肌病以及胸膜 - 心包疾病，应该注意鉴别。

六、辅助检查

（一）心电图

大多数经心脏听诊和心脏超声检查证实有二尖瓣脱垂而无症状的患者，心电图检查都为正常；少数无症状患者及许多有症状患者，心电图检查时有异常发现，尤其是吸入亚硝酸异戊酯及运动期间更为明显。这些心电图异常，多属非特异性的。

最常见的心电图异常是 ST-T 改变，表现Ⅱ、Ⅲ、aVF、$V_{4\sim6}$ 导联 T 波低平或倒置，可伴有 ST 段抬高或压低。这些表现可随体位变化而变化，还随时间推移而变化。ST -T 改变的发生率随各组选择病例的不同而不同，占 30% ~ 50%。心电图改变的机制可能是：二尖瓣叶和（或）腱索张力增高，乳头肌和心内膜应激，发生相对性缺血。

二尖瓣脱垂综合征的患者，可发生多种心律失常，其中以室性期前收缩最常见。这里，特别应指出的是，二尖瓣脱垂综合征患者，常有阵发性室上性心动过速。Kligfield 认为这与这类患者预激综合征发生率高有关。在一般人群，有室上性心动过速发作史者仅 20% 有旁道存在；但在二尖瓣脱垂又有室上性心动过速发作史的患者中，60% 有旁道存在。而且旁道总在左侧。上述事实说明，二尖瓣脱垂并发阵发性室上性心动过速的患者，必须进一步做心脏电生理检查。

Bekheit 等通过研究发现，二尖瓣脱垂患者心电图上常有 QT 间期延长，这可能是室性心律失常的发生机制之一。

（二）动态心电图

二尖瓣脱垂综合征患者进行动态心电图监测时，85% 患者可检出频发性室性期前收缩，50% 可检出短暂性室性心动过速，30% 可检出室上性心律失常。心律失常的出现与性别、年龄、瓣膜脱垂程度、喇音有无、ST–T 改变、QT 间期延长与否等因素无明显相关性。

动态心电图监测时，偶可检出窦性心动过缓、窦性停搏、窦房阻滞及不同程度的房室传导阻滞。

（三）运动心电图

二尖瓣脱垂综合征患者运动心电图常呈异常，但冠脉造影正常。运动对心电图的影响报道不一。例如，在一组有心绞痛史的二尖瓣脱垂患者，50% 于亚极量或极量运动试验时，出现缺血性 ST 段压低，这种 ST 段压低与心律失常的检出无关；另组病情相似，但静息心电图有 ST–T 改变和严重心律失常，运动心电图却无 ST 段压低。原有静息心电图 ST–T 波改变人中，部分于运动时可转为正常，另一部分却在运动时变得更为明显，更为广泛；原无 ST–T 改变的患者，运动时可发生 ST–T 改变。

运动试验时，75% 以上二尖瓣脱垂综合征患者可检出心律失常，特别是室性心律失常。一般来说，心律失常出现于运动终末，心率减慢时。

（四）X 线表现

胸部骨骼异常为二尖瓣脱垂综合征患者最常伴随的 X 线征象（60% ~ 70%），大多数为直背、漏斗胸或胸椎侧突。

无并发症的二尖瓣脱垂患者，心影多为正常。并发二尖瓣关闭不全者，可有左房和左室扩大。

（五）负荷闪烁显像（stress scintigraphy）

对于某些既有胸痛又有心电图异常的二尖瓣脱垂患者，为除外冠心病并发二尖瓣脱垂，心电图运动试验固然有些帮助，但采用负荷闪烁显像检查更有价值。若检查结果阴性，即无运动诱发的局限性心肌缺血，则可排除冠心病；但阳性结果，则无鉴别诊断价值。

七、并发症

绝大多数二尖瓣脱垂综合征患者不会发生严重并发症。只有少数患者可发生进行性二尖瓣关闭不全、心律失常、心脏性猝死、体循环栓塞、感染性心内膜炎等严重并发症。

（一）进行性二尖瓣关闭不全

进行性二尖瓣关闭不全在二尖瓣脱垂综合征的患者中确切发生率尚不明确。Pocock 组患者随访时间 10 ~ 15 年，进行性二尖瓣脱垂发生率为 15%，既有喀喇音又有收缩期杂音的患者较仅有喀喇音的患者进行性二尖瓣关闭不全的发生率高。严重二尖瓣关闭不全多见于 50 岁以上男性二尖瓣脱垂综合征患者。

二尖瓣关闭不全呈进行性加重的机制：①二尖瓣叶退行性变和腱索延长呈进行性加重，致使二尖瓣脱垂加重；②二尖瓣环呈进行性扩大，早期阶段这种扩大属原发性（即与左室腔与左房腔大小无关的）扩大，随之而来的是继发性（即与二尖瓣关闭不全所致的左室和左房扩张相关的）扩大；③自发的或因某种应激所致腱索断裂；④感染性心内膜炎。后两者常使二尖瓣反流突然加重。

进行性二尖瓣关闭不全的结果是左房、左室扩大，左心衰竭。

（二）心律失常

早期一些报告认为二尖瓣脱垂综合征的患者中，室上性和室性心律失常的发生率较高。动态心电图记录发现，二尖瓣脱垂综合征的患者，室性期前收缩发生率为 50% ~ 80%；频发或复杂性室性期前收缩 30% ~ 50%；持续性和非持续性室性心动过速 10% ~ 25%。这类患者，室上性心律失常也相当常见；阵发性室上性心动过速发生率最高，少数患者可表现为窦房结功能不全，不同程度的房室传导阻滞以及各种束支和分支阻滞。

Framingham 地区调查时，采用 M 型超声心动图和动态心电图对 179 名无二尖瓣脱垂者和 61 例有二尖瓣脱垂者进行对比研究，发现二尖瓣脱垂患者复杂或频发室性期前收缩发生率较高，但与无二尖瓣脱垂者比较，统计学上无显著差异。

二尖瓣脱垂综合征患者室性心律失常发生率，运动时增高，休息时降低；Boudoulas 发现，室性心律失常发生率与尿中儿茶酚胺浓度明显相关；情绪不良时，室性心律失常频繁发生。这些事实均证明，室性心律失常与神经体液因素有着密切联系。另外，也有人认为脱垂瓣膜过度牵拉腱索，激惹心肌，也是室性心律失常发生的机制之一。

室上性心动过速的基础是存在房室结双通道或房室旁道。近年来，有关二尖瓣脱垂综合征与预激综合征并存的报告颇多（7% ~ 68%），但它的发生机制不同于过去概念，认为并非由于二尖瓣黏液样变性破坏引起，而是由于旁道的存在改变了心室肌的电 – 机械活动顺序，导致二尖瓣脱垂。二尖瓣脱垂后期患者，可出现心房颤动，这多由于进行性二尖瓣关闭不全，血流动力学改变，左房扩大所致。

（三）心脏性猝死

心脏性猝死与二尖瓣脱垂之间的关系尚未完全弄清。二尖瓣脱垂综合征的患者，可发生心脏性猝死。猝死可发生于运动中，也可发生于睡眠时，可有先兆症状，也可无先兆症状。有明确家族史者、严重二尖瓣关闭不全者、有复杂室性心律失常者及有 QT 间期延长者，猝死的危险较大。

猝死的直接原因多为心室颤动，Boudoulas 报告 9 例二尖瓣脱垂并发猝死者，8 例记录到心室颤动。也有个别报告猝死是由病态窦房结综合征或完全性房室传导阻滞引起。

尽管这类患者可以发生心脏性猝死，但发生率相当低。Devereux 组 387 例二尖瓣脱垂者中，4 例发生猝死。

（四）感染性心内膜炎

Corrigall 等经对照研究证实，二尖瓣脱垂综合征患者易于发生感染性心内膜炎，其发生率为对照组的 5 ~ 8 倍。临床报告说明，不论有无收缩期杂音都可能发生感染性心内膜炎，有收缩期杂音者、瓣叶增厚者、脱垂严重者更易于发生。

有学者报告 25 例二尖瓣脱垂并发感染性心内膜炎患者，除 1 例的诊断仅根据患者具有一清楚的喀喇音和收缩期杂音外，所有患者都是以超声心动图、心血管造影或病理检查确诊的。17 例于感染性心内膜炎发生前 2 ~ 49 年就有心脏杂音史。血培养结果以甲型链球菌最多，其次是 D 组链球菌、金黄色葡萄球菌等。

二尖瓣脱垂综合征之所以易于发生感染性心内膜炎与脱垂加于二尖瓣的应力，以及二尖瓣关闭不全时，血液由左室高速射向左房有关。

（五）体循环栓塞

Bamett 等收集众多文献说明，二尖瓣脱垂综合征是一过性脑缺血或脑卒中病因之一。许多神经科文献也证明了这一点。45 岁以上脑卒中患者中，50% ~ 70% 有二尖瓣脱垂；45 岁以下的患者，二尖瓣脱垂发现率为 40%。

栓塞除发生于脑动脉外，还可发生视网膜动脉、冠状动脉及其他体动脉。

二尖瓣脱垂综合征患者之所以易发生体循环栓塞，原因尚未澄清。可能由于瓣膜肥大、增厚、表层出现裂隙，有利于血小板聚集。Steele 研究证明，二尖瓣脱垂综合征患者的血小板活性是增强的。

八、病程经过

有关二尖瓣脱垂综合征自然病史报告不多，Zuppiroli 曾对经超声心动图检查证实的 316 例患者进行前瞻性研究，随访时间（102 ± 32）个月。随访期间 29 例发生 33 种严重或致死性并发症，每年总发生率为 1.2%；心脏性死亡 6 例（0.2%）；体循环栓塞 7 例（0.3%）；行二尖瓣置换者 11 例（0.4%）。

Avierinos 等报告一组 833 例二尖瓣脱垂综合征患者，平均随访 10 年，19% 死亡，20% 发生与二尖瓣脱垂相关事件（如心力衰竭、心房颤动、脑血管事件、动脉血栓栓塞、感染性心内膜炎）。高龄、男性、存在全收缩期杂音是死亡和心血管并发症的独立预测指标。

一般认为，绝大多数二尖瓣脱垂综合征患者预后良好，可多年无症状，病情长期稳定。少数患者司发生进行性二尖瓣关闭不全，而且多见于瓣膜显著肥大，瓣叶增厚的年龄较大的男性患者。罕有发生心脏性猝死者，这类患者死前多有严重二尖瓣关闭不全或 QT 间期延长，或级别较高的室性心律失常。感染性心内膜炎发生率也相当低，而且多可采取措施加以防范。但体循环栓塞也并非少见，表现为一过性脑缺血发作、脑梗死、黑矇、视网膜动脉阻塞，瓣膜肥大而又增厚的患者易于发生，应注意预防。

九、诊断

关于二尖瓣脱垂综合征的诊断标准，尚未完全统一。这里引用 Perloff 诊断标准，以供参考。该标准分为肯定诊断标准和可疑诊断标准。

具有下述一项或多项即可确诊为二尖瓣脱垂。

（一）听诊

心尖部闻及收缩中晚期喀喇音和收缩晚期杂音或者仅在心尖部闻及吼鸣音。

（二）二维超声心动图

（1）心室收缩时，二尖瓣叶明显向心房侧移位，而且瓣叶结合点位于或高于（≥ 2mm）二尖瓣环平面。

（2）心室收缩时，二尖瓣叶呈轻中度向心房侧移位，同时应伴有腱索断裂或多普勒显示二尖瓣反流，或二尖瓣环扩大。

（三）心脏听诊加上超声心动图

超声检查时，心室收缩期，二尖瓣叶呈轻中度向左房侧移位，同时应伴有下述之一者。

（1）心尖部可闻及明显的收缩中晚期喀喇音。

（2）年轻人心尖部可闻及收缩晚期杂音或全收缩期杂音。

（3）收缩晚期吼鸣音。

下述各项只能作为诊断二尖瓣脱垂综合征的怀疑线索，而不能作为确诊的依据。

1. 心脏听诊　心尖部可闻及响亮第一心音以及全收缩期杂音。

2. 二维超声心动图

（1）心室收缩时，二尖瓣后叶呈轻中度向左房侧移位。

（2）心室收缩时，二尖瓣前、后叶呈中度向左房侧移位。

3. 超声心动图加上病史　心室收缩时，二尖瓣叶呈轻中度向左房侧移位，同时伴有下述条件之一者。

（1）年轻人有局灶性神经症状发作史或一过性黑矇病史。

（2）按肯定诊断标准确诊的二尖瓣脱垂综合征患者的第一代亲属。

在二尖瓣脱垂综合征的诊断方面，超声心动图占有十分重要的地位。超声检查时，应十分准确地了解瓣环与瓣叶的相对关系。许多研究表明，二尖瓣环并不是一平面结构，而是前后缘靠近左房侧，内外侧结合部靠近左室侧，构成所谓“马鞍”样形态。二维超声心动图检查时，在心尖四腔图上，瓣环连线位置较左心长轴切面瓣环连线的位置低，靠近左室，故诊断的假阳性率高。近年发展的三维超声心动图和四维超声心动图，能重建二尖瓣装置的马鞍形立体结构，直接显示瓣环和瓣叶的解剖关系，对正确诊断二尖瓣脱垂、重新评价其诊断标准可能有较大价值。

十、治疗

二尖瓣脱垂综合征的治疗包括下述四个方面。

（一）指导并安慰患者

无明显并发症的二尖瓣脱垂患者，一般预后良好，无须特别治疗，可每 2 ~ 4 年在门诊随访一次。心尖部有收缩期杂音者，每年门诊随访一次。应给患者作耐心说服教育工作，安慰患者，消除顾虑。

（二）对症治疗

因为许多症状缺乏器质性改变的基础，如心悸、胸痛、眩晕等。对此，除向患者说明病情外，可考虑使用镇静剂，也可用 β 受体阻滞剂如美托洛尔等。

（三）预防并发症

1. 感染性心内膜炎　对于确诊为二尖瓣脱垂的患者，是否一律应采取预防感染性心内膜炎的措施，一直存在着争议。因为这种患者感染性心内膜炎的发生率仅 5/10 万人口，所以预防感染性心内膜炎的措施仅适用于：①超声证实二尖瓣叶肥大而且增厚者；②心尖部有明显收缩期杂音者；③易于发生菌血症者（如有药瘾者）。

2. 心律失常和心脏性猝死　前已述及，这类患者可以发生猝死，猝死最常见的原因是心律失常。心律失常的发现常有赖于动态心电图监测。由于二尖瓣脱垂综合征患者很常见，这么多的患者均作动态心电图，显然不实际。下述患者应考虑行动态心电图监测：①常规心电图存在心律失常者；②常规心电图存在 QT 间期延长者；③常规心电图有 ST-T 改变者；④从事特殊职业者（如飞行员、高空作业工人）。

根据动态心电图所发现的心律失常类型和恶性程度，选择药物如美托洛尔、苯妥英钠、奎尼丁及胺碘酮等。极个别患者甚至要埋植心脏转复除颤器。

3. 进行性二尖瓣关闭不全　目前尚缺乏有效的预防措施。

4. 体循环栓塞　有体循环栓塞史的患者，可用抗凝剂及血小板聚集抑制剂，防止再次发生栓塞。

（四）治疗并发症

1. 感染性心内膜炎　治疗原则同一般感染性心内膜炎。若血流动力学改变明显，或者因瓣膜上有赘生物存在而反复发生栓塞者，应考虑换瓣手术。

2. 心律失常　根据心律失常类型及复杂程度，选择适合的抗心律失常药物，如美托洛尔、苯妥英钠、胺碘酮等。

3. 体循环栓塞　它可选用抗凝剂和血小板聚集抑制剂，但是近期发生的脑梗死，这类药物应用宜谨慎。

第六章 心内膜炎

第一节 感染性心内膜炎

感染性心内膜炎（Infectious endocarditis）指因细菌、真菌和其他微生物（如病毒、立克次体、衣原体、螺旋体等）直接感染心脏瓣膜或心室壁内膜或邻近大动脉内膜并伴有赘生物形成的炎症反应。

感染性心内膜炎的发病率较低，但是临床表现多样性，容易误诊或者漏诊，如果不及时治疗其导致死亡率较高。近年来随着抗生素的广泛应用及风湿性瓣膜病发病率的下降，感染性心内膜炎的基础病因、致病菌谱等均有所改变，其预后也获得显著改善。

根据病情和病程可将感染性心内膜炎分为急性感染性心内膜炎和亚急性感染性心内膜炎，前者常伴有严重全身中毒症状，后者病情较轻，病程较长。过去急性感染性心内膜炎约占全部感染性心内膜炎患者的 1/3，近年来呈逐渐增多趋势。但由于两者在基础病因、致病菌、临床表现等均有相当大的重叠性，故而部分作者认为此分类方法存在一定的局限性，不可单纯的依据上述某一因素判断为急性或亚急性感染性心内膜炎。因此近年来较多作者采用感染的病原体或者感染的部位来分类。如根据病原学分为细菌性、衣原体性、真菌性等感染性心内膜炎；根据累及瓣膜性质分为自体瓣膜、人工瓣膜者的心内膜炎；根据发病部位分为左心感染性心内膜炎和右心感染性心内膜炎。

一、流行病学

感染性心内膜炎的发病率相对较低，研究表明，感染性心内膜炎的年发病率为 1.7/10 万 ~ 6.2/10 万，亚洲人的发病率更高些，约为 7.6/10 万左右；病死率则一直稳定在 16% ~ 25%。AHA（美国心脏病学会）最新的数据显示，2006 年美国有 29 000 名因感染性心内膜炎就诊入院并经治疗康复出院的患者，但是仍有 2 370 名患者死于感染性心内膜炎。

近年来，虽然有效抗生素的使用逐渐增加及风湿性瓣膜病的相应减少，以及感染性心内膜炎的预防和治疗水平有了较大提高，然而随着更多医疗诊断技术方法的应用、心脏手术的开展、静脉药瘾者的增加、人口老龄化等等因素，感染性心内膜炎的发病率不但没有降低反而有上升趋势。特别在 65 岁及以上的老年人群中更为显著，这是由于导致感染性心内膜炎的基础病因以及致病病原体已有所改变。随着人口的老龄化，二尖瓣脱垂和（或）主动脉瓣脱垂、退行性的瓣膜病变明显增高，同时针对这一部分人群所开展的相关检查和治疗也相应增加，如血液透析、内镜的应用（支气管镜、膀胱镜、胃肠镜等）、危重患者漂浮导管血流动力学监测、导管介入性治疗技术的开展等均大大增加了心脏感染的机会。故目前由于这些因素所致医源性感染性心内膜炎已成不可忽视的问题。另外据统计近年来静脉药物滥用（尤为药瘾者）致感染性心内膜炎每年平均发生 2% ~ 5%，其发生率几乎与心脏手术所致感染性心内膜炎相一致。

值得注意的是在日益增多的创伤性检查和介入性治疗使医源性获得性感染性心内膜炎发病率增加的同时，由于抗生素的不合理应用也导致相关致病菌谱随之发生相应的改变。

二、病因

感染性心内膜炎的病因包括基础心血管病变以及病原微生物两方面。近年来大量的研究表明，血流动力学因素、切应力及其他机械因素造成的原始损伤、非细菌性血栓性心内膜炎、暂时性菌血症以及血液中致病微生物的数量、毒力、侵袭性和黏附于黏膜的能力均与感染性心内膜炎的发病有关。

1. 心脏病因学　60% ~ 80% 的患者都有原发瓣膜病变，如二尖瓣脱垂、主动脉瓣与二尖瓣的退行性变、先天性心脏病、风湿性心瓣膜病。既往最常见的病变主要为风湿性心瓣膜病患者，约占 80%，现在约为 30%。目前发达国家导致感染性心内膜炎的最常见病因是二尖瓣脱垂。Imad 等调查了 1969—2000 年欧美六国感染性心内膜发病情况，结果显示风湿性心脏病比例有所下降，而心脏瓣膜术后的患者比例有所升高。我国 2001 年阜外医院的回顾性研究表明，215 例感染性心内膜炎患者的基础病因中风湿性心脏病占 30.2%，较过去有所下降；先天性心脏病比例为 34.9%；无基础心脏病占 16.7%，比以往报道明显增加。

总体而言，急性感染性心内膜炎通常累及正常心瓣膜，尤其见于长时间经静脉治疗、静脉注射成瘾、免疫功能障碍及接受创伤性检查和介入性治疗的患者。亚急性感染性心内膜炎常多发生于原已有基础心脏疾病的患者。由于在心瓣膜病损处存在着一定的血液压力阶差，容易引起局部心内膜的内皮受损，可形成非细菌性血栓性心内膜炎，涡流可使细菌沉淀于低压腔室的近端、血液异常流出处受损的心内膜上，使之转为感染性心内膜炎。在单个瓣膜病变中，二叶式主动脉瓣狭窄最易发生；瓣膜脱垂（主动脉瓣、二尖瓣）也是罹患本病的重要病因；各种先天性心脏病中，动脉导管未闭、室间隔缺损、法洛四联症最常发生。另外，肥厚性心肌病、冠心病抵抗力减低时罹患本病也有报道。

2. 病原微生物　过去认为草绿色链球菌是感染性心内膜炎，尤其是亚急性感染性心内膜炎的最主要致病菌，但是随着静脉药成瘾者的增加，金黄色葡萄球菌已经取代草绿色链球菌成为 IE 的主要致病菌。Heiro 等回顾性研究 1980—2004 年的 326 例感染性心内膜炎患者发现，金黄色葡萄球菌所占的比例由 20 世纪 80 年代初的 11.5% 逐渐增加到 32.6%，而草绿色链球菌所占的比例一直稳定在 20% 左右。这主要是由于静脉药瘾者相关的感染性心内膜炎引起，如果除去这一部分人群，金黄色葡萄球菌所占的比例非但没有上升反而有下降趋势。另外一些研究则认为医源性感染性心内膜炎的增加，如经皮、血管内、胃肠道、泌尿生殖道的手术操作明显增多，以及需要长期透析的慢性肾衰竭患者的增多都使口腔链球菌的感染比例下降，而金黄色葡萄球菌、肠球菌、牛链球菌感染比例升高，最常见的是从皮肤来的金黄色葡萄球菌，其次是链球菌、肠球菌、革兰阴性杆菌。

近年来感染性心内膜炎的除致病菌种较前有所改变外，同时几乎所有已知的致病微生物都可引起本病；且同种病原体既可引起急性病程，也可产生亚急性病程。少数无心脏基础病变的可能是由于口腔、鼻咽部、牙龈的检查操作或手术等病原菌侵入伤口引起菌血症，虽然大多为暂时性的，很快被机体清除，但是反复的暂时性菌血症可使机体产生循环抗体，尤其是凝集素，它可促使少量的病原体聚集成团，易黏附在血小板纤维素血栓上面引起感染。2007 年国外发表的一项前瞻性队列研究表明，在 193 例感染性心内膜炎患者中，葡萄球菌感染占 43%，链球菌感染占 26%，34% 的感染性心内膜炎与人工瓣膜相关。研究者认为这与近年来侵入性操作增加有关。然而，目前国内的大部分研究提示感染性心内膜炎的主要致病菌仍是草绿色链球菌。

值得关注的是，院内感染所致的感染性心内膜炎与社区获得性感染性心内膜炎的致病菌明显不同。社区获得性感染性心内膜炎致病菌仍以链球菌为主，而院内感染感染性心内膜炎的致病菌以金黄色葡萄球菌和肠球菌为主。透析患者感染性心内膜炎的主要致病菌为金黄色葡萄球菌，而且绝大多数为耐甲氧西林的金黄色葡萄球菌，这类人群的病死率可以高达 70% ~ 80%。

总之，急性感染性心内膜炎的致病菌常来自患者皮肤、肌肉、骨骼或肺等活动性感染灶的化脓性细菌。多为毒力较强的病原体，其中金黄色葡萄球菌几乎占一半以上，少数由肺炎球菌、淋球菌、A 族链球菌和流感杆菌。亚急性感染性心内膜炎在抗生素广泛应用之前，80% 为非溶血性链球菌引起，主要为草绿色链球菌的感染，其次为 D 族链球菌，表皮葡萄球菌和其他细菌较少见。近年来金黄色葡萄球菌、肠球菌、表皮葡萄球菌、革兰阴性菌或真菌的比例明显升高。

三、病理

赘生物形成是本病的特征性病理改变。

1. 心脏　急性感染性心内膜炎主要侵犯二尖瓣或主动脉瓣，亚急性感染性心内膜炎多侵犯已有病变的瓣膜。急性感染性心内膜炎可引起化脓性病变，导致瓣膜溃烂、穿孔或破裂。炎症累及瓣膜根部的心肌时可产生环形脓肿，可造成心瓣膜和腱索的急剧损害，产生严重的临床症状。心瓣膜表面形成单个或多个较大，且大小不一、愈合程度不一的菜花状或息肉状疣状赘生物。感染病原体被吞噬细胞吞噬，赘生物被纤维组织包绕，发生机化、玻璃样变或钙化，最后被内皮上皮化。赘生物呈污秽灰黄色，质松脆，易破碎、脱落。光镜下，疣状赘生物由纤维蛋白、血小板、嗜中性粒细胞、坏死物组成，其深部有细菌团，溃疡底部可见肉芽组织及淋巴细胞、单核细胞浸润。

2. 血管　瓣膜表面常形成巨大的、松脆的含有大量细菌的疣状赘生物，破碎后形成含菌性栓子，引起远处器官的含菌性栓塞。栓塞最多见于脑，其次为肾、脾和心脏，并可引起相应部位的感染性梗死和继发性脓肿。栓塞阻碍血流，或使血管壁破坏，管壁囊性扩张形成细菌性动脉瘤，常为致命的并发症。由于毒素和（或）免疫复合物的作用，微小血管壁受损，可发生漏出性出血。临床表现为皮肤（颈、胸部）、黏膜（口腔、睑结膜）及眼底出血点（Roth 点）。部分患者，由于皮下小动脉炎，于指、趾末节腹面、足底或大、小鱼际处，出现红紫色、微隆起、有压痛的小结，称 Osler 小结。

3. 肾　可因微栓塞发生灶性肾小球性肾炎，或因抗原抗体复合物的作用发生弥漫性肾小球肾炎。

4. 免疫系统　持续性菌血症刺激细胞和体液介导的免疫系统，引起脾大。肾小球肾炎，关节炎、腱鞘炎、心包炎和微血管炎。

四、临床表现

1. 全身性感染表现　发热为最常见的症状，热型以不规则者为最多，可为间歇型或弛张型，伴有畏寒和出汗。体温大多在 37.5 ~ 39℃，可高达 40℃以上。有 3% ~ 15% 的患者体温正常或低于正常，多见于老年、伴有栓塞或真菌性动脉瘤破裂引起脑出血和蛛网膜下隙出血以及严重心力衰竭、尿毒症患者。此外未确诊本病前已应用过抗生素、退热药、激素者也可暂时不发热。70% ~ 90% 的患者有进行性贫血，有时可达严重程度。病程较长者常有全身疼痛、关节痛，低位背痛和肌痛在起病时较常见，主要累及腓肠肌和股部肌肉。

急性感染性心内膜炎可以累及多系统，特别是感染毒力很强的细菌引起的脓毒血症时，往往伴有多器官损害，而此时心脏的损害可能不表现为主要症状。患者可有高热寒战，常诉头、胸、背和四肢肌肉关节疼痛等症状。病程多急骤凶险，常可迅速地发展为急性充血性心力衰竭导致死亡。在受累的心内膜上，尤其是真菌性的感染，可附着大而脆的赘生物，脱落的带菌栓子可引起多发性栓塞和转移性脓肿并产生相应临床症状，包括心肌脓肿、脑脓肿和化脓性脑膜炎。若栓子来自感染的右心，则可出现肺炎、肺动脉栓塞和单个或多个肺脓肿。

亚急性感染性心内膜炎多数起病缓慢，有全身不适，疲倦、低热及体重减轻等非特异性症状。少数以并发症形式起病，如栓塞、不能解释的卒中、心瓣膜病的进行性加重、顽固性心力衰竭、肾小球肾炎和手术后出现心瓣膜杂音等。

2. 心脏受累表现　几乎所有患者均可闻及心脏杂音，为短期内心瓣膜和腱索的急剧损害所致，可产生高调杂音或使原有的杂音性质迅速改变。由于瓣叶或瓣膜支持结构的损害，多出现瓣膜关闭不全的反流性杂音。约 15% 患者开始时没有心脏杂音，而在治疗期间出现杂音，少数患者直至治疗 2 ~ 3 个月才出现杂音。在病程中杂音性质的改变往往是由于贫血、心动过速、心排血量变化等血流动力学上的改变所致。大部分患者都可能出现不同程度的心力衰竭，其主要由瓣膜及细菌毒素所致心肌的损害等因素引起。

3. 其他　①周围体征：包括皮肤和黏膜的瘀点、甲床下线状出血、Osler 小结、Janeway 损害及杵状指（趾），这些表现在近 30 年中发生率已明显下降。其中 Janeway 损害常见于急性感染性心内膜炎，余周围体征在亚急性感染性心内膜炎较为常见。瘀点常成群也可个别出现，其发生率在 10% ~ 40%，多见于眼睑、口腔黏膜、胸前和手足背皮肤，常持续数天，消失后再现，其中心可发白。甲床下出血的特征为线状，远端不到达甲床前边缘，可有压痛。Osler 小结呈紫或红色，稍高于皮面，直径小至 1 ~ 2mm，大者可达 5 ~ 15mm，多发生于手指或足趾末端的掌面，大小鱼际或足底可有压痛，常持续 4 ~ 5d 才消退。需要注意的是 Osler 小结并不是感染性心内膜炎所特有，在系统性红斑狼疮、伤寒、淋巴瘤等疾病中亦可出现 Osler 小结。Janeway 损害是指出现在手掌和足底的直径 1 ~ 4mm 无痛性出血性或红斑性损害，为化脓性栓塞所致。杵状指（趾）现已很少见。少数患者可有视网膜病变，表现为椭圆形黄斑出血伴中央发白，有时眼底仅可见圆形白点称为 Roth 点。但是这种表现同样可出现在胶原性疾病和血液病以及严重贫血的患者。②脾大：脾脏通常有轻至中度肿大，软可有压痛。脾大的发生率也已明显减少。脾大是由于菌血症以及循环免疫复合物长期刺激导致网状内皮细胞的增殖有关。③贫血：较常见，尤其多见于亚急性者，多为轻、中度贫血，晚期患者可重度贫血。主要由于感染抑制骨髓所致。

五、并发症

1. 心脏　①心力衰竭：最为常见对预后影响最大的并发症，主要由瓣膜关闭不全所致，主动脉瓣受损者常发生（75%），其次为二尖瓣（50%）和三尖瓣（19%）。瓣叶穿孔、腱索断裂、瓣环脓肿均会引起突发性心力衰竭，出现这样的急性心力衰竭必须立即进行手术治疗，否则会严重地增加围手术期的死亡率，而且还会出现永久性左侧心力衰竭。②心肌脓肿：常见于急性患者，可发生于心脏任何部位，以瓣周组织特别在主动脉瓣环多见，可致房室和室内的传导阻滞，心肌脓肿偶可穿破。③急性心肌梗死：大多由冠状动脉栓塞引起，以主动脉瓣感染时多见，少见原因为冠状动脉血栓形成或细菌性动脉瘤。④化脓性心包炎：主要发生于急性患者。⑤心肌炎。

2. 动脉栓塞　临床诊断出的栓塞有 15% ~ 35%，急性较亚急性多见，常发生于病程晚期，也可为首发症状，或在感染控制后数周至数月发生，栓塞可发生在肌痛的任何部位。脑、心、脾、肾、肠系膜和四肢为临床所见的体循环动脉栓塞部位。好发栓塞的病原体为金黄色葡萄球菌和念珠菌。肢体大动脉栓塞主要见于真菌性心内膜炎。在有由左向右分流的先天性心血管病或右心内膜炎时，肺循环栓塞常见。

3. 细菌性动脉瘤　它占 3% ~ 5%，多见于亚急性者。受累动脉依次为近端主动脉（包括主动脉窦）、脑、内脏和四肢，一般见于病程晚期，多无症状，为可扪及的搏动性肿块。发生于周围血管时易诊断，如发生在脑、肠系膜动脉或其他深部组织的动脉时，往往直至动脉瘤破裂出血时，方可确诊。

4. 转移性脓肿　它多见于急性患者，亚急性者少见，多发生于肝、脾、骨骼和神经系统。

5. 神经系统　约 1/3 患者有神经系统受累的表现：①脑栓塞占神经系统并发症的 1/2，大脑中动脉及其分支最常受累；②脑细菌性动脉瘤，除非破裂出血，多无症状；③脑出血，由脑栓塞或细菌性动脉瘤破裂所致；④中毒性脑病，可有脑膜刺激征；⑤脑脓肿；⑥化脓性脑膜炎，不常见。后三种情况主要见于急性患者，尤其是金黄色葡萄球菌性心内膜炎。

6. 肾脏　大多数患者有肾损害，包括：①肾动脉栓塞和肾梗死，多见于急性患者；②免疫复合物所致继发性肾小球肾炎，可致肾衰竭，常见于亚急性患者；③肾脓肿，不多见。

六、辅助检查

1. 血培养　绝大多数感染性心内膜炎患者存在菌血症，故而阳性血培养是诊断本病的最直接的证据，而且还可以随访菌血症是否持续。在未接受抗生素治疗的感染性心内膜炎患者血培养阳性率可高达 95%，其中 90% 以上患者的阳性结果获自入院后第 1 日采取的标本。由于抗生素的广泛使用，血培养阳性率逐渐减低。

因此对于可疑患者应在入院 24h 内分别采血 3 次（每次采血应间隔 1h），连续采血共 3d，且不应该经输液通道采血。如果患者已接受抗生素治疗，应首先停药，并在停用抗生素至少 3d 后再行血培养。长期抗生素治疗后血培养可能阴性，直到停止治疗后才可能又转为阳性。已接受抗生素治疗的患者取血量不宜过多，这可避免血液中过多的抗生素不能被培养基稀释，影响细菌的生长。

因为菌血症的细菌的数量级可能是比较低的，所以每次抽血量为 10 ~ 20mL，以提高阳性率。取血时需更换静脉穿刺部位并严格消毒皮肤才能提高血培养的敏感性。连续 2 次培养获得同一菌种者其临床意义极大。血培养通常在体温升高时进行，亦有推荐在峰值体温时采血。典型的感染性心内膜炎伴持续菌血症患者可在任何情况下进行血培养。动脉血培养阳性率并不高于静脉采血。如果血培养 24 ~ 48h 后依然阴性，而临床高度怀疑感染性心内膜炎，则应进行更长时间和特殊培养。对于较长时间留置静脉插管、导尿管，应用广谱抗生素、激素、免疫抑制药的患者应加做真菌培养。血培养观察时间至少 2 周，当培养结果阴性时应保持到 3 周。阳性者应做各种抗生素单独或联合的药物敏感试验，以指导治疗。

2. 一般化验检查 感染性心内膜炎患者红细胞和血红蛋白降低。偶可有溶血现象。白细胞计数在无并发症的患者可正常或轻度增高，分类计数有时可见到核左移。红细胞沉降率大多增快。半数以上患者可出现蛋白尿和镜下血尿。在并发急性肾小球肾炎、间质性肾炎或大的肾梗死时，可出现肉眼血尿、脓尿以及血尿素氮和肌酐的增高。肠球菌性心内膜炎及金葡菌性心内膜炎常可导致菌尿，因此完善尿培养有利于诊断。

3. 心电图 一般无特异性。在并发栓塞性心肌梗死、心包炎时可显示特征性改变。在伴有室间隔脓肿或瓣环脓肿时可出现不全性或完全性房室传导阻滞，或束之阻滞和室性期前收缩。

4. 放射影像学 胸部 X 线检查仅对并发症如心力衰竭、肺梗死的诊断有帮助。肺部多处小片状浸润性阴影提示脓毒性肺栓塞所致肺炎。左心衰竭时有肺淤血或肺水肿征。CT 以及 MRI 对怀疑有较大的主动脉瓣周脓肿时有一定的诊断作用，还可有助于脑梗死、脓肿和出血的诊断。

5. 超声心动图 超声心动图不仅可探得瓣膜上的赘生物，能探测到赘生物所在部位、大小、数目和形态，还可见包括瓣叶结节样增厚、瓣叶穿孔、粘连、室间隔或瓣环脓肿、主动脉瓣细菌性动脉瘤和心包积液等其他异常。故而，超声在诊断和评估感染性心内膜炎，尤其在血培养阴性的感染性心内膜炎及并发症中起着特别重要的作用。尤其是 Duke 标准出现以后，无论是经胸心脏超声心动图（TTE）还是经食管心脏超声心动图（TEE）的诊断价值变得更加不可替代。超声常常是入院后可疑感染性心内膜炎患者的最重要检查。TEE 比 TTE 有更高的敏感性和特异性。Mocchegiani 等在一项心内膜炎的研究中显示，TTE 和 TEE 对瓣环周围脓肿检测的敏感性分别为 42.8% 和 92.8%。人工瓣膜置换的患者，当高度怀疑心内膜炎而 TTE 结果为阴性时，应进一步进行 TEE 检查。

另有作者认为，在中等可疑感染性心内膜炎的患者中 TTE 和 TEE 具有高度的诊断一致性。由于 TTE 具有费用低和非侵入性等优点，应该作为超声检查的首选。所有临床上怀疑感染性心内膜炎的患者均应至少行一次经胸超声心动图检查。对于经胸图像不清楚或者检查阴性但仍然高度怀疑感染性心内膜炎情况下可进一步行经食管超声检测。近期研究证实经食管超声在检测自然瓣膜赘生物方面的优越性。经胸超声检查可诊断出 50% ~ 75% 的赘生物，而经食管超生可检出 <5mm 的赘生物，敏感性高于经胸超声检查。

对于临床上高度怀疑感染性心内膜炎，而经食管超声检查阴性者，应该在 1 周内重复该项检查。如果临床上低度怀疑感染性心内膜炎但超声心动图检查明确不支持感染性心内膜炎的诊断，则感染性心内膜炎的可能性较低。如果多次的经食管超声检查均为阴性，则其感染性心内膜炎的可能性较小。

6. 血清免疫学 25% 的患者有高丙种球蛋白血症。80% 的患者出现循环中免疫复合物。病程长于 6 周的亚急性患者中 50% 的类风湿因子试验阳性。

7. 其他 研究表明，血清降钙素水平增高是辅助诊断怀疑感染性心内膜炎的患者有价值的指标，敏感性为 81%，特异性为 85%，阴性预测值 92%，阳性预测值 72%。用 PCR 对心脏赘生物，切取的心脏瓣膜和血栓组织检测以及细胞培养的方式对感染性心内膜炎的检测，是可靠和准确的方法。PCR 技术在证实组织样本包括瓣膜和外周血栓细菌 DNA 方面是很有用的。这对血培养检查阴性的感染性心内膜炎是很有价值的。虽然如此，但在长期使用抗生素者 PCR 的结果依然可能是阴性的。因此需要慎重对待以避免错误的结论。

七、诊断及鉴别诊断

1. 诊断 典型的感染性心内膜炎的患者诊断并不困难，但由于抗生素的广泛应用，使本病具有典型临床表现的患者已不十分常见。且有些症状和体征在病程晚期才出现，加之患者多曾接受抗生素治疗和细菌学检查技术上的受限，给早期诊断带来困难。而在疾病的中晚期，伴有明显赘生物者，其感染性心内膜炎的诊断相对容易。

原则上对于有基础心脏疾病且持续发热1周以上的患者应考虑本病的诊断。对不能解释的贫血、顽固性心力衰竭、卒中、瘫痪、周围动脉栓塞、人工瓣膜口的进行性阻塞和瓣膜的移位、撕脱等均应注意是否有本病存在。

1994年Durack等根据感染性心内膜炎流行病学的改变，将1981年确定的Beth Israel标准中重要的诊断依据进行了相应的修改，提出了诊断感染性心内膜炎的Duck标准（表6-1）。Duck诊断标准的特异性达99%，敏感性为80%左右。1998年包括Duck大学的许多学者在原诊断标准基础上提出了修改的建议，进一步完善了感染性心内膜的诊断。

表6-1　感染性心内膜炎Duck诊断标准

明确的感染性心内膜炎
病理学标准：
微生物：由赘生物或栓塞性赘生物或心内脓肿进行培养或组织学证实有细菌或
病理改变：组织病理证实赘生物或心内脓肿有活动性心内膜炎改变
临床标准：2项主要标准，或
1项主要标准加3项次要标准，或
5项次要标准
可疑的感染性心内膜炎
有心内膜炎的表现，但不明确，且又不能排除
非感染性心内膜炎
肯定的其他诊断可解释患者临床表现者，或
抗生素治疗≤4d而“心内膜炎”症状完全消失者，或
抗生素治疗≤4d手术或尸解没有发现感染性心内膜炎证据者

另外，2000年我国制定了小儿感染性心内膜炎的诊断标准（试行）（中国标准）。中国标准以Duke标准为基础，把血管征象中的动脉栓塞、脓毒性肺梗死和感染性动脉瘤列为临床主要指标；把瘀斑、脾大、镜下血尿、心功能不全和贫血列为临床次要指标，把具备心内膜受累证据和2项临床次要指标列为临床确诊依据，这是和Duke标准的主要差别所在。

2. 鉴别诊断　本病的临床表现涉及全身多脏器，故而，需与之鉴别的疾病较多。亚急性患者应与急性风湿热、系统性红斑狼疮、左房黏液瘤、淋巴瘤腹腔内感染、结核病等鉴别。急性患者应与金黄色葡萄球菌、淋球菌、肺炎球菌和革兰阴性杆菌败血症鉴别。

八、治疗

本病的治疗有效率提高得益于2个方面的研究进展。一是抗生素的应用及新的抗生素药物的不断开发应用于临床，在抗生素应用之前大约95%以上的患者在还未出现严重的心力衰竭前就已经死亡，抗生素的应用使得感染得到有效的控制；二是外科手术的治疗，凡是出现进行性瓣膜功能减退，或不易纠正的心力衰竭、持续的脓毒血症以及赘生物栓塞等都是手术的指征。然而关注这两个方面研究进展的同时，研究者们仍在关注另外一个重要问题即如何避免瓣膜功能的减退，从而降低心力衰竭的死亡率。

采用有效的抗生素是治愈本病最根本的因素，及早治疗可以提高治愈率，但在应用抗生素治疗前应抽取足够的血培养。对于需紧急进行抗生素治疗（如败血症）的患者，则可在采血后给予经验性治疗，其他患者在未获得血培养结果前不用抗生素。推迟抗生素治疗几小时乃至1 ~ 2d，并不影响本病的治愈率和预后。

（一）抗生素应用

抗生素为最重要的治疗措施。大量的临床研究资料表明抗生素治疗4 ~ 6周可以使本病死亡率减少30% ~ 50%。有效的抗生素还可以减少感染扩散的概率，提高手术的效率。目前，理想的抗生素治疗感染性心内膜炎方案仍难以确定，具体的治疗方案因个体情况不同而异。一般应遵循的原则是：①早期应用，早期应获得血培养结果；②足够剂量；③疗程宜长；④选择杀菌药；⑤必要时监测药物浓度及联合用药。

对于病原微生物不明时，急性者选用针对金黄色葡萄球菌、链球菌和革兰阴性杆菌均有效的广谱抗生素，亚急性者选用针对大多数链球菌（包括肠球菌）的抗生素；已分离出病原微生物时，应根据致病微生物对药物的敏感程度选择抗微生物药物。应测定最小抑菌浓度（minimum inhibitory concentration，MIC）以判断致病菌对某种抗微生物药物的敏感程度，分为敏感（susceptible，S）、中介（inremediate，I）和耐药（resistant，R），用以指导用药。多数感染性心内膜炎治疗的疗程需要6周，但是某对青霉素敏感的草绿色链球菌感染和金黄色葡萄球菌感染的右侧心内膜炎，治疗仅需要4周左右。

1. 经验治疗　在连续送血培养后，对于病情较重的患者立即静脉给予青霉素每日600万～1800万U，并与庆大霉素合用，每日12万～24万U静脉滴注。如疗效欠佳宜改用其他抗生素，如苯唑西林、羟胺苄青霉素、哌拉西林等，每日6～12g，静脉滴注。需注意大剂量青霉素可产生神经毒性表现，如肌阵挛、反射亢进、抽搐和昏迷。此时需注意与本病的神经系统表现相鉴别，以免误诊为本病的进一步发展而增加抗生素剂量。

2. 已知致病微生物时的治疗

（1）对青霉素敏感的细菌（MIC 0.1mg/L）：草绿色链球菌、牛链球菌、肺炎球菌等多属此类。首选青霉素，400万U每6h静脉缓注或滴注，一般可有效控制病情；对青霉素过敏的患者可选用红霉素、万古霉素或第一代的头孢菌素。需注意的是有青霉素严重过敏者，忌用头孢菌素类。所有病例均至少用药4周。

（2）对青霉素的敏感性不确定者（0.1mg/L<MIC<1.0mg/L）：上列细菌或其他细菌对青霉素敏感试验测定为1时，青霉素用药量应加大为400万U，每4h 1次，同时加氨基糖苷类抗生素，如庆大霉素，每日12万～24万U静脉滴注。前者用药4周以上，后者一般用药不超过2周。青霉素是属细胞壁抑制类药，该类药物与氨基糖苷类药物合用，可增强后者进入细胞的能力，从而提高疗效。

（3）对青霉素耐药的细菌（MIC ≥ 1.0mg/L）：如肠球菌、粪链球菌等多对青霉素不敏感，青霉素的用量需高达1800万～3000万U，持续静脉滴注；或用氨苄西林2g，每4h静脉注射或滴注，加用庆大霉素160～240mg/d，用药4～6周。治疗过程中酌减或撤除庆大霉素，预防其不良反应。上述治疗效果不佳或患者不能耐受者也可改用万古霉素1g，每12h静脉滴注。对于高度耐药的链球菌应首选万古霉素。

（4）金黄色葡萄球菌和表皮葡萄球菌：①萘夫西林或苯唑西林2g，每4h 1次，静脉注射或滴注，用药4～6周；②如用青霉素后延迟出现皮疹，用头孢噻吩2g，每4h 1次，或头孢唑啉2g，每6h 1次，静脉注射或滴注，用药4～6周；③如对青霉素和头孢菌素过敏或耐甲氧西林菌株致病者，用万古霉素4～6周。如有严重感染播散，每一方案的初始3～5d加庆大霉素。④对万古霉素中度耐药的金黄色葡萄球菌和凝固酶阴性葡萄球菌已经广泛出现。它的作用机制是由于染色体突变影响了细菌细胞壁的合成。新噻诺酮对该细菌多耐药，研制新的治疗耐万古霉素的葡萄球菌药物是当务之急。

（5）其他细菌：用青霉素、头孢菌素或万古霉素，用药4～6周。革兰阴性杆菌感染可根据药敏选用三代头孢，如用头孢哌酮4～8g/d，头孢噻肟6～12g/d，也可用氨苄西林合并氨基糖苷类抗生素。对于多耐药性的肠球菌，这类药对绝大多数药物都耐药，包括万古霉素，治疗这种细菌就要依靠多种抗生素的联合用药及经验性用药。治疗时要依赖确切的药敏试验及测定杀菌、抑菌浓度，测定血药浓度，虽然氨基糖苷类对肠球菌经常耐药，但是对其他抑制细菌细胞壁的药物有协同作用。链霉素是一个值得试验的药物，因为当其他氨基糖苷类对肠球菌耐药时，它仍旧有杀菌作用。

（6）真菌感染：真菌性感染性心内膜炎病死率高达80%～100%，药物治疗效果有限，应在抗真菌治疗期间早期手术切除受累的瓣膜组织，术后应继续抗真菌治疗才有可能有治愈的机会。药物治疗以用静脉滴注两性霉素B为首选，首日1mg，之后每日递增3～5mg，直至25～30mg/d。应注意两性霉素B的不良反应，如发热、头痛、显著的胃肠道反应、局部的血栓性静脉炎和肾功能损害，神经系统和精神系统的损害。氟康唑和氟胞嘧啶是两种毒素较低的抗真菌药物，单独使用只有抑菌作用，而与两性霉素B合并使用可增强疗效，减少两性霉素B的用量。两性霉素B用够疗程后口服氟胞嘧啶100～150mg/（kg·d），每6h 1次，用药数月。

3. 抗生素停药标准　应用抗生素4～6周后体温和血沉恢复正常，自觉症状改善和消失，脾缩小，红细胞、血细胞和血红蛋白上升，尿常规转阴，且在停用抗生素后第1、2和6周做血培养均为阴性：可认为感染性心内膜炎已治愈。如在治疗结束、症状改善、血培养转阴后又出现感染征象，且菌种和早期培养相同，称之为复发，提示赘生物深部隐藏的细菌尚未彻底杀灭，或细菌对抗生素有耐药性，应更换抗生素进行新一轮的治疗。

（二）手术治疗

尽管抗生素治疗已使本病预后有所改观，但是手术治疗也是本病重要的治疗措施之一。治疗感染性心内膜炎的手术方式包括瓣膜修补、置换以及同种移植物置换。

近年来认为早期手术治疗作为治疗感染性心内膜炎的重要手段，因而大多数学者认为早期手术治疗对于有手术适应证的患者是有益的。但对于院内感染的感染性心内膜炎患者，由于致病菌主要为革兰阳性球菌，其中主要为耐甲氧西林的葡萄球菌，患者的病情复杂，有报道对于该类患者进行手术其病死率非常高（63.6%）。这种高病死率虽然可能与当地的医疗环境、手术时机的选择有一定联系，但仍提示有必要区别对待院内感染的感染性心内膜炎与社区获得性感染性心内膜炎的手术治疗（后者的手术病死率仅为4%）。因此在对于IE患者手术时机的选择应持积极态度，应针对病情采取个体化原则，根据具体情况综合考虑。

自体瓣膜感染性心内膜炎的手术适应证：①严重瓣膜狭窄或关闭不全致心力衰竭；②主动脉或二尖瓣反流导致血流动力学改变（左室舒张末期容量增加或左心房压增加）；③真菌性或其他高度耐药菌性心内膜炎；④房室阻滞、主动脉瓣脓肿需手术引流及其他严重病变；⑤虽充分抗微生物治疗，仍存在赘生物并反复发生大动脉栓塞；⑥起声心动图检查证实有赘生物（≥10mm）。

人工瓣膜置感染性心内膜炎的手术适应证：①心力衰竭；②人工瓣膜开裂；③瓣膜梗阻或反流加重；④存在并发症，如形成脓肿；⑤虽充分抗微生物治疗，血培养持续阳性或反复复发并发生大动脉栓塞；⑥感染性心内膜炎再次复发。

（三）并发症治疗

1. 心力衰竭　除按心力衰竭的常规治疗外，重要的应该注意根据瓣膜的损害情况，以及参照相关手术适应证应及早手术。

2. 肾衰竭　对于并发急性肾功能不全患者应做血液透析，除有利于改善全身状况外，还可使患者安然度过抗生素应用和免疫机制所致的肾脏损害阶段。

3. 血管栓塞　主要为对症处理，虽然赘生物基本是个血栓，并且可能脱落成栓子，抗凝无助于减少栓塞、预防赘生物生长，相反的倒有应用肝素后，使颅内小血管瘤破裂、栓塞、栓子并发症的报告。人工瓣膜患者患IE时，使用抗生素与华法林是安全的。因此，目前的做法是完全不用肝素，除非有大块肺动脉栓子。使用华法林时，剂量尽量小，达到2.0～3.0U为宜。反复栓塞宜做手术以消除栓塞源。

4. 细菌性动脉瘤　微小的细菌性动脉瘤在有效抗生素治疗后可消失；直径1～2cm的动脉瘤即使感染性心内膜炎治愈仍可破裂出血，应及早手术。颅内细菌性动脉瘤常为多发性，如为较大的动脉瘤或已发生过出血，且病变部位可以手术的应及早处理；未破裂的或出血较小的动脉瘤则应区别情况作相应处理。

九、预防

目前关于感染性心内膜炎是否需要预防性抗生素治疗的临床证据较少，对于是否应使用抗生素预防感染性心内膜炎仍需进一步研究。用抗生素预防感染性心内膜炎的历史已有60多年，既往对于有易患因素（人工瓣膜置换术后、感染性心内膜炎史、体–肺循环分流术后、心脏瓣膜病和先天性心脏病等）的患者，以及接受可因出血或明显创伤而致暂时性菌血症的手术和器械操作时，应予预防感染性心内膜炎的措施。

近年来，由于感染性心内膜炎的病原菌有所改变，在欧美国家由于院内感染以及静脉途径感染所致的金黄色葡萄球菌已成为主要的致病菌，所以应用抗生素预防感染性心内膜炎的相关性已有所下降。不恰当的使用抗生素，对于没有心脏疾病的患者反而会引起感染性心内膜炎。故而考虑到人体内有益菌，抗生素过敏及不良反应等诸多因素，欧美的专家对于使用抗生素预防感染性心内膜炎产生怀疑。

AHA、ESC 提出应该根据心脏情况进行感染性心内膜炎危险度分层（表 6–2）。其中，低危患者与普通人群相比，其发生率并不明显升高，甚至可忽略不计，因此在进行各种手术或操作时，无须抗生素预防。

表 6–2 依据心脏情况进行感染性心内膜炎危险度分层（AHA，ESC）

高危	
	人工心脏瓣膜（包括机械瓣、生物瓣）
	既往 IE 病史
	复杂发绀型先天性心脏病（如单心室、大动脉转位、法洛四联症等）
	手术构建的体循环——肺循环分流或通道
中危	
	除高危中所列的其他先天性心脏病
	获得性瓣膜功能障碍（如风湿性心脏病、老年瓣膜退行性病变）
	肥厚型心肌病
低危	
	单纯房间隔继发孔缺损
	手术修复房间隔缺损、室间隔缺损或动脉导管未闭
	冠状动脉旁路手术史
	二尖瓣脱垂不伴二尖瓣反流
	生理性、功能性或良性心脏杂音
	风湿热史，但无瓣膜功能障碍
	川崎病史
	心脏起搏器及置入型心脏自动除颤起搏器

有心脏疾病的美国患者，指南有明显的改变，并严格界定了心内膜炎预防措施的使用。口腔等侵入性操作包括牙龈、牙根周围区域和口腔黏膜贯通伤操作被认为存在风险，对于高风险患者应当采与预防措施。指南认为：有以下高危因素的患者在行牙科操作时可以推荐使用抗生素预防措施，这些患者包括心脏瓣膜置换，既往有心内膜炎病史，患有心脏瓣膜病变的心脏移植患者，未经治疗的发绀型先天性心脏病；除此以外其他类型的先天性心脏病不再建议长期用抗生素预防，另外对于患有心脏瓣膜病但不具有高危因素也不建议使用抗生素预防；对于消化道和泌尿道侵入性操作不建议使用单纯以预防感染性心内膜炎为目的的抗生素应用。使用抗生素预防感染性心内膜炎的方法见表 6–3。

表 6–3 使用抗生素预防感染性心内膜炎的方法

患者情况	抗生素	成人	儿童
能口服	阿莫西林	2g	50mg/kg
不能口服	氨苄西林	2g 肌内或静脉注射	50mg/kg 肌内或静脉注射
	或头孢唑林或头孢曲松	1g 肌内或静脉注射	50mg/kg 肌内或静脉注射
口服青霉素或	头孢氨苄	2g	50mg/kg
氨苄西林过敏	或克林霉素	600mg	20mg/kg
	或阿奇霉素或克拉霉素	500mg	15mg/kg
口服青霉素或氨	头孢唑林或头孢曲松	1g 肌内或静脉注射	50mg/kg 肌内或静脉注射
氨苄西林过敏且不能口服药物	或克林霉素	600mg 肌内或静脉注射	20mg/kg 肌内或静脉注射

十、预后

未治疗的急性患者几乎均在 4 周内死亡。亚急性感染性心内膜炎的自然史一般≥ 6 个月。及早地做出诊断和病原学的确认、恰当的抗感染治疗、致命性并发症的诊断和处理、合适的外科治疗等对患者的预后意义重大。预后不良因素中以心力衰竭最为严重，其他包括主动脉瓣损害、动脉栓塞。

第二节　静脉药瘾者心内膜炎

静脉药瘾者心内膜炎（endocarditis intravenous drug abusers，EIDA）是由于患者静脉注射毒品时使用不洁注射用具，药品溶剂未经消毒，导致细菌进入血管内，引发菌血症、败血症；因静脉回流使右心系统受感染，而右心是一低压系统，有利于细菌在瓣膜上附着，同时由于患者重复多次注射毒品，毒品中的颗粒杂质致右心受累，三尖瓣损伤。细菌在损伤的三尖瓣黏附沉积，形成菌栓、赘生物。

一般患者多数为年轻人，既往无心脏病史，临床表现常有发热，并伴咳嗽、咳痰、胸痛等呼吸道症状，心脏杂音；心内膜炎多累及右心室三尖瓣，并且常发生于1个瓣膜上，超声心动图常有三尖瓣受损表现；血培养多数为金黄色葡萄球菌，对多种抗生素敏感；本病急性发病者多见，常伴有转移性感染灶，亚急性表现则多见于有感染性心内膜炎史者。此外，该类患者机体免疫功能低下，常并发全身多个部位的感染，并发症的表现常掩盖病情，给该病的诊断带来困难。血培养是诊断IE的重要依据，但大多数EIDA患者首次血培养前已使用过抗生素治疗，降低了培养的阳性率，故对血培养阴性的患者也不能完全排除该病的诊断。临床上EIDA易漏诊，部分吸毒患者就诊时对毒品吸食史故意加以隐瞒，因此，对高危年龄人群需加强病史的询问及皮肤表面注射针孔的检查。超声心动图对诊断EIDA有重要价值，超声心动图可以发现瓣膜赘生物、瓣周并发症及基础心脏病；在治疗过程中，复查超声心动图观察瓣膜及赘生物的形态、大小，有助于疗效的判断。因此对于有吸毒史患者不明原因发热1周以上或同时伴有肺部炎症或三尖瓣病变应考虑做超声心动图检查并注意右心系统，以免漏诊或误诊感染性心内膜炎。

抗生素治疗是治疗成败的关键，经确诊应立刻应用有效的抗生素。在血培养结果出来之前，可经验性选择针对金黄色葡萄球菌的药物选择两种或两种以上杀菌药物联合应用，血清杀菌药浓度达1 ∶ 8以上，疗程4 ~ 8周，如治疗无效，需警惕耐药及真菌感染的可能。对于抗菌治疗后持续性脓毒血症，真菌性心内膜炎，严重瓣膜反流致固性心力衰竭，赘生物≥ 10mm，左心瓣膜受累且瓣膜破坏严重的患者，要考虑外科手术治疗。对于静脉药瘾者的预后，主要是康复后真正戒食毒品。才是提高患者长期存率，改善生存质量的关键。

第七章　心肌病

第一节　扩张型心肌病

扩张型心肌病（dilated cardiomyopathy，DCM）以心室进行性扩大伴心肌收缩功能减退为主要特征，病变常为弥漫性，可累及双侧心室，早期表现为舒张功能不全，继之出现收缩功能障碍，左心室射血分数（LVEF）降低，心室舒张末期压力升高，发生充血性心力衰竭，常伴有心律失常和血栓栓塞。扩张型心肌病是原发性混合性心肌病中常见的类型，发病呈增长趋势，在我国的发病率为13/10万～84/10万，男性多于女性（2.5 ∶ 1），是心力衰竭的第3位病因。本文重点阐述近年来扩张型心肌病的诊治进展。

一、病因

扩张型心肌病的病因迄今未明，从流行病学与临床特征推测，可能与多种因素有关。近年来，将组织形态学、病毒学和免疫学检查相结合对扩张型心肌病进行了较为深入的研究，从而提出感染一免疫机制可能起着最为重要的作用。

（一）病毒感染

实验研究表明，柯萨奇B组病毒感染引起的心肌炎可发展为扩张型心肌病，病毒持续感染和分子模拟是诱发感染后自身免疫应答的关键机制，通过氨基酸序列分析已证实病毒蛋白与心肌特异性蛋白具有相同的抗原决定簇；临床前瞻性随访提示急性病毒性心肌炎10%～15%患者可演变为扩张型心肌病。近年来，分子生物学技术应用于心肌活检标本中肠道病毒RNA的检测，为病毒性心肌炎和扩张型心肌病的关系提供了更有力的佐证。目前认为，病毒性心肌炎演变为扩张型心肌病的病理生理进程可分为3个阶段：急性病毒感染、免疫细胞浸润和心肌重塑。在疾病演变的进程中，细胞内蛋白降解系统发挥着重要作用，主要包括泛素－蛋白酶体通路和溶酶体通路，前者降解异常蛋白质和短寿命调节蛋白；后者通过自噬作用降解长寿命蛋白质和受损细胞器。

（二）免疫反应

病毒感染触发的免疫反应在持久性心肌损害的病理生理进程起着关键作用。扩张型心肌病患者血清中能检测到多种抗心肌特异性蛋白抗体，包括抗心肌线粒体ADP/ATP载体抗体、抗肌球蛋白抗体、抗β_1受体抗体、抗M胆碱能受体抗体，可作为扩张型心肌病的辅助诊断方法。研究发现，抗ADP/ATP载体抗体和抗β_1受体抗体均可延长心肌细胞动作电位时程、激活心肌细胞膜L型钙通道，增加钙内流和胞质游离钙浓度，导致心肌细胞内钙超载和细胞毒性损害，该效应可以分别被钙离子拮抗剂和β受体阻滞剂抑制。T淋巴细胞在感染后免疫应答中发挥着重要作用，自然杀伤细胞活性减低削弱了机体的防御能力，抑制性T淋巴细胞数量及功能亦减低，由此发生细胞介导的免疫反应，引起心肌细胞损伤。

（三）遗传因素

遗传因素在扩张型心肌病的发生、发展过程中起着至关重要的作用，特别是分子生物学技术的应用，明确了心肌病研究领域的新方向。美国心脏病学会（AHA）2006年公布的心肌病定义和分类的专家共识中从基因组和分子定位的高度阐述了心肌病的发病机制，体现了对心肌病的最新认识。传统上认为扩张型心肌病多为散发流行，但近年来发现有群聚现象，通过家系调查及超声心动图对患者亲属筛查证实，有25%～30%的患者为家族性扩张型心肌病，可表现为不同基因多种突变产生的遗传异质性、遗传方式多样性以及临床表现型的多样性。目前遗传因素致病性主要表现为心肌细胞结构元件的异常；心肌肌原纤维蛋白的基因突变；突变影响能量的供应和调节；核膜组成元件缺乏可能影响了胞质和胞核之间的信号转导；心脏离子通道突变。

（四）其他

营养不良、酒精中毒、内分泌异常、化学或毒素作用、心肌代谢紊乱及冠脉微血管痉挛亦可能致病。

二、病理生理

扩张型心肌病的主要病理生理特点是心肌收缩力减弱，导致心脏泵血功能障碍。早期神经内分泌激活，通过加快心率维持心排血量；后期左心室排空受限，心室舒张和收缩末期容积增加，左心室射血分数减少，心室进行性增大，进展为充血性心力衰竭；终末期由于相对性三尖瓣关闭不全和肺小动脉病变导致肺动脉高压，使右心功能不全症状更为显著，心肌细胞肥大、间质纤维化以及心室重构影响心肌细胞离子通道功能，可引起各种类型的心律失常。

三、临床诊断

扩张型心肌病的早期临床表现隐匿或不典型，以致临床上早期诊断非常困难。超声心动图对扩张型心肌病具有形态学诊断和血流动力学评判意义，在诊断和鉴别诊断上具有重要的价值，它不难排除心包疾病、心脏瓣膜病、先心病和肺心病。心脏超声检查可见心脏扩大以左心室、左心房最为常见，并伴室壁弥漫性运动减弱，收缩期和舒张末期心室容量增加，室壁厚度可正常或变薄；二尖瓣和三尖瓣可因心室扩大和瓣环扩张而发生相对性关闭不全。缺血性心肌病亦可见心脏扩大，室壁多节段运动减弱，临床上对此鉴别困难者需作选择性冠状动脉造影。近年来研究认为，检测患者血清中抗心肌特异性蛋白抗体可以作为扩张型心肌病的辅助诊断方法。心内膜心肌活检对扩张型心肌病的临床诊断价值有限，但仍具有组织形态学诊断价值，有助于与特异性心肌病和急性心肌炎的鉴别诊断。

自 1995 年世界卫生组织和国际心脏病学会联合会（WHO/ISFC）心肌病分类出台以来，心肌病的相关研究取得了显著进展，特别是心肌病分子遗传学领域取得了突破性进展。2006 年 AHA 发布了现代心肌病的定义和分类，2008 年欧洲心脏病学会（ESC）公布的心肌病分类与 AHA 的分类有很大不同。我国分别在 1987 年、1999 年举行的全国心肌炎、心肌病专题研讨会上对心肌病的定义、分类和诊断标准进行了修订。

在采纳 WHO/ISFC 报告的基础上，中国心肌病诊断与治疗建议工作组于 2007 年重新修订的扩张型心肌病诊断标准具有临床指导意义。其诊断参考标准如下：①左心室舒张期末内径（LVEDd》5.0cm（女性）和 >5.5cm（男性）；② LVEF <45% 和（或）左心室缩短速率（FS）<25%；③更为科学的是 LVEDd>2.7cm/m^2，体表面积（m^2）=0.006 1 × 身高（cm）+0.012 8 × 体重（kg）−0.152 9，更为保守的评价 LVEDd 大于年龄和体表面积预测值的 117%，即预测值的 2 倍 SD+5%。临床上主要以超声心动图作为诊断依据，x 线胸片、心脏核素、心脏计算机断层扫描和磁共振成像有助于诊断。在进行诊断时需要排除引起心肌损害的其他疾病，如高血压、冠心病、心脏瓣膜病、先心病、心动过速性心肌病、心包疾病、系统性疾病、肺心病和神经肌肉性疾病。

四、治疗进展

目前扩张型心肌病尚缺乏有效的治疗手段，临床上往往采取综合治疗措施。尽管长期规范化的药物治疗在一定程度上能够改善远期预后，延长患者的生命，但无法从根本上逆转心功能进行性恶化的病理生理进程。本病的病死率较高，年病死率 25% ~ 45%，猝死的发生率高达 30%。临床治疗的主要目标在于改善心力衰竭症状、控制心律失常、预防猝死和血栓栓塞、延缓病情进展、提高患者的生活质量和生存率。

（一）病因治疗

对于不明原因的扩张型心肌病要积极寻找病因，排除任何引起心肌疾病的可能病因并给予积极治疗，控制呼吸道感染、禁酒、戒烟、改变不良的生活方式。患者应摄取易消化、富含维生素和蛋白质的食物，严格限制钠盐的摄入。

（二）药物治疗

2005年美国成人慢性心力衰竭诊断与治疗指南将心力衰竭分为4个阶段：有发展为心力衰竭高度危险的患者（阶段A）；有心脏结构异常或重塑但尚无心力衰竭症状的患者（阶段B）；目前或曾经有心力衰竭症状的患者（阶段C）；难治性终末期心衰患者（阶段D）。扩张型心肌病初次诊断时患者的心功能状态各异，因此有必要针对心力衰竭的各个阶段进行规范化药物治疗，临床上通常将扩张型心肌病分为3期。

在早期阶段，仅仅是心脏结构的改变，超声心动图示心脏扩大、收缩功能受损，尚无心力衰竭的临床表现。此阶段针对病因的治疗最为关键，应积极进行早期药物干预治疗，包括β受体阻滞剂、血管紧张素转换酶抑制剂（ACEI），可减少心肌损伤并延缓病变发展。

在中期阶段，超声心动图示心脏扩大、LVEF降低并有心力衰竭的临床表现，应按慢性收缩性心力衰竭治疗指南进行规范化治疗：存在液体潴留的患者应严格限制钠盐摄入，合理使用利尿剂；所有无禁忌证者应使用ACEI，不能耐受者改用血管紧张素受体拮抗剂（ARB）；所有病情稳定且LVEF<40%的患者应使用β受体阻滞剂，应在ACEI和利尿剂应用的基础上加用β受体阻滞剂，需从小剂量开始，若患者能耐受则每2周将剂量加倍，以达到静息心率不小于55次/min为目标剂量；在有中、重度心力衰竭表现又无肾功能严重受损的患者，可使用醛固酮受体拮抗剂和洋地黄类药物；有心律失常导致心源性猝死发生风险的患者，可针对性选择抗心律失常药物治疗。

在晚期阶段，超声心动图示心脏扩大、LVEF明显降低并有顽固性终末期心力衰竭的临床表现。此阶段在应用利尿剂、ACEI/ARB、洋地黄类药物治疗基础上，可考虑短期应用磷酸二酯酶抑制剂，药物不能改善症状者建议考虑非药物治疗方案。晚期阶段患者扩大心腔内形成附壁血栓很常见，栓塞是本病的常见并发症；尽管有报道阿司匹林片有可能抑制ACEI类药物的作用，但对于有发生栓塞性疾病风险且无禁忌证的患者常规应用阿司匹林，预防附壁血栓形成；对已有附壁血栓和发生血栓栓塞的患者必须长期抗凝治疗，口服华法林，调整剂量使国际化标准比值（INR）保持在2.0 ~ 3.0。

（三）猝死的预防

室性心律失常和心源性猝死是扩张型心肌病的常见症状，预防猝死主要是控制诱发室性心律失常的可逆性因素：①纠正心力衰竭，降低室壁张力；②纠正低钾、低镁血症；③抑制神经内分泌激活，合理应用ACEI和β受体阻滞剂；④避免利尿剂、洋地黄类药物的不良反应。

胺碘酮为Ⅲ类广谱抗心律失常药，通过阻滞钾通道延长动作电位时程，致心律失常作用发生率低，可以有效地控制恶性室性心律失常，对预防猝死有一定作用。部分患者伴病态窦房结综合征或房室传导阻滞，安装永久性心脏起搏器有助于提高心率、增加心搏量、改善临床症状；少数患者存在严重的室性心律失常，最优化药物治疗3个月仍不能控制，LEF <35%伴心力衰竭症状NYHA心功能Ⅱ ~ Ⅲ级、预期维持较好生活质量前提下存活1年以上的患者建议置入埋藏式心脏复律除颤器（implantable cardioverter defbrillator，ICD），作为一级预防措施，以预防心源性猝死的发生。

（四）心脏再同步化治疗

大约1/3 LVEF降低、NYHA心功能Ⅲ ~ Ⅳ级的扩张型心肌病患者，QRS波群时限大于120ms，呈完全性左束支传导阻滞或室内传导阻滞图形，存在双侧心室收缩不同步，可考虑心脏再同步化治疗（cardiac resynchronization therapy，CRT），通过左右心室同步起搏纠正不同步收缩，改善心脏泵功能和血流动力学而不增加氧耗量，并使衰竭心脏产生适应性改变，能改善药物治疗效果不佳的中、重心衰患者的症状，显著提高运动耐量，改善生活质量，降低住院率和病死率。大规模多中心随机临床试验资料提示，LVEF<35%、NyHA心功能Ⅲ ~ Ⅳ级、QRS间期 >120ms伴有室内传导阻滞的严重心力衰竭患者是CRT的适应证，对伴发恶性室性心律失常患者，应考虑接受CRT–D治疗。

（五）免疫学治疗

扩张型心肌病患者免疫介导心肌细胞损伤的机制已初步阐明，临床检测抗心肌特异性蛋白抗体进行病因诊断，有助于对早期诊断的患者进行免疫学治疗。针对抗 ADP/ATP 载体抗体选用钙离子拮抗剂、抗 β_1 受体抗体选用 β 受体阻滞剂，可以阻止免疫介导的心肌损害，部分逆转扩张型心肌病的病理生理进程；研究表明应用免疫吸附方法清除抗 β_1 受体抗体能使扩张型心肌病患者的心功能显著改善；新近诊断患者静脉应用免疫球蛋白，通过调节炎症因子与抗炎因子之间的平衡，产生良好的抗炎效应并改善患者心功能；经组织学证实存在心肌免疫损伤的患者应用环磷酰胺、抗 CD4 单抗可以抑制辅助性 T 细胞介导产生抗心肌自身抗体，早期阻止扩张型心肌病的进展。

（六）干细胞移植

骨髓干细胞是具有自我复制和多向分化潜能的多能干细胞，可作为受损心肌组织修复的供体细胞。骨髓单个核细胞（BMMNCs）作为多潜能干细胞的混合体，在扩张型心肌病领域的应用研究尚处于起步阶段，可能为终末期心力衰竭患者提供新的治疗方法。临床上，BMMNCs 获取方便，自体移植不会发生免疫排斥反应，也不存在伦理问题。小样本临床试验表明，自体 BMMNCs 移植是治疗终末期扩张型心肌病的安全而有效的方法。但作为一种探索性的治疗方法，将其广泛应用于临床仍有许多问题亟待解决，移植后的骨髓于细胞在不同状态心肌微环境中的分化和转归尚有待于明确。有理由相信，随着基础和临床研究的深入开展，经冠状动脉自体 BMMNCs 移植可能为终末期心力衰竭患者的细胞重建和功能恢复提供具有里程碑意义的治疗策略。

（七）基因治疗

随着分子生物学技术的发展和对扩张型心肌病认识的深入，发现基因缺陷是部分患者发病机制中的重要环节，通过基因治疗扩张型心肌病也成为目前研究热点。肝细胞生长因子（HGF）是一种有效的促血管生成剂，在抗心肌细胞凋亡和纤维化方面有独特效果。实验研究发现，应用 HGF 基因治疗自发性心肌病仓鼠，可以抑制心肌重塑、改善心脏收缩功能、延长寿命；转染单核细胞趋化蛋白 -1 基因治疗可明显减轻自身免疫性心肌炎。基因治疗方法的探索将有助于寻找治疗家族遗传性心肌病的方法。

（八）脑钠素

脑钠素（BNP）是利钠利尿肽系统的肽类激素，具有利钠、利尿、降压和舒张血管平滑肌的作用。短期应用外源性 BNP 可以改善心力衰竭各项指标，包括增加心脏指数、降低肺毛细血管楔压、降低平均肺动脉压、降低心脏容量负荷和压力负荷。基因重组人 BNP 可以降低扩张型心肌病患者的住院率和病死率，该药的远期疗效和安全性尚有待于多中心大规模随机临床试验加以证实。

第二节　肥厚型心肌病

肥厚型心肌病（hypertrophic cardiomyopathy，HCM）是以心肌非对称性肥厚，心室腔变小，左心室充盈受阻，舒张期顺应性下降为特征的心肌病。我国患病率 180/10 万，以 30 ~ 50 岁多见，临床病例中男多于女，女性患者症状出现早且较重。本病常为青年猝死的原因。

一、病因

属于常染色体显性遗传病，50% 的患者有明显家族史，心肌肌节收缩蛋白基因突变是主要的致病因素。已证实 15 个基因及四百余种突变与肥厚型心肌病相关。还有人认为儿茶酚胺分泌增多、原癌基因表达异常、细胞内钙调节异常、高血压、高强度运动等，均为肥厚型心肌病的促进因子。

二、病理

特征性改变是不对称性室间隔增厚，也可为均匀肥厚型、心尖肥厚型、左心室前侧壁肥厚型、左心室后壁肥厚型和右心室肥厚型等，心室腔变小，常伴有二尖瓣肥厚。光镜下见心肌细胞肥大、形态特异、排列紊乱，局限性或弥漫性间质纤维化，尤以左心室室间隔改变显著。冠状动脉多无异常，但心肌壁内小冠状动脉可有管壁增厚，管腔变小。电镜下可见肌纤维排列紊乱，线粒体肿胀，溶酶体增多。

2003 年美国心脏病学会 / 欧洲心脏病学会（ACC/ESC）专家共识将肥厚型心肌病分为：①梗阻性肥

厚型心肌病，安静状态下左心室腔与主动脉瓣下压力阶差≥ 30mmHg；②隐匿梗阻性肥厚型心肌病，安静时压力阶差 <30mmHg，负荷运动时压力阶差≥ 30mmHg；③非梗阻性肥厚型心肌病，安静和负荷状态下压力阶差均 <30mmHg。

三、病理生理

一方面，肥厚的室间隔在心室收缩时突向左心室流出道造成流出道梗阻，使左心室射血阻力增加，心排血量减少，引起低血压和脑供血不足的表现（如头晕、晕厥等）；左心室收缩末期残余血量增多，左心室舒张末期压力、舒张末期容积增高，左心室代偿性肥大，最后失代偿，进而引起肺淤血、肺动脉高压、左心衰竭的一系列临床表现。由于收缩期血流经过流出道狭窄处时的漏斗效应（指快速血流产生的负压），吸引二尖瓣前叶前移，使其靠近室间隔，既加重左心室流出道梗阻，也造成二尖瓣关闭不全。

另一方面，肥厚的心肌使室壁僵硬度增加，左心室顺应性下降，心室充盈受阻，心室壁内血液供应减少，导致心室舒张功能减低。

四、临床表现

临床表现因分型不同而差异很大。部分患者可无自觉症状，仅在体检或猝死时才被发现。常见症状有：①心悸，由于心室功能的改变或发生各种心律失常引起；②心绞痛，由于肥厚的心肌需血量增多，冠状动脉供血相对不足或舒张期冠状动脉血流灌注减少所致；③劳力性呼吸困难，多发生在劳累后，由于左心室舒张末期压力增高，进而肺淤血所致；④乏力、低血压、头晕、晕厥，由于左心室流出道梗阻，左心室顺应性减低而充盈不佳，导致体循环供血不足，尤其是脑供血不足所致；⑤晚期可出现心力衰竭、各种心律失常。本病成人死亡原因多为猝死，而猝死原因多为室性心律失常，特别是心室颤动等。

体格检查随病变的范围和程度不同而有差别。轻者体征不明显。常见的阳性体征有心浊音界向左扩大，胸骨左缘中下段或心尖区内侧闻及较粗糙的递增、递减型喷射性收缩期杂音，可伴震颤，为左心室流出道狭窄所致。凡能改变左心室容量和射血速度的因素都可使杂音的响度发生改变，如增强心肌收缩力药物（用洋地黄类药物、静脉滴注异丙肾上腺素），体力劳动，硝酸甘油（同时扩张静脉，减少静脉回流），Valsalva 动作（增加胸腔压力，减少回心血量，使左心室容量减少，心肌射血加快加强）及取站立位，均可使杂音增强。相反，使用 β 受体阻滞剂，取下蹲位，下肢被动抬高，紧握拳时，使心肌收缩力下降或伴左心室容量增加，均可使杂音减弱。约 50% 患者在心尖区可听到收缩中晚期或全收缩期吹风样杂音，为二尖瓣关闭不全的表现。第二心音可呈反常分裂，是由于左心室射血受阻，主动脉瓣延迟关闭所致。可闻及第三或第四心音。

五、辅助检查

1. 心电图　常见左心室肥厚和 ST –T 改变。心尖肥厚型心肌病患者表现为左心室高电压伴左胸导联 ST 段压低和以 V_3、V_4 导联为轴心的胸前导联出现巨大倒置的 T 波。部分患者在Ⅱ、Ⅲ、aVF、V_4 ~ V_6 导联出现“深而窄的病理性 Q 波”，相应导联 T 波直立，有助于与心肌梗死鉴别。此外，室内传导阻滞、阵发性室性心动过速、阵发性室上性心动过速、心房颤动、室性期前收缩等亦常见。

2. 胸部 X 线　心影增大多不明显，发生心力衰竭时心影可明显增大，伴肺淤血征。

3. 超声心动图　这是诊断肥厚型心肌病的主要方法。超声心动图的典型表现有：①非对称性室间隔肥厚，室间隔显著肥厚≥ 15mm，舒张期室间隔厚度与左心室后壁的厚度比值≥ 1.3，室间隔运动减低；②左心室流出道狭窄；③二尖瓣前叶在收缩期前移（systolic anterio motion，SAM 征），是左心室流出道发生功能性梗阻的标志；④主动脉瓣收缩中期部分关闭。心尖肥厚型心肌病于左心室长轴切面见心尖室间隔和左心室后下壁明显肥厚，可达 20 ~ 30mm。彩色多普勒血流显像可评价左心室流出道压力阶差、尖瓣反流等。

4. 磁共振检查　它能直观显示心脏结构，测量室间隔厚度、心腔大小和心肌活动度。

5. 心导管检查和心血管造影　左心室舒张末期压力升高，梗阻型在左心室腔流出道间存在显著收缩期压力阶差，可发现符合流出道梗阻的“第三压力曲线”（特点是收缩压与降低的主动脉压相同，而舒张压与左心室舒张压相同），根据该“第三压力曲线”即可确诊本病。心室造影显示左心室腔变形，心尖部肥厚型可呈香蕉状、犬舌状、纺锤状等。冠状动脉造影多无异常。一般不做此项检查，仅在疑难病例或进行介入治疗时才做该项检查。

6. 心内膜心肌活检　心肌细胞畸形肥大，排列紊乱。

六、诊断和鉴别诊断

对于年轻发病，无冠心病危险因素，临床和心电图表现为心肌缺血的患者，用其他疾病无法解释时，应考虑本病的可能。绝大多数患者可以通过超声心动图诊断。通过心导管检查和心室造影可进一步确诊。对患者直系亲属行心电图和超声心动图检查，有助于肥厚型心肌病的早期发现。

鉴别诊断：①与可产生同样杂音的疾病鉴别，如主动脉瓣狭窄、风湿性或先天性二尖瓣关闭不全、室间隔缺损；②与可造成心电图 ST-T 改变和病理性 Q 波的冠心病鉴别；③与可造成心肌肥厚的高血压心脏病、运动员心脏肥厚鉴别。

七、治疗

1. 治疗目标　减轻左心室流出道梗阻，改善左心室舒张功能，缓解症状，防治心律失常，预防猝死，提高长期生存率。

2. 治疗方法　如下所述。

（1）对患者进行生活指导，避免剧烈运动、持重、屏气、过度劳累、情绪激动，坚持随诊，及时处理并发症。

（2）避免使用增强心肌收缩力和（或）减少心脏容量负荷的药物（如洋地黄、异丙肾上腺素、硝酸酯类、利尿剂等），以免加重左心室流出道梗阻。

（3）β 受体阻滞剂：一般首选 β 受体阻滞剂。β 受体阻滞剂能抑制心脏交感神经兴奋，减慢心率，使心室舒张期充盈时间延长，减轻心肌耗氧，降低心肌收缩力和室壁张力，减轻左心室流出道梗阻，改善胸痛和劳力性呼吸困难，并具有抗心律失常作用。用法通常从小剂量开始，逐渐增至最大耐受剂量并长期服用，避免突然停药。如美托洛尔 25mg，每日 2 次，最大可增加至 300mg/d。

（4）钙通道阻滞剂：钙通道阻滞剂选择性抑制细胞膜钙离子内流，降低细胞膜钙结合力和细胞内钙利用度，降低心肌收缩力，改善左心室流出道梗阻，另一方面，可以松弛肥厚的心肌，改善心肌顺应性，改善心室舒张功能。如维拉帕米（verapamil）120 ~ 480mg/d，分 3 ~ 4 次口服，地尔硫革（dilthia-zem）90 ~ 180mg/d。钙通道阻滞剂常用于 β 受体阻滞剂疗效不佳或有哮喘病史的患者。由于钙通道阻滞剂具有扩血管作用，对于严重左心室流出道梗阻的患者用药初期需严密监测。

（5）抗心律失常：要积极治疗各种室性心律失常，常用药物有胺碘酮。药物治疗无效，必要时行电复律。对于发生快速性室性心律失常的高危患者也有人认为可考虑植入 ICD。

（6）静息状态下流出道梗阻或负荷运动时左心室流出道压力阶差≥ 50mmHg，症状明显，严重活动受限（NYHA 心功能Ⅲ ~ Ⅳ级），内科治疗无效者，可考虑室间隔化学消融或手术切除肥厚的室间隔心肌、植入双腔 DDD 型起搏器。

我国 2012 年《肥厚型梗阻性心肌病室间隔心肌消融术中国专家共识》指出经皮穿刺腔内间隔心肌消融术（percutaneous transluminal septal myocardial ablation，PTSMA），是一种介入治疗手段，其原理是通过导管注入无水酒精，闭塞冠状动脉的间隔支，使其支配的肥厚室间隔缺血、坏死、变薄、收缩力下降，使心室流出道梗阻消失或减轻，从而改善患者的临床症状。

PTSMA 禁忌证为：①肥厚型非梗阻性心肌病；②合并需同时进行心脏外科手术的疾病，如严重二尖瓣病变、冠状动脉多支病变等；③室间隔弥漫性明显增厚；④终末期心力衰竭。年龄虽无限制，但原则上对年幼及高龄患者应慎重。

（7）晚期出现心力衰竭者，治疗同其他原因所致的心力衰竭。

第三节 限制型心肌病

限制型心肌病（restrictive cardiomyopathy，RCM）是以心内膜及心内膜下心肌纤维化导致的单侧或双侧心室充盈受限和舒张期容量减少为特征的心肌病。一般收缩功能和室壁厚度正常或接近正常。多见于热带及温带地区，我国仅有散发病例。多数发病年龄 15 ~ 50 岁，男女比例 3 ∶ 1。舒张性心力衰竭为最常见死因。

一、病因

病因尚未明确。本病可为特发性，也可能与非化脓性感染、体液免疫异常、过敏反应和营养代谢不良等有关，属于家族性者为常染色体显性遗传。心肌淀粉样变性是继发性限制型心肌病的常见原因。

二、病理

早期表现为心内膜和心内膜下心肌纤维化并增厚，随着病情进展，心内膜显著增厚变硬，可为正常的 10 倍，外观呈珍珠白，质地较硬。常先累及心尖部，逐渐向心室流出道蔓延，可见附壁血栓。纤维化病变可累及瓣膜、腱索导致二尖瓣、三尖瓣关闭不全。通常冠状动脉无受累。显微镜可见心内膜表层为玻璃样变性的纤维组织，其下为胶原纤维层，内有钙化灶，再下面为纤维化的心肌，心肌间质水肿、有坏死灶。

三、临床表现

起病缓慢。早期可有发热，逐渐出现倦怠、乏力、头晕、气急。病变以左心室为主者，表现为心悸、呼吸困难、咳嗽、咯血、肺底部湿啰音等左心衰竭和肺动脉高压的表现；病变以右心室为主者，表现为颈静脉怒张、肝大、腹水、下肢水肿等右心衰竭表现，这些表现类似于缩窄性心包炎。此外，血压常偏低，脉压小，心率快，心浊音界轻度扩大，心脏搏动减弱，可有舒张期奔马律和各种心律失常；可有心包积液；栓塞并不少见，可发生猝死。

四、辅助检查

1. 心电图　心电图可见非特异性 ST–T 改变。部分患者可见 QRS 波群低电压和病理性 Q 波。可见各种类型心律失常，以心房颤动多见。

2. 胸部 X 线　心影正常或轻中度增大，可有肺淤血征。偶见心内膜心肌钙化影。

3. 超声心动图　此种检查可见心室舒张末期内径和容量减少，心内膜反射增强或钙化影。心房扩大，室间隔和左心室后壁增厚、运动幅度减低。房室瓣可有关闭不全。早期无收缩功能下降，仅舒张功能下降。约 1/3 的病例有少量心包积液。严重者可有附壁血栓。下腔静脉和肝静脉显著增宽。

4. 磁共振检查　心内膜增厚，内膜面凹凸不平，可见钙化灶。

5. 心导管检查和心室造影　心房压力曲线表现为右房压增高和快速的“Y”形下陷；心室压力曲线表现为舒张早期快速下降，其后压力迅速回升到平台状态，呈现高原波；左心室充盈压高于右心室充盈压 5mmHg 以上；肺动脉压常超过 50mmHg。左心室造影可见心室腔偏小，心尖部钝角化，心内膜肥厚、内膜面粗糙。

6. 心内膜心肌活检　此种检查可见心内膜增厚和心内膜下心肌纤维化。

五、诊断和鉴别诊断

早期诊断较困难。对于表现为心力衰竭，而无心室扩大、有心房扩大的患者，应考虑限制型心肌病的可能。心内膜心肌活检有助于明确诊断并区分原发性或继发性。本病主要与缩窄性心包炎鉴别，还要与肝硬化、扩张型心肌病、一些有心肌广泛纤维化的疾病（如系统性硬化症、糖尿病、酒精中毒等特异性心肌病）鉴别。心力衰竭和心电图异常者要与冠心病鉴别。

六、治疗

缺乏特异性治疗，以对症治疗为主。

1. 一般治疗　一般治疗主要是预防感染，避免过度劳累和情绪激动，以免加重心脏负担。

2. 对症治疗　对症治疗以控制心力衰竭症状为主。心力衰竭对常规治疗疗效不佳，为难治性心力衰竭。利尿和扩血管治疗可能因降低充盈压而使心室充盈更少，导致低心排血量的症状加重，宜慎用。洋地黄等正性肌力药效果差，但如出现心室率增快或快速性心房颤动时，可小剂量应用洋地黄。糖皮质激素或免疫抑制剂无效。有附壁血栓或曾发生栓塞的患者，可考虑使用华法林等抗凝治疗。对于本病引起的瓣膜关闭不全，一般不行瓣膜置换。但是如果心腔闭塞不明显而二尖瓣关闭不全严重时，可考虑二尖瓣人工瓣膜置换术。严重心内膜心肌纤维化，可行心内膜剥脱术，也可考虑心脏移植。

第四节　酒精性心肌病

酒精性心肌病（alcoholic cardiomyopathy，ACM）是指长期嗜酒引起的心肌病变，以心脏扩大、充血性心力衰竭、心律失常为特征，属于继发性扩张型心肌病。1884 年，Bouinger 首次经尸检发现长期大量饮用啤酒者，心脏明显扩大，并由此命名为“慕尼黑啤酒心脏”。20 世纪中期，Brigden 使用酒精性心肌病这一名称。该病在不同国家、地区及民族间发病率存在差异。欧美国家发病率较高，亚洲人发病率相对较低。近年来，随着酒精性饮料消耗明显增多，ACM 的发病率呈上升趋势。酒精性心肌病发生危险与每日酒精摄入量及饮酒持续时间有关，戒酒后病情可自行缓解或痊愈。

一、发病机制

目前认为酒精损害心肌为多种机制参与，其发生可能与以下机制有关：①酒精损害心肌细胞：酒精在细胞膜水平对心肌细胞产生毒性作用，破坏其肌纤维膜的完整性，从而导致细胞屏障功能丧失，维持膜电压的离子平衡紊乱，细胞间的信号传导机制破坏及细胞器损害。②酒精影响钙内稳态：酒精通过影响位于细胞膜上的电压依赖的钙通道的数量和活性，而影响进入心肌细胞的钙量，从而对心肌产生负性变力作用。③酒精影响心肌收缩蛋白：位于收缩蛋白之间的横桥是心肌收缩的基础。长期饮酒通过影响肌钙蛋白和原肌球蛋白而改变横桥，从而影响收缩功能。④免疫异常：乙醇代谢产物乙醛可与许多蛋白结合，使某些蛋白丧失正常生理功能，并使原有抗原结构变化触发自身免疫反应，从而造成心肌损伤。⑤长期饮酒可造成 B 族维生素及叶酸不足，造成硫胺素缺乏而引起心肌病变。⑥神经体液因素：由于酒精作用的影响，在酒精性心肌病的发病过程中，交感神经系统、肾素 - 血管紧张素系统和心房心室利钠肽等神经体液系统均作为酒精性心肌病的重要发病因素及病情恶化的原因之一，可能起到了一定的作用。长时间的高水平交感神经兴奋对心肌是有害的，其后果包括心肌肥厚和细胞凋亡等，使心肌功能进一步恶化。

二、病理改变

关于酒精性心肌病的病理改变，国内外研究报告不多，常描述为无特异性病理改变，颇似扩张型心肌病，因而病理诊断需参考临床过程而做出。

肉眼所见：心脏体积增大，重量增加（平均重 441g），可有纤维瘢痕形成。镜下主要改变是心肌细胞肥大（或萎缩）、松弛、苍白、脂肪堆积，心肌细胞排列紊乱、溶解和坏死。伴有弥漫性退行性变，心肌细胞横纹肌消失，胞核皱缩变小，肌纤维空洞、水泡、透明样变性，心肌间质及血管壁周围组织水肿纤维化，有时可累及冠状动脉，室间隔及左室后壁轻度增厚。

孙雪莲等对 28 只成年雄性大鼠按 5. 357ml/kg 体重经胃管灌入 56% 乙醇，光镜下观察大鼠心肌细胞的病理改变，说明大量酒精对心肌细胞造成了直接损害（图 7–1）。

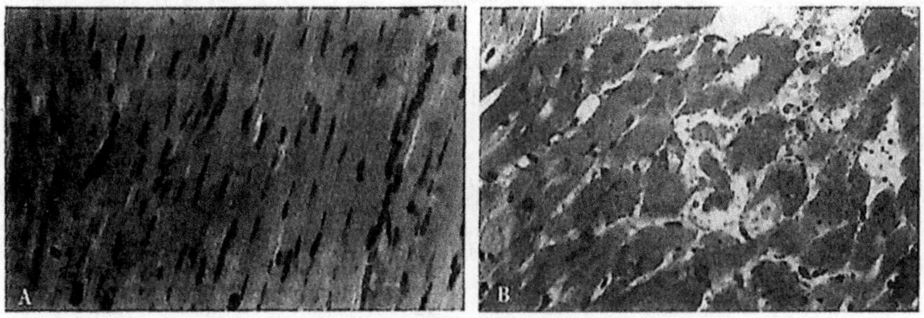

图 7-1　正常大鼠和饮酒后大鼠心肌的病理改变

A. 光镜下对照组大鼠的正常心肌，心肌细胞排列规整（HE 染色 ×400）；B. 光镜下饮酒组大鼠心肌的病理变化，可见心肌细胞肥大，胞核变小，数目减少，部分心肌细胞横纹消失，细胞间隙和血管周围纤维增生（HE 染色 ×400）

三、诊断

目前对酒精性心肌病尚无特异性诊断方法及标准，主要根据患者的饮酒史、临床表现、辅助检查、实验室检查以及戒酒后抗心力衰竭治疗的疗效，排除其他原因引起的心脏扩大、心力衰竭和心律失常后，确立酒精性心肌病的诊断。

1. 酒精性心肌病的诊断标准（参照 Donald 提出的诊断条件）　如下所述。

（1）长期大量饮酒史或反复大量酗酒史，长期大量饮酒一般指纯酒精 125ml/d 或白酒约 150g/d 或啤酒约 4 瓶 / 天以上，持续 6 ~ 10 年。

（2）出现心脏扩大和心力衰竭的临床表现，辅助检查示心室扩大，心功能减低，肝、肺淤血征。

（3）可出现多种心律失常（常见为心房颤动）。

（4）除外高血压、冠状动脉粥样硬化性心脏病、心脏瓣膜疾病、先天性心脏病、心肌炎等。

（5）酒精性心肌病尚无心衰的患者戒酒后（6 ~ 12 个月），心肌病的临床表现可以逆转，这也是酒精性心肌病的一个重要特点。

2. 临床诊断　如下所述。

（1）临床表现：酒精性心肌病多发生于 30 ~ 50 岁，饮酒史在 10 年以上的患者。临床有时无明显心功能不全症状，也可有心悸、胸闷、胸痛、心律失常、心脏扩大（主要左心室）、左心室肥厚。

（2）体格检查：体检可发现心脏有不同程度的扩大，心尖第一心音（S_1）低钝，二尖瓣听诊区可有明显收缩期杂音；可闻及早搏；心房颤动时可闻及心律不齐、第一心音强弱不等；心力衰竭时可闻及舒张期奔马律、肺底湿啰音等。可出现体循环淤血征象，如下肢水肿、肝大、颈静脉怒张、肝颈静脉回流征阳性和浆膜腔积液。

（3）辅助检查：

1）心电图可有左房扩大（表现为 P 波双向、增宽、切迹）、各种心律失常、左室肥大及非特异性 ST-T 变化。在心律失常中以窦性心动过速、心房颤动最多，其次是室性期前收缩、房性期前收缩、房性心动过速。Ⅱ、Ⅲ、aVF 导联或部分胸前导联可出现异常 Q 波。部分患者心电图表现为窦性心动过缓、QTc 间期延长。

2）Holter 多见窦性心动过速、室性期前收缩、房性期前收缩、短阵房性心动过速和阵发性或持续性心房颤动。

3）胸片示心影增大，心胸比例 >0.55，主动脉硬化，两肺纹理增多，心力衰竭时可有肺淤血和肺水肿表现。

4）超声心动图具有重要的临床诊断价值：在酒精性心肌病亚临床期就能发现左心房、左心室扩大，运动时左心室射血分数不能相应提高、舒张期顺应性下降。临床症状出现后，超声心动图检查可见各房室腔扩大，主要是左心房、左心室和右心室，有时右心房也可扩大，左心室心肌肥厚。弥散性室壁运动减弱、二尖瓣及三尖瓣中度反流。还伴有心排血量下降、左室射血分数下降及左心室舒张末压增高。此外，心肌内出现异常散在斑点状回声也是酒精性心肌病的特征性表现，遍及左室各壁段，提示有心肌纤维化。

5）腹部超声示肝损害，包括肝大、脂肪肝、肝硬化，临床可考虑为酒精性肝病，累及认知功能时可诊断为酒精性脑病。

6）实验室检查方面：肝的各种酶、血浆球蛋白、脂蛋白、纤维蛋白原、骨骼肌酶可有升高，白蛋白降低，这可能与酒精性肝损害和肌病有关；肾功能、血脂、红细胞沉降率常在正常范围；心衰时血浆 BNP 可升高。

四、鉴别诊断

酒精性心肌病病程隐匿，一旦确诊，往往病情已很严重，所以应加强筛查，提高对酒精性心肌病的认识。长期饮酒史可成为鉴别关键，一旦确认有饮酒史，必须详细询问饮酒持续时间、平均每日饮酒量及酒精度数等相关问题，因为酒精性心肌病与遗传因素、年龄、酒精的治疗耐受性、每日摄入酒精量及持续时间等均有关系。对高龄患者则要尽可能先除外其他原因所致的心脏疾患。对一些鉴别有困难者，建议行冠状动脉造影等进一步检查，以协助确定诊断。

（1）原发性家族性、遗传性扩张型心肌病：酒精性心肌病是继发性扩张型心肌病的一种，两者的临床表现、辅助检查和组织学所见均有相似之处，鉴别两者的关键是详细询问有无长期大量饮酒史，进行家族调查和经严格戒酒、积极对症处理后，酒精性心肌病病情可以逆转。

（2）高血压性心脏病：无高血压病史者发生酒精性心肌病时，在病程早期患者往往有不同程度的血压升高。心电图提示有左室扩大，或伴有心肌劳损；胸片示主动脉型心脏，心影增大，以左心扩大为主；超声心动图也有类似的表现。易误诊为高血压、高血压性心脏病和心功能不全。但有高血压史的酒精性心肌病患者心脏扩大非常明显，伴有眼底动脉、肾及脑血管的变化则不能完全用酒精性心脏病来解释。合并肝损害是一可以逆转的疾病，很多时候需要通过严格戒酒后随访观察病情发展才能明确诊断。

（3）冠状动脉粥样硬化性心脏病（冠心病）：冠心病尤其是缺血性心肌病与酒精性心肌病有相似的临床表现，心电图检常有异常 Q 波者易误诊为缺血性心肌病，必要时做冠状动脉造影以鉴别，以便采取针对性的预防措施。但酒精性心肌病可与冠心病同时存在，如冠状动脉造影时血管的病变范围及程度与心肌病变的范围及程度不平行时，要考虑两者并存，治疗时需两者兼顾。

（4）瓣膜性心脏病：因有相对性瓣膜关闭不全而需要与瓣膜性心脏病鉴别，超声心动图检查相当重要。当超声心动图检查发现心脏瓣膜结构正常但有明确反流则符合酒精性心肌病诊断，若有长期饮酒史，即可明确诊断酒精性心肌病。

五、治疗

酒精性心肌病作为一种继发性心肌病，由于临床上常对饮酒史调查的忽视及缺乏特异性诊断标准，大部分容易被漏诊，而没有将强制戒酒作为首要的治疗条件，从而无法取得良好的治疗效果及提高预后。酒精性心肌病治疗主要针对酒精性心肌损伤和酒精中毒，除严格戒酒外，酒精性心肌损伤的治疗主要为改善心肌代谢、保护心肌细胞、改善心功能、纠正心律失常、防治各种并发症。酒精中毒的治疗是补充大量的维生素 B、C 等。

（1）酒精性心肌病一经确诊必须立即彻底戒酒，Milani 等和 Segel 等都曾经报道在酒精性心肌病的早期，戒酒可使心腔大小及左心功能恢复正常，即使心脏明显扩大或伴有严重心功能不全，戒酒仍可使预后得到改善。另有研究证实，停止饮酒的酗酒者，其心脏摄取标记的单克隆抗体（一种心肌细胞损伤的标志物）有所减少，表明戒酒后心脏的损伤有所减轻。戒酒成功与否和患者意志力有关，不能耐受者开始可以采用逐步减量法，但心脏扩大并有心衰表现者必须彻底戒酒，包括含酒精饮料。

（2）积极抗心力衰竭治疗：完全按照心力衰竭的治疗指南给予处理，急性时包括洋地黄强心，利尿剂以减轻心脏负荷；长期用药可予以适量的血管紧张素转化酶抑制药抗心肌重塑，并根据患者的血压以及有无咳嗽的副作用调整剂量，均用至最大耐受剂量。水肿消退后所有患者在无禁忌情况下均加用 β

受体阻滞剂，从小剂量开始根据病情变化逐渐加量。有报道还可以用螺内酯防止酒精性心肌病心肌纤维化。

（3）曲美他嗪：曲美他嗪在治疗酒精性心肌病患者时耐受良好，能够降低酸中毒和细胞内钙离子过负荷等缺血缺氧性细胞常见的损害，可改善患者左心室功能和重构过程，对炎症反应也产生一定程度的抑制。曲美他嗪是可以长期使用的药物，对酒精性心肌病患者的心肌细胞过氧化和重构起到积极保护作用。

（4）左卡尼丁：左卡尼丁以补充卡尼汀的形式改善细胞内呼吸功能，有助于逆转酒精性心肌病室间隔肥厚，且效果是中长期的，但对于改善射血分数指标，并未显示出特别的益处。

（5）对心律失常的治疗主要是治疗心功能不全和各种并发症，如电解质失衡、肺部感染等，对频发室性期前收缩和短阵性室性心动过速可给予胺碘酮。由于儿茶酚胺对乙醇的致心律失常作用起到较重要的影响，因此选用 β 受体阻滞剂更为合适。

（6）另外还应给予补充大量 B、C 族维生素，因为慢性酒精中毒引起镁的排泄增多，易致慢性肝损害，引起多种维生素缺乏，尤其是维生素 B_1 的缺乏，所以及时大量补充维生素 B 作为辅助治疗有积极作用。

（7）对合并存在高血压的患者应积极控制血压于正常水平，首选药物为血管紧张素转化酶抑制药联合钙通道阻滞剂。对合并有糖尿病、高脂血症的患者应该同时给予相应治疗。

（8）酒精性心肌病合并酒精性肌病、酒精性肝硬化、营养不良等并发症时，还应给予高蛋白、高热量、低脂肪饮食，补充缺乏的维生素及微量元素等，并按其专科治疗常规处理。

总之，酒精性心肌病目前发病率高，如果治疗规范，患者积极配合彻底戒酒，预后是良好的。但是需要临床医师注意的是：对该病要高度重视详细询问饮酒史并予以及时的处理。酒精性心肌病早期发现和戒酒治疗是决定能否逆转的关键。此外，要做好患者的宣教工作，提高患者对本病的认识及重视程度是预防此病发病的关键所在，这也必然会减少酒精性心肌病的发病率，提高治愈率。

第八章 动脉粥样硬化

第一节 主动脉瘤

主动脉瘤（aortic aneurysm）是由多种原因引起的动脉中层受损，弹性纤维断裂，并被纤维瘢痕组织替代，在血流冲击或压力作用下病变段逐渐膨大，最终形成动脉瘤。主动脉壁呈局部或弥散性异常扩张，异常扩张段大于邻近正常主动脉管径 50% 以上。

位于膈肌以上的主动脉瘤为胸主动脉瘤（thoraclc aortic aneurysms）；由降主动脉延伸到膈肌以下的腹主动脉瘤为胸腹主动脉瘤（thoracoabdominal aortic aneurysm）；完全位于腹主动脉的为腹主动脉瘤（abdominal aortic aneurysm）。主动脉瘤可压迫周围组织器官而引起症状，并可发生瘤体破裂、栓塞及继发感染等并发症。欧美国家年龄 >60 岁人群发生率高达 2% ~ 4%，国内腹主动脉瘤发病率约为 36.2/10 万。主动脉瘤的发生率随年龄的增长而增多，以老年人多见，男性显著高于女性，男女之比为 10 ： 1。

主动脉瘤一般无症状，但其主要危险是瘤体破裂，一旦破裂其病死率 >86%。在主动脉瘤破裂前，预防性实施外科手术和介入治疗，其并发症发生率和病死率均显著下降。对于高危人群进行主动脉瘤筛查，早期发现并及时进行处理，有助于改善预后。

由于有潜在主动脉瘤破裂的危险，主动脉瘤患者在自然病程中 5 年存活率 <20%；若不实施外科手术或介入治疗，90% 的胸主动脉瘤患者在 5 年内发生死亡。除主动脉破裂外，若伴发或合并心血管病也明显影响预后，如伴发主动脉瓣关闭不全、高血压、冠心病、脑供血不足及糖尿病，可加速病变的进程，引起心力衰竭或心律失常，使预后更差。一旦动脉瘤的诊断确立，应当尽早采取有效措施予以治疗，包括外科手术或介入治疗，可显著改善预后。

一、主动脉瘤的病因与发病机制

1. 动脉粥样硬化　这是主动脉瘤最常见的病因。主要为粥样斑块侵蚀主动脉壁，破坏中层成分，弹性纤维发生退行性变，同时管壁因粥样硬化而增厚，压迫滋养血管，发生营养障碍或滋养血管破裂引起中层出血。主要发生于腹主动脉，尤其是多发于肾动脉至髂动脉分叉之间。也见于胸主动脉、主动脉弓与降主动脉较升主动脉多见，也可呈广泛的胸主动脉瘤样扩张。动脉粥样硬化引起的动脉瘤以老年人多见，随着年龄的增长发生率增高。

2. 感染　感染以梅毒性主动脉炎最为多见，是梅毒性主动脉炎后期的并发症。一般在感染梅毒后 15 ~ 30 年出现，50% 位于升主动脉，30% ~ 40% 位于升主动脉弓，15% 发生在降主动脉，仅 5% 位于腹主动脉。有多发倾向，自然预后险恶，出现症状后平均寿命可短至数月。由于败血症、心内膜炎直接感染主动脉，或主动脉邻近的脓肿直接蔓延，或在粥样斑块糜烂、溃疡的基础上继发感染，均可能形成动脉瘤。由细菌感染引起的主动脉瘤相对少见，致病菌以链球菌、葡萄球菌和沙门菌属为主。临床上也可见由真菌性感染引起者。

3. 退行性变或囊性中层坏死　这是胸主动脉瘤最常见的原因。较少见，病因尚未明确。多为男性，常见于青中年。主要累及升主动脉，升主动脉中层弹性纤维破坏、断裂，常被异染性酸性黏多糖取代。

若发生于主动脉根部并影响主动脉窦和主动脉环，可形成主动脉根部动脉瘤和窦瘤。由于主动脉瓣环扩大而产生严重的主动脉瓣关闭不全，向远端扩展时可达右无名动脉起始部。遗传性疾病如Marfan综合征、Ehlers–Danlos综合征等，都可有主动脉囊性中层坏死而导致主动脉夹层动脉瘤发生。少数由主动脉中层出血引起。

4. 创伤 直接损伤引起主动脉瘤，主动脉的任何部位均可发生。由于加速伤或减速伤的切应力导致胸主动脉撕裂或破裂，常发生于不易移动的部位，如升主动脉的根部或主动脉在左锁骨下动脉起源处，受重力处易形成动脉瘤。由于交通工具的发展，近年来这类创伤有上升趋势。大部分因失血或复合伤而死亡，仅有15% ~ 20%的伤员存活，形成假性动脉瘤，但随时可能破裂。

5. 先天性因素 少见。包括主动脉窦动脉瘤和胸主动脉峡部动脉瘤，以主动脉窦动脉瘤为主，部分患者发生于先天性主动脉瓣狭窄、动脉导管未闭及先天性主动脉缩窄患者。

6. 其他原因 包括巨细胞性主动脉炎、贝赫切特综合征（白塞病）、多发性大动脉炎、Marfan综合征等。

二、主动脉瘤的分型

1. 按结构性分 ①真性主动脉瘤，动脉壁膨出所致，瘤囊由动脉壁的一层或多层构成；②假性主动脉瘤，由于外伤、感染等所致，血液从动脉内溢出到周围组织中，因血液是刺激纤维组织增生最强有力的因素，以至于出血周围被大量增生的纤维组织所包绕，与部分主动脉壁共同形成瘤体壁，内含出血的机化物，不宜破裂；③主动脉夹层动脉瘤，主动脉内膜或中膜撕裂后血流冲击，使动脉中层逐渐形成夹层分离，在分离腔中积血、膨出，也可与动脉腔构成双腔结构，并可相互连通。

2. 按形态性分 梭形动脉瘤和囊状动脉瘤。梭形动脉瘤较常见，瘤体对称性扩张涉及整个动脉壁周界，形如梭状，常见于动脉粥样硬化性动脉瘤。囊状动脉瘤较少见，瘤体涉及部分动脉壁的周界，如同囊状，呈不对称性外突，常见于外伤性动脉瘤。

3. 按发生部位分 ①升主动脉瘤，主要由动脉粥样硬化、囊性中层坏死、梅毒性主动脉炎引起，累及主动脉窦的升主动脉瘤常为先天性，Marfan综合征、梅毒性主动脉炎也较常见；②主动脉弓动脉瘤；③降主动脉瘤，位于左锁骨下动脉起源处远端，主要由动脉粥样硬化所致；④腹主动脉瘤，在主动脉瘤中以腹主动脉瘤最常见，常位于肾动脉起源处的远端，主要见于动脉粥样硬化。主动脉瘤多为单个，极少数为2个。瘤体可发生破裂、附壁血栓形成或继发感染，使病情复杂化。

4. 按病因分 ①动脉粥样硬化性主动脉瘤；②主动脉夹层动脉瘤；③囊性中层坏死或退行性变动脉瘤；④创伤性主动脉瘤；⑤感染性主动脉瘤；⑥先天性胸主动脉瘤。

三、主动脉瘤的临床表现

1. 基础疾病表现 如果发生在动脉粥样硬化基础上，常有心、脑、肾等重要脏器缺血的表现；若发生在梅毒、Marfan综合征、主动脉窦动脉瘤、巨细胞动脉炎或多发性大动脉炎等疾病基础上，则有相应基础疾病的临床症状和体征，是重要的临床诊断线索。

2. 压迫表现 瘤体压迫、牵拉或侵蚀周围组织常引起症状，主要取决于动脉瘤的大小和部位。胸主动脉瘤压迫上腔静脉时，面颈部和肩部静脉怒张，并可伴有水肿；压迫气管和支气管时引起咳嗽和气促；压迫食管时引起吞咽困难。升主动脉瘤瘤体压迫或牵拉可引起主动脉瓣变形、瓣叶分离，导致主动脉瓣关闭不全。多进展缓慢，症状较少。若急骤发生可致急性主动脉瓣反流，出现急性肺水肿。升主动脉瘤累及主动脉窦，常可引起冠状动脉供血不足，甚至AMI。如瘤体侵蚀胸骨或肋软骨可突出于前胸，呈搏动性肿块，并产生疼痛。主动脉弓动脉瘤可压迫左无名静脉，使左上肢静脉压较右上肢为高。降主动脉瘤可侵蚀胸椎横突和肋骨，甚至在背部外突出于体表，并伴有疼痛。腹主动脉瘤出现腹部搏动性肿块，常常是最早引起注意的征象。腹部肿块位于脐与耻骨之间，有时可闻及收缩期杂音，少数伴有震颤。触诊主动脉瘤时必须谨慎，以防因挤压而发生破裂。腹主动脉瘤压迫髂静脉可引起下肢水肿，压迫一侧输尿管可致肾盂积水、肾盂肾炎及肾功能减退，压迫精索静脉可见局部静脉曲张。

3. 并发症 ①胸主动脉瘤常引起胸痛，但疼痛突然加剧提示破裂的可能，并可破裂入支气管、气管、胸腔或心包而导致猝死；累及升主动脉根部或主动脉窦的动脉瘤，可破裂入右心室、右心房或左心房，常引起急性肺水肿。腹主动脉瘤较常见的症状为腹痛，多位于脐周或中上腹，也可涉及背部，其发生和加重提示动脉瘤扩大或有少量出血。若腹痛突然剧烈持续，并向背部、骨盆、会阴及下肢扩展，或肿块出现明显压痛，均为破裂的先兆。腹主动脉瘤常破裂入左腹膜后间隙，偶尔可破入十二指肠或腔静脉，常发生休克。②瘤体内形成的附壁血栓或感染形成的菌栓脱落后，可阻塞周围动脉包括脑动脉。因动脉瘤的部位不同，栓塞部位也有所不同。③瘤体继发感染后可有全身毒性症状，但瘤体感染少见。若瘤体感染并继发菌栓形成，脱落后引起组织器官栓塞并使感染扩散。

四、主动脉瘤的辅助检查

1. 胸部X线片检查 此检查属于非特异性检查。主要异常包括：①主动脉病变部增宽、延长，严重者可见瘤样扩张；主动脉外形不规则，有局部隆起；少数为纵隔增宽。②若存在主动脉内膜钙化，钙化的内膜影至主动脉外层边界 >10mm，提示主动脉夹层动脉瘤的可能。③胸腔积液，多见于左侧。胸部X线片检查不能确诊主动脉瘤，但可提供影像学诊断线索。

2. 心脏及腹部超声检查 超声心动图检查可较好显示主动脉根部、升主动脉及远端结构。腹部超声检查可直接测量腹主动脉各段直径，通过异常管径的大小与相邻正常管径比较而诊断主动脉瘤。超声心动图和腹部超声检查对胸主动脉瘤和腹主动脉瘤的敏感性和特异性均接近100%。心脏及腹部超声检查是目前最为简便有效的无创影像学筛查方法。

3. 心脏CT检查 此检查能清晰显示主动脉腔内、主动脉壁、动脉周围组织情况，显示胸主动脉及其分支血管的解剖学异常等。对动脉壁的钙化尤为敏感。CT检查作为无创检查方法最常用于主动脉瘤患者的诊断。主要缺点是造影剂的不良反应和主动脉搏动产生的伪影。

4. 心脏MRI检查 显示主动脉瘤的部位、形态以及周围的解剖关系。对识别主动脉夹层的真假腔与血管壁血栓形成，显示主动脉分支受累情况优于经食管超声心动图和心脏CT检查。主要不足是检查时间长，患者体内有金属置入物时干扰成像，且不能显示血管壁的钙化。

5. 主动脉造影检查 精确显示主动脉瘤和主动脉夹层的部位、程度、主动脉分支受累以及真假腔的情况，被公认为诊断主动脉瘤及其夹层的金标准，但目前逐渐被MRI替代。

6. 主动脉瘤的遗传学检查 某些遗传综合征如Marfan综合征、Loeys-Dietz综合征等易发胸主动脉瘤。尽管多数患者没有遗传性综合征的表现，但部分主动脉瘤患者的确具有遗传倾向，而且目前有证据支持不少基因都有导致非遗传综合征表现的可被遗传的主动脉瘤。已有4个家族性主动脉瘤的基因得到确认，即 $TGFBR_1$、$TGFBR_2$、FBN_1、$ACTA_2$、MYH_{11}，约有20%的家族性主动脉瘤由此基因引起。对于主动脉瘤患者进行相关基因的检测，可尽早识别高危患者。

2010年ACCF/AHA/AATS等制定的胸主动脉疾病诊断与处理指南建议：①确诊主动脉瘤和（或）主动脉夹层伴随基因（$TGFBR_1$、$TCFBR_2$、FBN_1、$ACTA_2$、MYH_{11}）突变者，其一级亲属需要咨询和检测，仅有基因突变的亲属才需实施主动脉成像检查（推荐类型Ⅰ，证据水平C）；②对于有主动脉瘤或主动脉夹层家族史的患者，检测其ACTA2基因序列是合理的，以此可以判定其遗传易感性是否因 $ACTA_2$ 基因突变所致（推荐类型Ⅱa，证据水平B）；③对于有家族史和与基因突变（$TGFBR_1$、$TCF\text{-}BR_2$、MYH_{11}）所致临床特征的患者，可以考虑测定这些基因序列（推荐类型Ⅱb，证据水平B）；④如果胸主动脉瘤或主动脉夹层患者的一个或多个一级亲属被发现有胸主动脉扩张、主动脉夹层或动脉瘤，应考虑咨询遗传学专家（推荐类型Ⅱb，证据水平C）。

五、主动脉瘤的筛查

1. 腹主动脉瘤的筛查

（1）国内相关指南建议：腹部超声检查是诊断腹主动脉瘤简便有效的无创检查手段。目前国内建议：经过筛查发现腹主动脉瘤的直径在30 ~ 49mm者，每年必须至少复查超声检查1次；对于腹主动脉瘤

直径 >50mm，或 6 个月内增大 >5mm，或 1 年内增大 >10mm，或者出现腹痛，应尽早手术治疗。

（2）欧洲相关指南建议：2011 年欧洲血管外科学会关于《腹主动脉瘤临床实践指南》建议：①应该在老年男性（年龄 >65 岁）中进行腹主动脉瘤筛查，该人群中腹主动脉瘤发生率 >4%，筛查可使 4 年内的病死率下降一半。而对老年女性进行筛查不能降低腹主动脉瘤破裂的风险，是否对老年女性患者进行腹主动脉瘤筛查尚需进一步的调查。②吸烟史使腹主动脉瘤进展的风险增加 4 ~ 5 倍，仅对吸烟者进行筛查可提高腹主动脉瘤筛查的费用效率；家族史可使腹主动脉瘤的风险增高 2 倍，故应对有家族史的老年人进行筛查；对亚裔进行筛查可能费用效率较低。③年龄 >65 岁的男性可进行腹主动脉瘤的单一筛查，有周围血管疾病的患者可选择性地进行腹主动脉瘤筛查，对有腹主动脉瘤高危风险人群的筛查年龄可降低，重复筛查仅应用于有腹主动脉瘤高危风险的低龄人群。④当男性主动脉直径≥ 55mm 时应考虑手术治疗，当患者主动脉直径≥ 50mm 且有破裂的较高风险时也应考虑手术治疗。

2. 胸主动脉瘤的筛查

（1）胸主动脉的直径：胸主动脉筛查方法主要是 CT 检查。胸主动脉直径从主动脉窦部开始逐渐变小，同时直径的大小受到年龄、性别、身高及测量方法、测量位置等影响。一般成年男性胸主动脉相同部位直径较女性略大，且这种差异会随着年龄的增长而缩小。目前公认的成年人正常胸主动脉内径范围仍遵循 1991 年美国血管外科学会的标准：主动脉根部 3.63 ~ 3.91cm（男），3.50 ~ 3.72cm（女）；升主动脉 2.86cm（男，女）；降主动脉 2.39 ~ 2.98cm（男），2.45 ~ 2.64cm（女）；膈肌处 2.43 ~ 2.69cm（男），2.40 ~ 2.44cm（女）。升主动脉由胸部 X 线测得，男性膈肌处主动脉内径由 CT 造影测得，其他均由 CT 平扫测得。

（2）美国指南建议：2010 年 ACCF/ANA/AATS 等制定《胸主动脉疾病诊断和处理指南》建议如下。

遗传综合征：在诊断 Marfan 综合征时，推荐用超声测量主动脉根部和升主动脉直径，以及 6 个月后主动脉扩张的比例（推荐类型 I，证据水平 C）。若主动脉直径稳定可每年进行 1 次影像学检查；若主动脉最大直径 > 45mm 或从基线水平不断增加，则需要增大检查次数以了解病情进展（推荐类型Ⅰ，证据水平 C）。Loeys-Dietz 综合征患者或已确定基因突变（$TGFBR_1$、$TGFBR_2$、FBN_1、$ACTA_2$、MYH_{11}）的患者，初次诊断应实施完整的影像学检查，并于 6 个月后进行评估（推荐类型Ⅰ，证据水平 C）。对于 Loeys-Dietz 综合征患者每年需进行从颅脑到骨盆间的 MRI 检查（推荐类型Ⅰ，证据水平 B）。Turner 综合征患者需要影像学的证据显示是否存在二叶式主动脉瓣、主动脉缩窄及升主动脉扩张，若影像学检查显示正常，且没有导致夹层的危险因素存在，可每 5 ~ 10 年再次进行影像学检查；若影像学检查异常，则需每年进行影像学检查以了解疾病进展（推荐类型Ⅰ，证据水平 C）。具有危险因素的 Turner 综合征患者（二叶式主动脉瓣、主动脉缩窄、高血压等）和尝试或已经怀孕的患者，应考虑实施心脏和胸主动脉影像学检查，以帮助确定形成夹层的风险（推荐类型Ⅱb，证据水平 C）。

家族性胸主动脉瘤或夹层：胸主动脉瘤或夹层患者的一级亲属推荐进行主动脉影像学检查以发现无症状疾病患者（推荐类型Ⅰ，证据水平 B）；确诊的主动脉瘤和（或）主动脉夹层伴随基因（FBN_1、$TGFBR_1$、$TGFBR_2$、$COL3A_1$、$ACTA_2$、MYH_{11}）突变者，其一级亲属需要咨询和检测，只有基因突变的亲属才需行主动脉影像学检查（推荐类型Ⅰ，证据水平 C）；如一个或多个主动脉瘤或主动脉夹层患者的一级亲属被确认为胸主动脉扩张、动脉瘤或动脉夹层，对其二级亲属实施影像学检查是合理的（推荐类型Ⅱa，证据水平 B）；对有胸主动脉瘤或主动脉夹层家族史者，可测定其 $ACTA_2$ 基因序列，以此可以判定其遗传易感性是否因 $ACTA_2$ 基因突变所致（推荐类型Ⅱa，证据水平 B）；对有家族史和基因（$TCFBR_1$、$TCFBR_2$、MYH）突变所致临床特征的患者，可考虑测定这些基因的基因序列（推荐类型Ⅱa，证据水平 B）；如果胸主动脉瘤或主动脉夹层患者的一个或多个一级亲属被发现有胸主动脉扩张、主动脉夹层或动脉瘤，应考虑推荐去咨询遗传学专家（推荐类型Ⅰ，证据水平 B）。

其他疾病伴主动脉瘤或夹层：二叶式主动脉瓣患者的一级亲属，过早发生胸主动脉疾病的低危患者和（或）家族遗传性的胸主动脉瘤或夹层，需要评估二叶式主动脉瓣和无症状主动脉夹层的存在（推荐类型Ⅰ，证据水平 C）；所有二叶式主动脉瓣患者均要进行主动脉根部及升主动脉检查，评估是否有主动脉扩张（推荐类型Ⅰ，证据水平 B）。

3. 腹主动脉瘤的风险评估

（1）腹主动脉瘤的高危人群：根据流行病学资料，一般认为腹主动脉瘤的高危人群主要包括：年龄>60岁，吸烟史，有高血压、高血脂、糖尿病，家族中有腹主动脉瘤病史。

（2）腹主动脉瘤风险评估依据：美国血管外科学会根据一项基于310万无症状人群的腹部超声检查资料（2003—2008年）结果，以统计学的方法得出发病最为相关的因素，制订了腹主动脉瘤风险评估量表，以评估腹主动脉瘤的发生风险。研究发现，腹主动脉瘤的发生风险与吸烟及吸烟史呈正相关，而戒烟并不能降低腹主动脉瘤发生的风险；超重会增加腹主动脉瘤发生的风险，而运动及健康饮食则使风险降低。该量表评估腹主动脉瘤发生风险较传统方法更精确，并且包括了以往认为低危的人群如女性、不吸烟和年龄<65岁。

（3）腹主动脉瘤风险评估分值：①性别，男，18分；女，0分。②年龄，<55岁，0分；55 ~ 59岁，11分；60 ~ 64岁，17分；65 ~ 69岁，23分；70 ~ 74岁，28分；75 ~ 79岁，31分；80 ~ 84岁，35分。③种族，白种人，0分；西班牙人，–4分；非裔美籍人，–3分；亚洲人，–4分。④腹主动脉瘤家族史，14分。⑤外周动脉疾病，5分。⑥冠状动脉疾病，6分。⑦吸烟，吸烟少于10年，每天<半包10分，≥半包12分；吸烟11 ~ 20年，每天<半包16分，半包–1包18分，>1包19分；吸烟21 ~ 35年，每天<半包21分，≥半包22分；吸烟>35年，每天<半包23分，半包~1包25分，>1包26分。⑧戒烟<5年，–1分；5–10年，–4分；>10年，–9分。⑨颈动脉疾病，4分。⑩高胆固醇血症，3分。11高血压，2分。12脑卒中或TIA史，2分。13体质指数≥25kg/m^2，2分。14每周吃水果或蔬菜≥3次，–1分。15每周食用坚果>3次，–1分。16每周锻炼≥3次，–2分。17糖尿病，–3分。

（4）风险评估分值与临床检出率：得分越高，患腹主动脉瘤的概率越大。对评分较低的人群进行筛查会花费更多的医疗资源。当评分≥58时，每19人就能检出1例腹主动脉瘤，建议评分≥58者直接进行超声检查。腹主动脉瘤风险评估分值对应检出率为：所有人群（50 ~ 84岁）检出率为1.4%，每检出1例需筛查71人；评分≥42分（50 ~ 75岁）检出率2.7%，每检出1例需筛查37人；评分≥58分（50 ~ 75岁）检出率4.9%，每检出1例需筛查20人；评分≥65分（50 ~ 75岁）检出率6.4%，每检出1例需筛查16人；评分≥42分（50 ~ 84岁）检出率3.1%，每检出1例需筛查32人；评分≥58分（50 ~ 84岁）检出率5.4%，每检出1例需筛查19人；评分≥65分（50 ~ 84岁）检出率7%，每检出1例需筛查14人。

（5）腹主动脉瘤直径与破裂危险性：临床研究显示，腹主动脉瘤直径的大小与发生破裂的风险密切相关，直径越大破裂的危险性越高。不同腹主动脉瘤直径随访12个月发生破裂的危险性为：直径30 ~ 39mm者破裂危险为0，40 ~ 49mm者破裂危险性为1%，50 ~ 59mm者危险性为1% ~ 11%，60 ~ 69mm者危险性为10% ~ 22%，直径≥70mm者危险性为30% ~ 33%。

六、主动脉瘤的诊断与鉴别诊断

1. 胸主动脉瘤　除根据症状和体征外，X线检查是最重要的诊断手段。胸部后前位及侧位片上发现主动脉扩大，并可通过阴影估测瘤体的大小、位置、形态。胸部透视下可见肿物膨胀性搏动，对诊断更有价值，但瘤体内有血栓形成时搏动变为不明显。超声心动图可发现升主动脉的动脉瘤，病变处主动脉扩张。心脏CT尤其是MRI检查对诊断更有价值。胸主动脉瘤需要与附着于主动脉上的实质性包块鉴别，因其也可出现传导性搏动，有时鉴别较为困难，主要依靠主动脉造影鉴别。

2. 腹主动脉瘤　常在腹部扪及搏动性肿物而引起注意。但腹部扪及肿物并不一定由腹主动脉瘤引起，需要与以下常见情况鉴别：消瘦、脊柱前凸者常扪及腹主动脉；腹部闻及血管性杂音也可由肾、脾、肠系膜等动脉狭窄引起；腹部肿物邻近腹主动脉。腹部超声对明确诊断极为重要，可明确病变大小、范围、形态及腔内血栓。CT检查更易显示腔内血栓及管壁钙化，并能显示瘤体与邻近结构如肾动脉、腹膜后腔和脊柱等的相互关系。MRI检查用于判断瘤体的大小及其与邻近动脉的关系，与CT或腹部超声相似。主动脉造影主要用于确切的定位诊断，但瘤腔内血栓形成时影响病变程度的评估。对于诊断不明确、并发肾动脉病变以及准备手术治疗者，应当选择主动脉和肾动脉造影检查。

七、主动脉瘤的治疗

戒烟及控制动脉粥样硬化危险因素是预防主动脉瘤的主要措施。而针对延缓主动脉瘤的进展方面目前研究尚少，但某些药物可经验性地用于治疗以防止其发展。

1. 药物治疗

（1）ACEI：加拿大一项大规模腹主动脉瘤的回顾性分析发现，在入院前曾服用 ACEI 的患者，动脉瘤破裂的发生率显著低于未服用 ACEI 者，而其他抗高血压药物，如 β 受体阻滞剂、钙离子拮抗剂、α 受体阻滞剂、利尿剂和 ARB 均无此作用，提示 ACEI 抑制腹主动脉瘤破裂的作用可能与抗高血压的机制无关。

（2）他汀类药物：大多数研究显示，他汀类药物治疗可抑制主动脉瘤的进展，原因可能与他汀类药物的多效性有关，尤其可能与他汀类药物抑制炎症反应有关。荟萃分析表明，他汀类药物能够延缓腹主动脉瘤的扩张速度。欧洲血管外科指南中强烈推荐腹主动脉瘤患者常规使用他汀类药物治疗。

（3）抗衣原体治疗：已有证据表明，动脉瘤的进展与慢性肺炎衣原体感染有关，在小规模临床试验评估多西环素（doxycycline）、罗红霉素（roxithromycin）的研究中显示对延缓动脉瘤的进展有效。但是，进一步研究并未显示血浆中衣原体滴度和瘤体改变，以及药物治疗存在关联。有关阿奇霉素用于腹主动脉瘤的研究中未证实其有效，该类药物用于治疗主动脉瘤需要大规模的临床研究进一步验证。

2. 腹主动脉瘤的非药物治疗

（1）外科手术：自 1951 年 Dubost 首次成功施行腹主动脉瘤切除术以来，历经 60 多年的发展，手术病死率大幅度下降，已成为主动脉瘤的经典方法。

手术方式：通常采取动脉瘤切除术和人造或同种血管移植术，远期疗效确切且持久。但对于手术不能切除者可施行动脉瘤包裹术。

适应证：若瘤体直径≥ 50mm（中国）、≥ 55mm（欧洲）时，应择期手术治疗；对于女性或腹主动脉瘤破裂高危患者，若瘤体增长迅速，即 6 个月直径 >5mm 或 1 年 >10mm，或伴有腹痛、压痛、远端血管栓塞、压迫胃肠道及其他症状者，应尽早接受手术治疗；无论瘤体大小、部位，如发生破裂或有濒临破裂征象者，均应立即实施手术，以降低病死率。

禁忌证：全身重要脏器功能严重不全或无法耐受手术者；全身或手术区域有严重感染性病灶者；患有恶性肿瘤等其他致死性疾病预计生存期在 2 年以内者。

对于细菌性动脉瘤者，术前应当积极抗感染治疗，术后还需较长时间应用抗生素，以免停药复发。腹主动脉瘤的手术病死率一般 <5%，但对于高龄，有心、脑、肾等重要脏器损害者可高达 60%。胸主动脉瘤的手术病死率较高，约为 30%，以主动脉弓动脉瘤手术的危险性最大。

（2）介入治疗：1991 年 Parodi 将覆膜支架技术用于腹主动脉瘤，1994 年 Pake 首次报道将自膨胀“Z”形覆膜支架用于胸主动脉瘤的治疗。覆膜支架技术又称为主动脉腔内隔绝术，是经股动脉置入覆盖有人造血管膜的腔内支架，支架两端分别固定在动脉瘤未累及的动脉壁上，将瘤体与动脉血流隔绝，从而达到治疗目的，尤其适用于有严重并发症而不能耐受腹主动脉瘤切除术的高危或高龄患者。

适应证：基本与外科手术适应证相同，但要求对造影剂无过敏反应，同时血肌酐水平 <221 μ mol/L。

禁忌证：髂动脉多处狭窄或严重扭曲（弯曲度 >90° 者），估计介入系统通过困难者；有严重凝血功能障碍可增加术后出血危险者；造影剂过敏或严重肾功能障碍者（血肌酐≥ 221 μ mol/L）；并发恶性肿瘤或其他病变，预期寿命 <1 年者；并发心力衰竭、AMI6 个月内和全身感染者。近端瘤径直径 >28mm、瘤径长度 <15mm，瘤径角度过大、腹主动脉分叉处直径 <18mm 者属于相对禁忌证。

成功标准：技术成功是指支架周围无显著渗漏，腔内人造血管无扭曲和打折，动脉管腔通畅且无明显狭窄，术后 30 天内无死亡或无须传统外科手术干预。临床成功是指术后 6 个月内无死亡，无须传统外科手术干预，CT 或超声检查随访瘤腔无增大。持久成功是指在技术成功和临床成功的基础上，无支架血栓形成、移位、感染，直径扩张 >20%，支架两端无动脉瘤再形成，无瘤腔直径扩大。

优势：介入手术创伤小，失血少，并发症低，术后恢复快，住院时间短。围手术期病死率为 0% ~ 25%，手术成功率为92% ~ 96%。但有内漏、移位、支架内血栓形成等术后并发症。

3. 胸主动脉瘤的非药物治疗

(1)治疗策略：胸主动脉瘤因可影响主动脉根部、主动脉分支等解剖结构，使治疗策略变得更为复杂。原则上以外科手术治疗为主，介入治疗仅适合于严格选择的病例。治疗策略的选择原则：①对于升主动脉瘤，虽有部分研究采用颈动脉入路的介入方法，但仅限于个案报道，仍以外科手术为首选；②对于主动脉弓部主动脉瘤，由于头臂动脉开口受累，常不能单独使用支架置入术，需根据临床情况采用杂交手术或外科手术的方法；③对胸腹主动脉瘤患者，由于存在闭塞大动脉导致脊髓缺血的风险，支架置入术受限，建议对动脉瘤直径 >60mm 时或存在结缔组织病如 Marfan 综合征等采用外科手术治疗；④对于感染性动脉瘤及结缔组织病引起的动脉瘤不适合支架置入术，仍以外科手术为主。

(2)外科手术：

1)适应证：Loeys-Dietz 综合征患者或已确定 TGFBR1，$TGFBR_2$ 基因突变的成人患者，经超声测定主动脉最大内径 >42mm，或经 CT、MRI 检查测得主动脉最大外径 >44 ~ 46mm；Marfan 综合征或主动脉中层坏死所致的升主动脉瘤伴或不伴主动脉瓣关闭不全，或升主动脉根部扩张 >60mm，Marfan 综合征的女性患者主动脉最大直径 >40mm；主动脉根部或升主动脉瘤的截断面积（cm^2）与患者身高（m）的比值 >10，可以考虑手术修补主动脉；降主动脉直径≥ 55mm 者。

2)升主动脉瘤的手术方法：呈囊袋者在常温循环下用主动脉钳钳夹瘤颈，沿钳外侧切下全部瘤壁，后连续缝合，并用热盐水纱布轻压缝合针眼处的渗血；呈羧形者需在体外循环下切除主动脉瘤，直接将主动脉两断端施行端 - 端吻合或进行人工血管置换。主动脉根部动脉瘤选择 Bentall 手术作为首选方法，手术时找到内膜裂口，切除病变部分，用 Teflon 垫片以"三明治法"关闭假腔，再用带瓣涤纶血管进行主动脉瓣置换、升主动脉移植以及左右冠脉移植术。

3)主动脉弓动脉瘤的手术方法：一般采用深低温体外循环下进行切除，并实施人工血管置换，将右无名动脉、左颈总动脉和左锁骨下动脉的 3 个开口连片袖状切下，移植于人工血管上，人工血管两端实施端一端吻合；在深低温体外循环下同时进行脑灌注，实施主动脉弓替换与重建手术，手术病死率明显降低，并可防止脑气栓或碎片栓塞的危险。

降主动脉瘤的手术方法：在低温体外循环下预先实施 CABG、左心转流术，以及保留肋间动脉并将其移植与置换的人工血管上等方法，然后阻断降主动脉，目的是降低脊髓及肾功能的损伤。但是，至今尚未完全消除脊髓损伤，只降低其发生率。

(3)介入治疗：2010 年 ACCF/AHA/AATA 等制定的指南指出，支架置入术主要用于胸部降主动脉瘤，尤其适合外伤性、外伤术后和退行性变动脉瘤以及假动脉瘤。

适应证：①左锁骨下动脉开口以远的降主动脉瘤；②符合胸主动脉覆膜支架置入术解剖学要求，包括病变近心端及远心端可提供支架锚定区（锚定区血管无病变、血管长 >15mm、直径≤ 38mm），覆膜支架覆盖区域无重要血管分支，髂动脉、股动脉无高度扭曲及广泛狭窄，适合支架置入系统；③无症状患者瘤体直径 >55mm，或瘤体每年进行性增大≥ 10mm；④动脉瘤破裂或有破裂倾向，如胸痛、大量胸腔积液等，瘤体不规则；⑤高血压难以控制；⑥外科手术高危患者。

禁忌证：①有出血性疾病及凝血功能障碍者；②有全身感染者；③对造影剂及金属过敏者；④并存恶性肿瘤或其他病变，预期寿命 <1 年者；⑤病变距左锁骨下动脉开口距离 <15mm 者；⑥髂动脉多处狭窄或严重扭曲，估计支架运输系统通过困难者。

第二节　主动脉夹层

主动脉夹层（aortic　dissection）是指主动脉腔内血液从主动脉撕裂处进入主动脉中膜并使中膜分离，沿着主动脉长轴方向扩展，使主动脉壁呈两层分离状态。又称为主动脉夹层动脉瘤。主动脉夹层的年发病率为 5/10 万 ~ 10/10 万，病死率约为 1.5/10 万。发病高峰年龄为 50 ~ 70 岁，男女发病之比为 2 ：10 ~ 5 ：10 近年来发病呈上升趋势。由于临床上较少见，表现复杂，国外漏诊率达 39%，国内达

58.6%，基层医院更高。

根据病程将其分为急性期（≤2周）和慢性期（≥2周）。发病多急骤，以突发、持续、剧烈胸痛为特点，伴血管杂音、脉搏不对称。CT或MRI检查是确诊的方法。急性期患者如未经治疗，有65%～70%将于2周内死亡，多数在开始发病的数小时至数天内死亡，在开始24小时内每小时病死率为1%～2%。死亡的主要原因是主动脉瘤破裂，受累脏器血流灌注持续减少导致的多器官功能衰竭，严重主动脉瓣关闭不全引起的急性左心衰竭。对主动脉夹层患者及时、适当的药物及手术治疗，可使病死率下降18%～27%，可明显提高生存率。不论采取何种治疗措施，患者院外5年和10年总体生存率仍达不到80%和40%。主动脉夹层的自然病程主要取决于是否累及升主动脉。近端夹层危险性大，但外科手术效果好；远端夹层危险性小，药物治疗可获得良好效果，而手术病死率高。

一、主动脉夹层的病因与发病机制

1. 病因　动脉壁尤其是中层的先天或后天缺陷是发病的基础。除外伤外，主动脉夹层的主要病理基础是血管中层肌肉的退行性变和弹性纤维的缺少。

（1）高血压：80%以上的主动脉夹层患者有高血压，不少患者有囊性中层坏死。临床与动物实验已发现血压波动与主动脉夹层发病密切相关。高血压并非引起囊性中层坏死的原因，但可诱发主动脉夹层并促进其发展。

（2）动脉粥样硬化：由其诱发的主动脉夹层不是以主动脉内膜撕裂为主要表现，而是表现为动脉壁内血肿和（或）粥样硬化穿透性溃疡。

（3）遗传性疾病：由于遗传缺陷，导致主动脉壁的弹性纤维成分发育不全，易发主动脉夹层。目前已证明的有Marfan综合征、Turner综合征、Ehlers-Danlos综合征、二叶式主动脉瓣这4种遗传性疾病可影响主动脉壁，是主动脉夹层的易患因素。

（4）某些结缔组织病：大动脉炎、巨细胞动脉炎、白塞病等，引起主动脉壁炎症，导致结构和功能改变，并发主动脉夹层。

（5）妊娠：在发生主动脉夹层的年轻女性患者中，约50%发生在妊娠期，并且主要集中于妊娠期的前3个月。其确切发病机制未明。

（6）其他：梅毒引起主动脉炎症，主动脉缩窄引起动脉壁结构异常和血流改变，也易继发主动脉夹层；极少数由外伤、可卡因滥用引起。

2. 发病机制　正常成年人主动脉壁耐受压力颇强，使主动脉壁裂开需要>500mmHg的压力。能够造成主动脉壁裂开的先决条件是动脉壁的缺陷尤其是中层缺陷。对于年龄较大者常以中层肌肉退行性变为主，年轻者则以弹性纤维缺少为主，基本病变是囊性中层坏死。动脉中层弹性纤维有局部断裂或坏死，基质有黏液样变性和囊肿形成。病变常发生于升主动脉，主动脉弓远端病变减少，并且病变程度逐渐减轻。病变近端可累及主动脉瓣，远端可扩展至髂动脉和股动脉，可累及主动脉分支如颈总动脉、无名动脉、锁骨下静脉、肾动脉等。冠状动脉一般不受影响，但主动脉根部夹层血肿可对冠状动脉造成压迫并引起狭窄，甚至堵塞。多数夹层的内膜撕裂为横行裂口，常位于主动脉瓣上方，绝大多数为单处裂口，少数为两处裂口。至于个别主动脉夹层未发现动脉内膜裂口，可能是中层退行性病变内的滋养血管破裂引起壁内出血所致。主动脉夹层破裂均处于升主动脉，容易破溃入心腔和心包腔，也可破溃入纵隔、胸腔或腹膜后间隙。发病机制可简述为：主动脉壁内膜中层先天性或后天获得性缺陷→各种原因引起动脉壁切应力的显著变化→引起主动脉内膜撕裂（常见于升主动脉近端+降主动脉的起始部）→血液进入主动脉中层→沿主动脉纵轴延伸剥离→主动脉呈瘤样扩张→夹层延伸累及主动脉瓣（瓣膜关闭不全）+主动脉分支（分支缺血）→夹层破溃入主动脉内（假腔）或邻近脏器（右心房、心包、腔静脉、纵隔、胸腔或腹膜后间隙等）→临床表现不同，甚至猝死。

二、主动脉夹层的病理分类

1. DeBakey分型　DeBakey分型较为精确而细致，是临床上常用的分型。DeBakey Ⅰ型发生率约占

70%，Ⅱ型约占 5%，Ⅲ型约占 25%。

2. Stanford 分型　A 型，不管起源部位（升主动 脉、主动脉弓或降主动脉），所有累及升主动脉的夹层；B 型，未累及升主动脉的所有夹层，常起源于主动脉峡部，可扩展至腹主动脉。临床上 StanfordA 型约占 2/3，Stanford B 型约占 1/3。有研究表明，Stanford A 型患者约 2/3 在急性期内因夹层破裂或心包压塞、心律失常等并发症而导致死亡；Stanford B 型患者约 75% 可以度过急性期，但 5 年生存率仅 10% ~ 15%。

3. 解剖学分型　近端夹层，包括 DeBakey Ⅰ型、Ⅱ型，即 Stanford A 型；远端夹层，包括 DeBakey Ⅲ型和 Stanford B 型。此分型有利于判定危险性及是否需施行外科手术。

4. Svensson 分型　此分型兼顾了主动脉壁内出血、内膜血肿和主动脉溃疡等情况，有利于主动脉夹层更详细的诊断。

5. 主动脉夹层分区　2005 年国内景在平提出了 3V3N 分区法：V 代表 vessel area，是指存在重要分支血管的主动脉区；N 代表 naked area，是指无重要分支血管的主动脉裸区。V_1 代表了冠状动脉分支的主动脉区，V_2 代表了主动脉弓区，V_3 代表了腹主动脉内脏动脉分支区，N_1 代表了升主动脉区，N_2 代表了胸降主动脉区，N_3 代表了肾下腹动脉区。此分区可通过夹层主裂口的位置或假腔累及范围来进行分类。虽然腔内隔绝的主要目标为封闭主裂口，但逆撕裂造成假腔范围扩大而带来的危害也越来越受到重视。该分区虽然对于解剖位置非常明确，但对于夹层裂口和累及范围的区别还有待于进一步的研究与证实。目前以夹层累及范围来进行分区似乎更为妥当。

三、主动脉夹层的临床表现

1. 典型表现　胸痛的发生率为 70% ~ 90%。典型特点为：①疼痛突发而剧烈，初发其疼痛程度即达到高峰，呈刀割或撕裂样；②疼痛持续而镇痛药物效果不佳；③疼痛部位 Stanford A 型多在前胸，Stanford B 型多在背部、腹部，也可位于颈、喉、颌、面部或肩胛之间，但临床上可有部分重叠；④当夹层沿主动脉伸展时，疼痛有逐步转移的趋势，发生于约 70% 的患者；⑤伴有烦躁不安、焦虑、恐惧和濒死感。

2. 不典型表现　①部分夹层因发生假腔流道而疼痛消失，如再出现疼痛，警惕夹层扩展并向外膜破裂的可能；②少数以意识障碍、晕厥、主动脉瓣关闭不全、心力衰竭或猝死为首发症状；③极少数起病缓慢，无明显疼痛症状，而逐渐出现其他症状，容易被忽视。

3. 血压变化　就诊时因疼痛常有血压升高，原有高血压者血压变得更高。患者因剧痛而出现烦躁不安、大汗淋漓、面色苍白、心率加快等表现，但患者血压正常或升高，仅在外膜破裂出血时可有血压下降。

4. 心脏杂音　主动脉夹层累及主动脉瓣瓣环或瓣叶的支持结构时，可出现主动脉瓣关闭不全的杂音。杂音特点为主动脉瓣区突然出现舒张期吹风样杂音，伴有脉压增大，可同时闻及相对性二尖瓣关闭不全的杂音，这是近端主动脉夹层的重要临床特征。主动脉夹层累及主动脉瓣，容易诱发急性左心衰竭。

5. 分支累及表现　约 2/3 的患者外周动脉搏动减弱或消失，各种相关动脉均可供血不足，通常累及左锁骨下动脉或股动脉。主动脉弓部夹层累及头臂或锁骨下动脉，出现上肢血压差异、脑供血不足，甚至偏瘫、昏迷；无名动脉或颈动脉受压，出现偏瘫、头晕、嗜睡，甚至昏迷；降主动脉夹层累及肋间动脉或腰动脉，出现截瘫、躯干感觉丧失和尿潴留症状；冠状动脉受损，发生于 1% ~ 2% 的患者，表现为急性心肌缺血或梗死，以右冠状动脉受累多见，临床诊断难度加大，注意避免漏诊；腹主动脉夹层累及肾动脉，出现高血压、肉眼血尿、少尿和肾功能不全；腹主动脉夹层累及肠系膜上动脉，可出现腹痛、腹泻、消化道出血、肠坏死；单侧或双侧髂动脉供血不足，出现间歇性跛行、下肢动脉搏动减弱或消失、周围神经坏死、感觉丧失和肌张力减低。

6. 夹层血肿的压迫表现　①喉返神经受压，出现声音嘶哑；②支气管受压，出现咳嗽、喘息、呼吸困难；③食管迷走神经受压，出现吞咽困难；④脊髓受压，出现持续性背痛；⑤上腔静脉受压，出现上腔静脉综合征；⑥压迫颈交感神经节，引起 Horner 综合征；⑦压迫腹腔动脉或肠系膜上动脉，引起恶心、呕吐、腹胀、腹泻、黑便等。

7. 夹层破裂穿孔表现 ①破裂到右心房，出现急性右心衰竭；②破裂到心包，出现心包压塞导致猝死；③破裂到胸腔，出现胸腔积血（左侧多见）；④破裂到腔静脉，出现主动脉腔静脉瘘；⑤破裂到纵隔腹膜后，出现腹膜刺激征；⑥破裂到食管，出现呕血。夹层破裂多伴有休克征或导致猝死。

四、主动脉夹层的辅助检查

1. 心电图检查 具有持续胸痛而无心电图 ST-T 波改变，具有鉴别价值。但应注意的是，当近端主动脉夹层累及冠状动脉开口时，心电图检查出现急性心肌缺血或心肌梗死的改变，多表现为下壁心肌梗死图形；心包积血时可出现类似急性心包炎的心电图改变，应注意识别。

2. X 线胸片检查 约 80% 以上的患者可见上纵隔或主动脉弓影增大，主动脉外形不规则，有局限性膨出，常出现于病变起始部位。但无特异性，仅具有提示价值。部分患者在主动脉夹层走行区域可见钙化斑点或片状钙化阴影，据此可较为准确地测量主动脉壁的厚度，正常主动脉壁的厚度为 2 ~ 3mm，如果突然增至 10mm 时提示主动脉夹层的可能，若 >10mm 则可诊断为主动脉夹层。

3. 超声心动图检查 能够快速进行床旁检查。经胸壁超声检查可显示夹层部位、真腔、假腔及附壁血栓，识别有无主动脉瓣瓣膜反流、心包积血等。但是，容易受到多种因素的影响，如慢性阻塞性肺病、胸廓畸形、肥胖等，并且对横断面、降主动脉显像不佳。诊断升主动脉夹层敏感性为 78% ~ 100%，降主动脉夹层敏感性仅为 36% ~ 50%。经食管超声较经胸超声检查更优越，能够显示内膜撕裂的位置、假腔内血栓，对胸主动脉夹层和腹主动脉近端夹层的敏感性为 78.3% ~ 98%，特异性为 63% ~ 96%。推荐用于外科手术麻醉前进行检查，对手术有较大的指导价值。但对腹主动脉远端及其分支夹层敏感性较低，仅为 40%。

4. CT 检查 是主动脉夹层最常用的检查方法，能显示夹层的部位、大小及范围。超高速或螺旋 CT 检查还可显示夹层血肿与周围组织的毗邻关系，清晰识别头臂干血管，以及降主动脉夹层逆行撕裂累及左锁骨下动脉的情况。对降主动脉夹层诊断的敏感性为 83% ~ 94%，特异性为 87% ~ 100%，对升主动脉夹层的敏感性较低（<80%）。但是，不足之处是对撕裂口的位置以及有无主动脉瓣反流的判定有难度。

5. MRI 检查 是检测主动脉夹层最为清晰的无创检查方法。能清晰显示主动脉各段的夹层，特别是撕裂口及其假腔的位置。其敏感性和特异性达 98% ~ 100%，被认为是诊断主动脉夹层的金标准。常用于血流动力学稳定患者的检查和慢性患者的随访。因检查所需时间较长，不利于患者的监护与紧急治疗，不适宜于血流动力学不稳定的患者。

6. 主动脉造影 可显示内膜撕裂部位、病变大小、分支受累情况、有无瓣膜反流等，对 Stanford B 型主动脉夹层的诊断较准确，对 Stanford A 型病变诊断价值较低。因其技术复杂和存在的风险，仅用于心电图提示病变可能累及冠状动脉或外科手术前的细致评价。

7. 血管内超声检查（IVUS） 直接观察主动脉腔内管壁结构，准确识别病理改变，敏感性和特异性均达 100%。但因其技术复杂与风险性，仅用于高度怀疑主动脉夹层而其他无创检查难以诊断或手术前的进一步评价。

8. 实验室检查 部分患者出现白细胞计数升高、C 反应蛋白阳性。假腔内血液溶血可出现胆红素、乳酸脱氢酶升高，甚至贫血和黄疸。累及肾动脉时有尿蛋白、管型、红细胞，甚至肉眼血尿。有研究报道，血浆 D- 二聚体可以作为排除主动脉夹层的常规监测。当血浆 D- 二聚体 <100μg/L 时，可以排除所有急性主动脉夹层。此外，可溶性弹性纤维蛋白片、金属蛋白酶、平滑肌重链蛋白等指标已用于临床评估，但其准确性有待于临床的进一步评估。

五、主动脉夹层的诊断与鉴别诊断

1. 诊断程序 突发剧烈而持续胸痛→考虑到主动脉夹层的可能→心电图检查无缺血或损伤改变→立即行 X 线胸片检查（床旁）+ 超声心动图检查（床旁）+ 心肌损伤标记（床旁）+D- 二聚体→必要时 CT 或 MRI 检查。结合实验室和影像学检查结果进行综合分析，能够明确诊断。

2. 鉴别诊断 主要与AMI、急性心包炎、肺栓塞、自发性气胸、胸膜炎、急腹症等相鉴别，此外还要与无夹层分离的主动脉瓣关闭不全、无夹层分离的主动脉瘤、纵隔肿瘤、脑卒中等鉴别。

（1）AMI：临床上因主动脉夹层少见，胸痛常考虑AMI。但AMI的胸痛初始时并不显著，然后逐渐加剧，或在减轻后再加剧，一般不向胸部以下部位放射，常具有心电图的特征性变化，不引起左、右上肢脉搏不等，若有休克征象时血压常降低。

（2）急性心包炎：引起急性心包压塞与主动脉夹层破裂引起的心包积血常难以鉴别，两者均可出现剧烈胸痛及ST–T波改变，但病程的急骤程度和病情变化有区别，疼痛随呼吸、体位改变而变化也是重要的鉴别点，可进行超声心动图、CT或MRI检查以明确诊断。

（3）肺栓塞：可出现剧烈胸痛，但伴有呼吸困难、咯血等症状，可有急性右心衰竭表现，X线检查肺门阴影增大而肺野清晰，D–二聚体检查有助于鉴别。

（4）急腹症：主动脉夹层向腹主动脉方向扩展时，疼痛常向腹部放射，类似急腹症，需要认真鉴别。急腹症常有明确病因与诱因，相应的临床症状，并具有局部的定位体征，相关辅助检查有助于明确诊断。只要注意腹部的体征，容易鉴别。

六、主动脉夹层的治疗

1. 紧急治疗

（1）制动与监护：绝对卧床休息，立即进行监护，密切观察神经系统、肢体脉搏、心音、呼吸等变化，严密监测血压、心电、尿量等。给予吸氧，注意控制输液量。

（2）镇痛与镇静：疼痛加重引发高血压和心动过速，可促进主动脉夹层的扩展。对剧痛者静脉使用吗啡或哌替啶，但要注意吗啡的呼吸抑制作用。对于疼痛较轻者可口服吗啡类药物镇痛，同时吗啡类药物还有镇静作用。有焦虑不安者可给予地西泮等镇静药物。

（3）控制血压与心率：动脉高压和收缩强度及收缩速率（dp/dt）是主动脉夹层发生发展的主要因素。血压下降和疼痛缓解是主动脉夹层分离停止发展和治疗有效的重要指征。一旦确诊或高度怀疑主动脉夹层，均首先使用β受体阻滞剂治疗。首先考虑静脉用药，使收缩压控制在100～120mmHg，心率控制在60～80次/分。如果血压和心率达到目标值，可改为口服制剂维持治疗。降压过程中如出现少尿和神经症状，提示血压水平过低。降压药物首选β受体阻滞剂，如美托洛尔、艾司洛尔、拉贝洛尔等。β受体阻滞剂有禁忌时，可选择地尔硫卓或维拉帕米。硝普钠必须在足量使用β受体阻滞剂的前提下使用，而且尽量降低输注浓度和缩短使用时间（<3天为宜），已成为临床治疗的标准方案。依那普利拉在夹层累及肾动脉引起难治性高血压时最为有效。避免使用能够引起反射性心动过速的降压药物。血压升高而伴有主动脉大分支阻塞者，降压需要格外谨慎。有研究报道，对急性期DeBakey Ⅱ、Ⅲ型患者，内科保守治疗可明显降低早期病死率，手术治疗的病死率高达50%，两种治疗方法的远期效果无差异，但尚无药物治疗与腔内治疗的对比性研究结果。

（4）纠正休克：出现血压降低或休克征象时，应当考虑到主动脉破裂的可能性，需要快速扩容治疗，但必须排除夹层累及肢体动脉引起的假性低血压，快速监测两上肢血压可初步明确。升压治疗选用去甲肾上腺素，因多巴胺增加左心室收缩速率（dp/dt）而不宜选用。对于夹层破裂入心包或胸腔者可给予输血。

（5）缓解心包压塞：当心包压塞表现为无脉性电活动时，实施心包穿刺是合理的。但抽液量不宜过大，使血压上升至保证组织器官供血的最低水平即可。否则会导致动脉压再次升高以及假腔再次开放，加重夹层分离和再次心包压塞。最合适的处理措施是紧急进行经食管超声心动图检查，一旦确诊，即可实施胸骨切开外科探查术。

2. 外科手术 主动脉夹层以预防夹层扩展、主动脉破裂和减轻主动脉瓣反流为根本目的。经紧急治疗病情相对稳定后，应当及时进行CT、经食管超声心动图等检查，以决定下一步的治疗措施，即是否实施外科手术或介入治疗。

对于缓慢发展的主动脉远端夹层，可继续内科治疗，保持良好的收缩压和心率。如果保守治疗难以控制血压和疼痛、病变有继续扩展的征象时，需要实施外科手术治疗。手术指征：急性近端主动脉夹层；

远端主动脉夹层并发重要脏器进行性损害、动脉破裂或先兆破裂、主动脉瓣反流、夹层逆行至升主动脉、Marfan 综合征并发夹层、不可控制的高血压和顽固性胸痛。对于 DeBakey Ⅰ型、Ⅱ型（Stanford A 型），即使经过有效的内科治疗，其发生主动脉破裂或心包压塞等致命性并发症的危险性仍高达 90%，因此应当积极手术治疗。手术原则：切除内膜撕裂的部分主动脉，修复两端剥离的内膜，用人工血管接通主动脉管道，伴有主动脉瓣关闭不全时实施人工瓣膜置换术，必要时实施冠状动脉口再造术和 CABG。对于 DeBakey Ⅲ型（Stanford B 型），破裂的危险性较低，并且降主动脉夹层外科手术病死率很高，术中钳夹主动脉造成的急性缺血也易造成脊髓严重损伤、急性肾功能衰竭等严重并发症，因而手术仅限于并发主动脉破裂、远端严重灌注不良、经药物治疗后难以控制高血压和疼痛的患者。对夹层局限者采用裂口修补降主动脉成形术，而病变广泛者采用降主动脉人工血管移植术，有相应血管受累时考虑血管重建术。手术方式包括：主动脉弓部置换术、部分胸降主动脉置换术 + 远端支架象鼻术、部分胸降主动脉置换术 + 主动脉成形术、全部胸降主动脉置换术、胸腹主动脉替换术等。

主动脉弓夹层治疗困难，主要治疗方法包括杂交、烟囱、开槽、开窗及分支置入物。杂交手术通常是通过动脉旁路术去分支化，如通过升主动脉 – 无名干 – 左颈总 – 左锁骨下动脉旁路术，使原主动脉弓处分支完全由升主动脉供血，然后进行腔内隔绝术（endovascularstentgraft exclusion），覆盖原有分支动脉。烟囱技术是通过分支动脉内放入覆膜或裸支架，这些支架伸入主动脉弓，且夹于主体覆膜支架与主动脉壁之间。此技术掌握起来较为简单，且也表现出一定的有效性，主要问题是分支支架与主体支架之间的内漏令人担忧。将移植物进行改良，即开槽或开窗，可以治疗部分主动脉弓处夹层的患者，但如何将槽和窗精确定位且防治内漏是限制其广泛开展的原因。分支置入物的发展或许可以解决主动脉弓处夹层的问题，但如何顺利、准确、简便地释放值得深入研究。

3. 腔内介入技术　自 1999 年 Dake 等与 Nienaber 等在英格兰医学杂志上发表关于 Stanford B 型夹层腔内治疗以来，对于 Stanford B 型主动脉夹层的腔内治疗指征一直存在争议。原手术指征为：复杂性或有并发症的 Stanford B 型夹层，系指破裂或有破裂倾向、灌注不良、难以控制的疼痛或高血压、形成动脉瘤（直径 >5.5cm）、假腔扩大趋势明显（6 个月 >5mm）。但此指征是基于开放手术的指征，并沿用至腔内治疗。而对于非复杂性或无并发症的 Stanford B 型夹层，药物治疗结果优于开放手术，但是否优于腔内治疗仍存在争议。有随机临床调查 2 年的结果显示，腔内治疗与药物治疗的生存率相似，但腔内治疗对改善真腔构型更为有利。国内回顾性分析显示，腔内治疗组的远期效果优于药物治疗组，5 年以后的存活率有明显差异。

腔内治疗包括经皮血管内支架扩张受压的主动脉分支、经皮血管内膜间隔开窗术以补偿腔内灌注压、经皮球囊封堵假腔入口等，但必须是经过慎重选择的病例。目前腔内治疗可治疗多种主动脉疾病。主动脉弓的三大分支均参与颅脑的血液循环，单纯应用腔内治疗技术治疗 DeBakey Ⅰ型、Ⅱ型（Stan-ford A 型）夹层并不适宜，大多数采用外科手术和外科腔内修复共同治疗。DeBakey Ⅲ型或 Stanford B 型夹层内膜撕裂口位于左锁骨下动脉开口远端（>15mm），血流冲击力较低，适合于腔内覆膜支架治疗。覆膜支架置入后可封堵夹层原发破裂口，扩大真腔，使假腔消失或血栓化，并可改善远端的血供。

覆膜支架治疗技术适用于严格选择的患者。其适应证：夹层破裂或具有破裂征象；血流动力学不稳定；腹腔脏器或下肢缺血；胸痛反复发作或难以控制的高血压；主动脉直径 >50mm 或随访时增大 ≥ 10mm/ 年；锚定区长度 >15mm，锚定区正常动脉直径≤ 38mm；髂动脉、股动脉无高度扭曲或弥散性狭窄，股动脉直径 > 支架输送系统直径；腹腔主要分支起自假腔时附近存在较大再破口；支架远端锚定区内膜片完整。禁忌证：近端锚定区 <15mm，且椎动脉为左优势型；支架远端内膜片不完整；腹部主要血管分支完全由假腔供血，附近无较大再破口；原发破裂口位于腹主动脉；夹层破口位于胸降主动脉远端，支架置入术存在截瘫的可能；出血性疾病及凝血功能障碍者；全身感染者；对造影剂及金属过敏者；并存恶性肿瘤或其他疾病，预期寿命 <l 年者。

腔内治疗技术具有创伤小、恢复快、安全性高的特点。其主要并发症为覆膜支架近端夹层逆撕及远端夹层内膜再破裂。Dong 等报道，其近端夹层逆撕的发生率为 3.4%，远端再破裂的发生率为 1.18%。目前，国内有研究单位采取远端预先放置限制性裸支架，或覆膜支架等预防措施。荟萃分析表明，腔内治疗技术成功率为 97.6% ~ 98.2%，17.4% 出现轻微并发症，严重并发症如心力衰竭、呼吸衰竭、肾衰竭，以及严重坏疽的发生率为 2.6% ~ 11.1%，脑卒中发生率为 1.3% ~ 1.9%，截瘫发生率为 0.8% ~ 1.3%。

第九章 其他心内科疾病

第一节　急性心包炎

急性心包炎（acute pericarditis）是由心包膜脏层和壁层的急性炎症引起的综合征，临床特征主要有胸痛、心包摩擦音及一系列的心电图变化。急性心包炎临床上较为常见，其临床表现具有隐袭性，容易漏诊。

一、病因

急性心包炎常是全身疾病的一部分，如结核、肿瘤、系统性红斑狼疮或尿毒症等疾病易于累及心包引起心包炎；也可由邻近组织如胸膜、心肌、纵隔、淋巴结炎症的蔓延或损伤所致。我国过去以结核病、风湿热及细菌感染为常见病因，近年来病毒感染、肿瘤、心肌梗死和主动脉夹层所致的心包炎发生率显著增多。

1. 感染性

（1）结核性：多见于儿童及青年，常由肺结核，纵隔淋巴结核及胸膜结核直接蔓延，或由血液、淋巴播散而来。但也可找不到结核病灶。

（2）化脓性：常继发于败血症或脓毒血症、细菌由血行或淋巴侵入心包或由肺部、胸膜和纵隔等邻近组织的化脓性炎症的直接扩散。胸膜手术，外伤或食管异物穿破进入心包亦可导致继发感染。致病菌以金黄色葡萄球菌最为常见，其他如肺炎双球菌、溶血性链球菌、大肠杆菌、绿脓杆菌等均可致病。

（3）病毒性：以柯萨奇病毒、流感病毒（A、B 型）、埃可病毒较多见。近年来认为非特异性心包炎中的有些病例可能是病毒感染。

（4）真菌性：以荚膜组织胞浆菌较多见，常继发于邻近肺部或肺门淋巴结感染，很少由血行播散。此外还有放线菌、念珠菌、弗状菌等引起。

（5）寄生虫性：阿米巴所致左叶肝脓肿常穿破入心包发生急性心包炎。此外，偶可见微丝蚴、血吸虫、弓形体等感染。

2. 非感染性

（1）特发性：在国外很常见国内亦有渐增趋势。病因可能于病毒感染有关，也有认为是过敏或自身免疫反应的一种表现。起病多急骤，约半数患者于发病前 1 ~ 8 周有上呼吸道感染。病程自数日至 2 周，大都能自愈，少数患者可复发，极少数患者发展为心包填塞或缩窄性心包炎。

（2）自身免疫性：急性风湿热时常伴发心包炎，它常是风湿性全心炎的一部分，并伴有其他明显的风湿活动表现，多见于青少年。心包炎也可见于其他自身免疫性疾病，如系统性红斑狼疮、类风湿关节炎、硬皮病、结节性多动脉炎、皮肌炎等，往往是该病的一种临床表现。

（3）尿毒症性：多见于慢性肾衰竭晚期，常由于尿毒刺激心包膜所引起，它表现出预后严重，若在进行透析疗法的尿毒症患者出现心包摩擦音时，应注意有无采用全身性肝素化措施以致心包内出血存在。

（4）心肌梗死性：心包膜脏层下的急性心肌梗死可累及心包发生反应性炎症，此多在梗死后最初 2 ~ 3 日出现。

（5）过敏性：在心包外伤、心脏手术、心脏挫伤，或心肌梗死后 2 周或更久之后出现。可能由于损伤心包心肌组织成为抗原 - 抗体反应所致。

（6）肿瘤性：常见于肺癌、乳腺癌及淋巴瘤的转移心包所致，白血病亦偶可侵入心包。

（7）放射损伤性：胸部接受放射线照射总剂量达 1500 拉德（rad）以上时，可使心包发生血管炎性反应，照射剂量愈大，心包炎出现愈早。也有在照射后的 3 个月甚至 6 年方出现心脏损害的临床表现，心肌、心内膜也可受损发生纤维化。

（8）药物性：普鲁卡因胺、甲基多巴、妥卡尼、异烟肼、间羟胺、利舍平、青霉素、保泰松、阿霉素、色氨酸钠、甲基麦角酰胺、抗血清、血制品、蛇毒等均有可能引起药物性的急性心包炎。

二、临床表现

1. 症状

（1）全身症状：根据病因及个体反应不同，全身症状差异较大。感染性心包炎者，多有毒血症状，如发热、畏寒、多汗、困乏、食欲缺乏等。非感染性心包炎的毒血症状较轻，肿瘤性者可无发热。

（2）心前区疼痛：主要见于纤维蛋白性心包炎阶段。疼痛部位在心前区或胸骨后，亦可向左臂、左肩、左肩胛区或上腹部放散。呈尖锐的剧痛或沉重的闷痛、可随呼吸、咳嗽、吞咽、体位改变而加重。心包膜脏层无痛觉神经，只有在左侧第 5、6 肋间水平面以下的壁层心包膜有痛觉纤维，所以当心包炎累及该部或并有膈胸膜炎时方出现疼痛，急性非特异性心包炎常伴胸膜炎，疼痛显著。结核性及尿毒症性心包炎时，疼痛较轻。

（3）心包积液压迫症状：心包填塞时，因腔静脉淤血可出现上腹胀痛、呕吐、下肢水肿等，肺淤血时可引起呼吸困难。动脉血压显著下降时可见面色苍白、烦躁不安等休克症状。大量心包积液压迫气管可产生激惹性咳嗽，如压迫肺或支气管可使呼吸困难加重。喉返神经、膈神经受压时可分别出现声音嘶哑、噎膈症状，食管受压则可有吞咽困难。

2. 体征

（1）心包摩擦音 / 感：是急性纤维蛋白性心包炎的典型体征，两层心包膜因发炎表面粗糙并有纤维蛋白渗出，心脏搏动时，互相摩擦而产生，摩擦音常出现于胸骨在缘第 3、第 4、第 5 肋间隙，也可满布心前区，坐位、深吸气后屏息时较易听到。响的摩擦音在心前区扪诊可有摩擦感。通常持续时间短暂，它可存在数小时，数天，少数可达数周，当心包积液增多，使两层心包分开时，摩擦音可减弱甚至消失。

（2）心包积液：心包积液量超过 300mL 或积液发生较迅速时，可出现下列体征：①心包积液本身体征：心浊音界向两侧迅速扩大，并可随体位改变，如坐位时下界增宽，平卧时心底部第 2、第 3 肋间增宽，心尖搏动位于心浊音界内减弱或消失。心音遥远，心率增快。有时在胸骨左缘第 3、第 4 肋间隙听到舒张早期附加音，亦称心包叩击音，与第一、第二心音构成三音心律，此因心室舒张受限，进入心室血流突然受阻，形成漩涡冲击心室壁所产生。②心包填塞征：急性心包填塞时，心搏出量明显下降，心率加快，脉搏细弱，动脉收缩压下降，脉压减少，严重者可出现休克。慢性心包填塞时，静脉淤血征象明显，可有颈静脉怒张而搏动不显，且在吸气期更明显（Kussmaul 征），肝颈静脉回流征阳性，肝脏肿大伴压痛及腹水，下肢水肿；可发现奇脉，即吸气时脉搏减弱或消失，呼气时脉搏增强或重视，听诊血压时，可发现呼气期收缩压较吸气期高出 1.33kPa 以上。③左肺受压征：心包积液多从横膈上的心包腔先开始积聚，而后充满胸骨后的心包腔大量心包积液时，膨胀的心包腔可压迫肺及支气管，体检时可发现左肩胛的内下方有一浊音区，并伴有语颤增强及支气管性呼吸音，亦称 Ewart 征。

三、辅助检查

1. 实验室检查　白细胞计数增加与否，视病因而定，化脓性心包炎者白细胞计数及中性粒细胞明显增高；心包穿刺抽液，可进一步明确心包液体为渗出性、脓性或血性，并可涂片及培养可能查出感染原，肿瘤性心包积液可查出瘤细胞。

2. X 线检查　成人心包积液少于 300mL 时，X 线征象不多，难以发现，积液达 300 ~ 500mL 或更多时，心脏阴影才出现普遍性的向两侧扩大，心影形态可因体位不同而改变。并有上腔静脉明显扩张及心膈角变钝的表现。当心包积液超过 1000mL 时，心影明显扩张，外形呈三角形或烧瓶状，各心缘弓的正常界限消失，透视可见心脏搏动减弱或消失，肺野常清晰。X 线计波摄影或心脏电波描记可见心脏搏动减弱或消失。

3. 超声心动图检查　正常心包腔内有 15 ~ 30mL 液体，起着润滑的作用，当心包积液量超过 50mL 时，M 型超声心动图即显示在心室收缩时，左心室后壁与后心包壁层间有液性暗区；如该暗区在舒张期亦可见，表明积液量在 400 ~ 500mL，二维超声心动图，在心包内有中等积液量时，可见液性暗区较均匀地分布在心脏外周，超声心动图检查迅速可靠，简单易行，无创伤性，可在床旁反复进行。

4. 心电图检查　60% ~ 80% 急性心包炎患者可出现心电图改变，及时描记心电图并进行追踪观察有较大的诊断及鉴别诊断价值。急性心包炎的主要心电图改变为 ST-T 变化，可分为以下四个阶段：第一阶段（数天至 2 周）：多数导联出现 ST 段抬高，凹面向上，振幅一般不超过 0.5mV（5mm），ST/T 比值 >0.25（早期复极综合征 V_6 导联 ST/T 比值 <0.25），aVR 导联有时包括 V_1 导联出现 ST 段压低。P-R 段向量与 ST 向量方向相反，ST 段抬高的导联出现 P-R 段压低，ST 段压低的导联出现 P-R 段抬高。P-R 段偏移有时早于 ST 段偏移出现，为急性心包炎早期诊断的一个重要线索。第二阶段（1 ~ 3 周）：ST 段及 P-R 段正常化，T 波电压开始降低、变平。第三阶段（3 周至数周）：绝大多数导联 T 波普遍倒置。第四阶段（数周至 3 月）：T 波逐渐正常或回到等电位线，如心包发生缩窄，T 波可持续倒置。

此外，还可有肢导联 QRS 波群低电压，这可能与心包液体引起心电“短路”有关，大量心包积液时，还可出现“电交替”现象。多与心脏悬浮在心包腔中致机械活动度加大有关。还常有窦性心动过速。

5. 核素扫描　静脉注射 ^{125}I 标记的白蛋白进行血池扫描。核素可示真正的心腔大小、X 线片中心脏影如大于扫描图，则表示增大的部分系渗液。

6. CT 和 MR 检查　CT 扫描对心包积液十分敏感，少于 50mL 的液体即可检出，正常心包厚度在 CT 上测量的上限为 4mm，大于 4mm 则为异常。仰卧位扫描时，少量心包积液位于左室与右房之后外侧。心上隐窝扩张是心包积液的一个重要征象。当积液在 200mL 以上时，积液形成带状水样密度影包围心脏。渗出液与血性积液密度较高，似软组织密度。CT 不能区分良恶性病变的积液。

MR 对少量心包积液和局限性心包积液的检出也有很大价值，左室前臂液体厚度大于 5mm 提示有中等量积液。非出血性心包积液在 T_1 加权像上大多为均匀低信号，而慢性肾功能不全、外伤、结核性心包炎在心包腔某些区域呈中信号或不均匀高信号，提示含有高蛋白或细胞成分液体。信号强度增加区域表示炎性渗出物伴大量纤维物质；血性积液或心包积血，视血液成分多少，呈中或高信号；而恶性肿瘤所致心包积液为不均匀中或高混杂信号。

四、诊断及鉴别诊断

1. 诊断　急性纤维蛋白性心包炎根据典型的心包摩擦音即可确立诊断；渗出性心包炎根据上述心包积液体征，心包填塞症状和体征结合 X 线、心电图检查诊断也不困难；另外，超声心动图对诊断心包积液有极高的准确性。

2. 鉴别诊断　不同病因的心包炎，其临床表现和治疗方法也不相同，因此临床上在心包炎的诊断确定后，应进一步确定其病因，临床常见的四种心包炎鉴别见表 9-1。

另外，中年以上的特发性心包炎有时被误诊为急性心梗，甚至误用了链激酶而引起心包内出血。根据胸膜性胸痛的特点和心电图改变不难将特发性心包炎与急性心梗区别开来。且特发性心包炎的心包摩擦音与胸痛同时出现，而急性心梗并发心包炎的心包摩擦音至少在胸痛发作 24h 后方出现。

表 9-1　四种常见心包炎的鉴别

	风湿性心包炎	结核性心包炎	化脓性心包炎	非特异性心包炎
病史	起病前 1 ~ 2 周常有上呼吸道感染，伴其他风湿病的表现，为全心的一部分	病灶，或与其他浆膜腔 结核同时存在	常有原发的感染病灶，伴明显的毒血症表现	起病前 1 ~ 2 周常有上呼吸道感染，起病多急骤，少数可复发

续表

	风湿性心包炎	结核性心包炎	化脓性心包炎	非特异性心包炎
发热	常伴有原发性结核多数为不规则的轻度或中度发热	低热或常不显著	高热	持续发热，为稽留热或弛张热
胸痛	常有	常无	常有	常极为剧烈
心包摩擦音	常有	少有	常有	明显，出现早
心脏杂音	常伴有显著杂音	无	无	无
抗链球菌溶血“O”滴定数	常增高	正常	正常或增高	正常或增高
白细胞计数	中度增高	正常或轻度增高	明显增高	正常或增高
血培养	阴性	阴性	可阳性	阴性
量	较少	常大量	较多	较少～中等量
性质	多为草黄色	多为血性	脓性	草黄色或血性
心包 ADA	< 30U/L	≥ 30U/L	< 30U/L	< 30U/L
细胞	中性粒细胞占多数	淋巴细胞较多	中性粒细胞占多数	淋巴细胞占多数
细菌	无	有时找到结核杆菌	能找到化脓性细菌	无
心包腔空气注入术	心脏增大	心脏不大	心脏不大	心脏常增大

五、治疗

1. 一般治疗　急性心包炎患者均应卧床休息，加强营养，维持水分及电解质平衡，使用镇痛剂，一般无须使用强心剂或利尿剂。为了排除化脓性心包炎和肿瘤性心包炎，常须作心包穿刺抽取心包液做细菌学、细胞学及生物化学检查等。如出现心脏压塞的征象，应立即进行心包穿刺并留置导管引流。心包穿刺是否成功虽与施术者的经验和技术水平有关，但在很大程度上取决于心包积液量的多少。右室前壁液性暗区 >10mm 者穿刺成功率为 93%，若仅左室后壁有小量渗液，穿刺成功率为 58%。安全起见，心包积液量较少为了诊断而进行心包穿刺时应在心电图或超声心动图指引下进行。

2. 病因治疗

（1）特发性心包炎：目前无特异治疗措施，可试用免疫球蛋白、干扰素，疗效尚不肯定。胸痛剧烈者，可酌情给予麻醉性镇痛剂。一般采用非固醇类抗炎药（NSAIDs）如布洛芬 300 ～ 800mg，每 6 ～ 8h1 次，吲哚美辛（消炎痛）50mg，每 6 ～ 8h1 次；也可单用秋水仙碱 0.5mg 每日 2 次，或秋水仙碱与 NSAIDs 合用。据报道秋水仙碱有预防复发的作用。对症状十分严重、NSAIDs 无效或反复发作的病例可使用类固醇激素，开始用 60mg/d，1 周后逐渐减量。长时间使用类固醇激素减量后可加用布洛芬或秋水仙碱。秋水仙碱比 NSAIDs 易耐受，但孕妇慎用。

（2）结核性心包炎：对确诊病例应立即开始抗结核药物治疗，推荐三联甚至四联治疗。国内常用三联治疗的药物为异烟肼 300mg/d 1 次服用；利福平 450mg/d（体重 <50kg）或 600mg/d（体重 >50kg）1 次服用；乙胺丁醇 750 ～ 1000mg/d1 次服用。上述药物至少服用 9 ～ 12 个月。住院过程也可用异烟肼、利福平和链霉素（0.75g/d）三联治疗，出院后链霉素可换用乙胺丁醇。类固醇激素应与抗结核药物合用，开始用 1mg/kg，5 ～ 7 天后逐渐减量，直至 6 ～ 8 周停用。类固醇激素可减轻机体对细菌感染的反应，减少渗出和纤维素沉积，并能抑制结核病变增殖。类固醇激素除改变症状和体征外，还可能降低结核性心包炎的病死率。采用上述治疗后，某些患者可能发生心包缩窄。对出现心包缩窄者，多采用外科手术处理，早期手术效果比较理想，心功能可以保持，手术死亡率低。术后抗结核治疗还须持续 6 个月。临床上如到一些高度可疑的结核性心包炎，但缺乏确切的证据。对此类患者可进行试验治疗，试验治疗只用抗结核药物而不要使用类固醇激素。如确系结核性心包炎，治疗 2 ～ 3 周后病情即可明显好转，此时可酌情加用类固醇激素。

（3）化脓性心包炎：如心包穿刺抽出脓性心包液，应做心包切开引流，冲洗心包腔，心包腔内可注入抗生素如庆大霉素（儿童慎用）。心包液细菌培养结果未明确之前，可先使用抗葡萄球菌抗生素和氨基苷类抗生素，待细菌培养结果明确后，再根据培养结果调整抗生素的种类。有学者建议对化脓性心包炎早期做心包切除，以防心包缩窄；也有学者主张出现明显粘连、脓液黏稠呈包裹性再考虑心包切除。围手术期死亡率约 8%，与化脓性心包炎总死亡率相比还是比较低的。

（4）肿瘤性心包炎：治疗原则为全身应用抗肿瘤药物，心包穿刺引流以缓解症状和明确诊断，心包腔内注入抗肿瘤药物、硬化剂控制恶性心包渗液。治疗根据肿瘤的类型及组织学改变而定，对肺癌（腺癌）和乳腺癌转移所致的心包炎，心包腔内注入顺铂有效率为 83% ~ 93%，注入塞替哌有效率为 83% ~ 89%，均无明显副作用。对淋巴瘤和白血病引起的恶性心包积液，放射治疗有效率高达 93%。心包腔内注入四环素、多西环素或米诺环素作为硬化剂，控制心包渗液的有效率 85%，但可引起一些严重副作用如发热（19%）、胸痛（20%）和房性心律失常（10%），而且在长期存活的患者还会引起缩窄性心包炎。有人使用经皮气囊心包开窗术使心包腔与胸膜腔直接相通，这样心包腔内大量液体可流人胸膜腔，可防止反复发作心脏压塞，但可能引起癌细胞扩散。对发生缩窄性心包炎者须行心包切除。

（5）尿毒症性心包炎：未经透析的尿毒症性心包炎经透析后 1 ~ 2 周内可明显好转。正在进行透析的患者出现较大量心包积液，可加强透析频度，加用 NSAIDs，如无效，可加用类固醇激素，以缓解症状和促进液体吸收。必要时在心包穿刺引流后可留置心包腔导管，引流 24 ~ 48h。反复放液后，仍发生心包积液或形成局限性心包积液，可考虑心包切开。

（6）急性心梗并发心包炎：布洛芬为首选药物，也可选用阿司匹林 650mg，每 4hl 次，一般疗程 2 ~ 5 天。其他 NSAIDs 应避免使用，因其可影响冠状动脉血流使梗死区变薄甚至发生破裂。对顽固性病例可使用类固醇激素，但可能延缓梗死愈合。

（7）心包切开后综合征：NSAIDs 或秋水仙碱均可奏效。手术前服用秋水仙碱能否预防其发生尚不肯定。

（8）放射性心包炎：治疗与一般心包炎相同，对顽固性病例也可使用类固醇激素。

第二节　缩窄性心包炎

缩窄性心包炎（constrictive ericarditis）是各种心包疾病的最终结果，主要表现为心包纤维化、钙化和增厚，从而导致心包缩窄，压迫并限制心脏的舒张，心排血量减少，静脉血回流心脏受阻而产生等一系列循环障碍的临床表现。

一、病因与发病机制

心包缩窄多数由结核性、化脓性和非特异性心包炎引起，也见于心包外伤后的出血性心包炎或慢性炎症状态如尿毒症等患者。心包肿瘤和放射治疗也偶可引起本病。另外，有许多缩窄性心包炎患者虽经心包病理组织检查也不能确定其病因。缩窄性心包炎时，心包脏层和壁层广泛粘连、增厚和钙化，厚可达 0.5cm，心包腔闭塞成为一个纤维瘢痕组织的外壳，紧紧包住和压迫整个心脏和大血管出口处。有时病变在某一部位特别严重，如房室沟、上腔静脉入口或与胸壁、横膈发生广泛粘连，肉芽组织、坚硬、增厚和缩窄的心包瘢痕压迫心脏、限制了心室在舒张期的扩张，进入心室的血液减少，因而心排血量低下。心排血量减少又可导致肾脏对盐和水的潴留，使血容量增加。同时，缩窄的心包使舒张期血液回流入心脏时发生困难，出现静脉压升高，颈静脉曲张，肝脏肿大、腹水、胸水、下肢水肿等体征。左心特别是左心房受到缩窄的影响，可引起肺充血，出现呼吸困难。

二、临床表现

1. 症状　患者可有腹胀、下肢水肿，与静脉压增高有关；也可有不同程度的呼吸困难或端坐呼吸，这不是心功能不全所致，而是由于腹水或胸水的压迫造成；另外，患者尚可有乏力、头晕、胃纳减退、咳嗽、体重减轻和肝区疼痛等症状。

2. 体征　常见的体征有心尖搏动不易触及，心浊音界正常或轻度增大，第一心音减低，有时在胸骨左缘第3、第4肋间听到舒张早期额外音，响度变化大，有时呈拍击性称心包叩击音。主要是由于心室被压不能充分舒张，心房血液在心室舒张早期迅速进入心室，而后突然停止所引起的振动而产生的声音。心率较快，可有过早搏动、心房扑动，30%可出现心房纤颤等。心脏受压和静脉回流受阻可出现颈静脉怒张，且在吸气时怒张更为明显。肝脏肿大．腹水，下肢水肿，腹水较下肢水肿出现早且明显，动脉收缩压降低，脉压小，1/3可出现奇脉。静脉压测定显著增高，常超过2.45kPa（250mmH_2O）。

三、辅助检查

1. 心电图　多数患者可有心电图异常，但无特异性。可表现为低电压，窦性心动过速，心房扑动比较少见（＜5%），约1/3患者可有房颤，多个导联T波平坦或倒置。有时P波增宽或增高呈“二尖瓣型P波”或“肺型P波”表现左、右心房扩大，也可有右心室肥厚。

2. X线检查　心脏阴影大小正常或稍大，心增大可能由于心包增厚或伴有心包积液，左右心缘正常弧弓消失，呈平直僵硬，心脏搏动减弱，上腔静脉明显增宽，部分患者心包有钙化呈蛋壳状，可有心房增大。部分患者可见心包钙化，是诊断缩窄性心包炎的重要线索。另外，可出现胸腔积液，尽管肺静脉压慢性增高，但肺渗出少见。

3. 超声心动图　同时有心包积液，则可发现心包增厚（>3mm），回声增强，有时心包双层间有粘连而呈平行运动；增厚心包内可有点状、斑块状、条形更强回声，伴或不伴有后方声影往往提示心包钙化；可见右心室前壁或左心室后壁振幅变小，心室壁舒张活动受限制，以左心室居多，室间隔变形和舒张期矛盾运动；左右房室增大但不伴有瓣膜病变；上、下腔静脉和肝静脉增宽；心脏功能性下降及心脏房室增大和间隔变形、心静脉扩张。

4. CT　CT诊断缩窄性心包炎的敏感性要高于X线和B超，可见心包增厚应以右心室前面受累最多见，其次为左心室侧后面及左房室沟处，主要表现为多部位心包不规则增厚、粘连，心包下脂肪间隙模糊或（和）消失，增强扫描时可见增厚的心包中等强化；心包钙化以右心室前面和膈面最多见，其次是房室沟和室间沟等处，显示为斑点状、斑块状、片状或线条状钙化灶；CT诊断心房增大不如B超，现在随着多排螺旋CT和电子束CT的应用，CT已可以很准确地测量心脏各房室的容积和功能，对于判断心脏增大的准确率明显提高。

5. 心导管检查　右心房平均压升高，压力曲线呈“M”形或“W”形，右心室压力升高，压力曲线呈舒张早期低垂及舒张晚期高原的图形，肺毛细楔嵌压也升高。

四、诊断及鉴别诊断

1. 诊断　主要诊断依据有：①发病较慢，可有结核性或化脓性心包炎病史，活动后乏力、气短、心悸和腹胀、呼吸困难。②体征：肝大、腹水、静脉压升高，颈静脉怒张，有时可有发绀，奇脉，心尖搏动减弱或消失，心音弱而遥远，脉压差小，部分患者肝颈反流征阳性。③辅助检查：心影正常或偏小或偏大。部分病例可见心包钙化，侧位片明显，上腔静脉影增宽，心搏动减弱。心电图QRS综合波呈低电压，T波低平倒置。超声心动图检查示心包增厚，有时可见心包钙化，心搏动明显减弱。心导管检查可有右心室舒张压早期即明显升高，右房压也显著升高，心排血指数低于正常。

2. 鉴别诊断　缩窄性心包炎应与门脉性肝硬化及充血性心力衰竭相鉴别。肝硬化有腹水及下肢浮肿，但无静脉压增高及颈静脉怒张等。充血性心力衰竭者多有心瓣膜病和特征性杂音及明显心脏扩大而无奇脉，超声心动图及X线检查有助鉴别。另外，限制型心肌病的血流动力学改变与缩窄性心包炎相似，故其临床表现与钙化的缩窄性心包炎极为相似，有时候很难鉴别，鉴别要点见表9-2。

表 9-2　缩窄性心包炎和限制性心肌病的鉴别

	缩窄性心包炎	限制性心肌病
症状及体征进展	较缓慢	较迅速
额外心音	可听到心包撞击音	可听到奔马律
二尖瓣/三尖瓣闭锁不全杂音	无	较常听到
X线检查	心脏轻度增大，50%有心包钙化	心脏常明显增大，无心包钙化
心电图	低血压较多见，伴T波改变，可有心房颤动	多无低血压，有T波变化，有时见病理性Q波，除心房颤动外常有心律失常，如房室传导阻滞、室内阻滞，可见心室肥厚或劳损心室肥厚，心腔变小
超声心动图	无心室肥厚或心腔变窄	心室肥厚，心腔变小

五、治疗

缩窄性心包炎的首要治疗是早期施行心包切除术/剥离术，因此早期诊断显得尤为重要，一旦确诊，应在急性症状消退后，及早外科手术治疗，以免发生心肌萎缩而影响手术疗效。手术前应卧床休息。低盐饮食，酌情给予利尿剂，有贫血及血清蛋白降低者，应给予支持疗法，改善一般状况，有活动性结核病者，在手术前后均应积极进行抗结核治疗。对病程较长，心功能减退较明显者，术前或术后可给予强心剂，小剂量西地兰或地高辛，以防萎缩的心肌在增加负担后发生心力衰竭。单有心包钙化而无静脉压增高者可不予特殊治疗，心肌对强心剂反应差或肝肾功能很差者，不宜手术。

第三节　急性肺源性心脏病

急性肺源性心脏病（acute corpulmonale）是由于内源性或外源性栓子堵塞肺动脉或其分支使肺循环阻力增加，心排血量降低，引起右心室急剧扩张和急性右心功能衰竭的临床病理生理综合征。大块肺动脉栓塞尚可引起猝死。肺栓塞在西方发达国家年发病率约为0.05%，未经治疗患者病死率约30%。我国尚无这方面的流行病学资料，曾被认为是我国的少见病，以致长期以来国内临床界在很大程度上忽视了对该病的识别与诊断，使临床肺栓塞的识别与检出率低下。实际上，肺栓塞在我国也绝非少见，近年来由于对肺栓塞诊断的重视，临床病例有增加趋势。

一、病因

引起急性肺源性心脏病的肺动脉栓塞（pulmonary embolism，PE）主要由右心或周围静脉内血栓脱落所形成。栓子可来自：①右心房[如有心力衰竭和（或）心房颤动时]、右心室（如心肌梗死波及右心室心内膜下引起附壁血栓时）、肺动脉瓣或三尖瓣（如发生心内膜炎时）；②周围静脉，绝大多数见于下肢和盆腔深静脉。常见的诱因包括：久病或手术后长期卧床、静脉曲张、右心衰竭、静脉内插管、红细胞增多症、血小板增多症、抗凝血酶的缺乏、口服避孕药等引起的高凝状态所致血流瘀滞、创伤、外科手术、静脉炎后等致静脉管壁损伤均易致血栓形成。其他栓子可造成肺动脉栓塞者包括：长骨骨折所致脂肪栓，手术或腹腔镜、心血管造影等检查后的气栓，细菌性心内膜炎、动脉内膜炎、化脓性静脉炎后的菌栓，恶性肿瘤的瘤栓，羊水栓及寄生虫卵等。在我国，血栓性静脉炎和静脉曲张是下肢深静脉血栓形成的最主要原因。

二、病理解剖和病理生理

当静脉血栓从其形成的位点脱落，可通过静脉系统到达肺循环，如果栓子为大块型且非常大，可以停留在肺动脉分叉处，形成鞍形栓子或分别阻塞左、右肺动脉。分叉处有时栓子向右心室延伸至阻塞部分肺动脉瓣。右心室扩大，其心肌及左心室心肌，尤其是心内膜下心肌，可能因休克或冠状动脉反射性痉挛引起严重缺氧而常有灶性坏死。非大块型小的栓子位于肺动脉分支可致肺梗死（pulmonary infarction)，多发生在下叶，尤其在肋膈角附近，常呈楔形，其底部在肺表面略高于周围的正常肺组织，呈红色。存活者梗死处组织最后形成瘢痕。

肺血管阻塞的程度和潜在的心肺疾病，很可能是决定最终是否发生右心功能不全的最重要的因素。阻塞越重，肺动脉压力越高。缩血管物质的释放(例如5-羟色胺)反射性引起肺动脉收缩，加之低氧血症，可进一步增加肺血管阻力而导致肺动脉高压。

肺动脉压力突然升高，使右心室后负荷急剧增加，有心室扩张，右室壁张力增加，继而功能不全。右心室扩张，室间隔向左心室移动，由于因心包的限制而出现的心腔充盈不足，加上有心室收缩功能不全，可使右心室排血量减少，从而进一步降低左心室的前负荷。一旦右心室扩张，冠状静脉压增高，同时左心室舒张期扩张亦减少。左心室前负荷的降低亦可使室间隔移向左心室，左心室充盈不足排血量减少，体循环血流量和压力均降低，冠状血管灌注受到潜在危机而引起心肌缺血。这种循环的不断持续可引起循环衰竭甚至死亡。

总之，肺栓塞后可导致下述病理生理改变：①由于肺血管阻塞，神经体液因素或肺动脉压力感受器的作用，引起肺血管阻力增加；②肺血管阻塞，肺泡无效腔增加，使气体交换受损，肺泡通气减少导致低氧血症，从而使 V/Q 单位降低，血液由右向左分流，气体交换面积减少，使二氧化碳的运输受影响；③刺激性受体反射性兴奋(过度换气)；④支气管收缩，气道阻力增加；⑤肺水肿、肺出血、肺泡表面活性物质减少，肺顺应性降低。

三、临床表现

(一)症状

起病急骤，有呼吸困难、胸痛、窒息感。重者有烦躁不安、出冷汗、神志障碍、晕厥、发绀、休克等。可迅速死亡，亦可表现为猝死(sudden death)。如能度过低血压阶段，可出现肺动脉压增高和心力衰竭。亦可有剧烈咳嗽、咯血、中度发热等。然而，临床表现有典型肺梗死三联症者(呼吸困难、胸痛及咯血)不足 1/3。

(二)体征

常见呼吸急促、肤色苍白或发绀，脉细速、血压低或测不到，心率增快等。心底部肺动脉段浊音可增宽，可伴明显搏动。肺动脉瓣区第二音亢进、分裂，有响亮收缩期喷射性杂音伴震颤，也可有高频舒张期杂音。三尖瓣区可有反流性全收缩期杂音。可出现阵发性心动过速、心房扑动或颤动等心律失常。右室负荷剧增时，可有右心衰竭体征出现。气管有时向患侧移位，肺部可闻及哮鸣音和干湿啰音，也可有肺血管杂音，并随吸气增强，此外还有胸膜摩擦音等。

四、实验室检查和辅助检查

(一)血液检查

白细胞可正常或增高，血沉可增快，血清肌钙蛋白、乳酸脱氢酶、肌磷酸激酶(主要是 CK-MB)、血清胆红素常正常或轻度增高。血浆 D-二聚体(肺交联纤维蛋白特异的降解产物)增高，如小于 500μg/L 提示无肺栓塞存在。动脉血气分析动脉氧分压可降低，但肺泡-动脉氧离曲线正常者，不能排除急性 PE 的诊断。因此，当怀疑 PE 时，进行动脉血气分析并非诊断所必需。

(二)心电图检查

心电图不仅有助于除外急性心肌梗死，而且可对某些大块肺栓塞者做出快速鉴别，此类患者的心电图上存在右心室劳损的表现。发生大块肺栓塞的患者可出现窦性心动过速，ST 和 T 波异常，但也可表现为正常的心电图。其中最有价值的一个发现是，倒置的 T 波出现在 V_1 ~ V_4 导联。其他的异常包括：不完全或完全性右束支传导阻滞，或出现 $S_{I}-Q_{III}-T_{III}$(Ⅰ导联S波深，Ⅲ导联Q波显著和T波倒置)的表现。上述变化多为一过性的，动态观察有助于对本病的诊断。

(三)胸部X线检查

急性肺源性心脏病本身 X 线表现的特异性不强。①栓塞部位肺血减少(Westermark 征)，上腔静脉影扩大，肺门动脉扩张，右肺下动脉横径可增宽，也可正常或变细；②肺梗死时可发现肺周围浸润性阴影，形状不一，常累及肋膈角，也可出现盘状肺不张及 Hampton 驼峰征，系继发性肺小叶血液填充影，患侧膈肌抬高，呼吸轻度减弱及少量至中量胸腔积液；③心影可向两侧扩大。

（四）CT 扫描

最新一代的多排 CT 扫描仪，只需被检查者屏气不到 10 秒钟即可完成整个胸部的扫描，而且分辨率在 1mm 或不到 1mm。恰当地使用新一代的多排 CT 扫描，似乎可以取代肺动脉造影，成为诊断肺栓塞影像学上的金标准。

（五）磁共振成像

常规采用自旋回波和梯度回波脉冲序列扫描，对肺总动脉和左、右肺动脉主干的栓塞诊断有一定价值。但是，由于 MRI 对中央型肺栓塞诊断的敏感性与特异性均低于多排 CT，因此，在没有 CT 设备时，MRI 可以作为二线检查方法用于诊断。

（六）选择性肺动脉造影

是诊断肺栓塞最可靠的方法，如今已很少进行。这是因为新一代的多排 CT 扫描仪解决了大多数诊断上遇到的难题。然而，选择性肺动脉造影仍适用于准备进行介入治疗的患者，如导管介导的溶栓、吸出性栓子切除术、机械性血栓粉碎等。肺动脉造影检查有一定危险性，特别是并发肺动脉高压的患者应谨慎使用。

（七）超声心动图

经胸超声心动图适用于肺动脉总干及其左右分支的栓塞。表现为右室扩大，室壁不同步活动，右室运动减弱，肺动脉增宽等。经食管二维超声心动图可见右心室或肺动脉内游浮血栓，血管腔内超声检查则可能更为清晰。

（八）放射性核素肺扫描

^{99m}Tc－标记聚合人血白蛋白（MAA）肺灌注扫描是安全、无创及有价值的肺栓塞诊断方法。典型所见是呈肺段分布的灌注缺损，不呈肺段性分布者诊断价值受限。肺灌注扫描的假阳性率较高，为减少假阳性可做肺通气扫描以提高诊断的准确性。

五、诊断和鉴别诊断

本类疾病由于诊断困难，易被漏诊或误诊，非常重要的是提高对肺栓塞的诊断意识。若患者出现突发“原因不明”的气短，特别是劳力性呼吸困难，窒息、心悸、发绀、剧烈胸痛、晕厥和休克，尤其发生在长期卧床或手术后，应考虑肺动脉大块栓塞引起急性肺源性心脏病的可能；如发生体温升高、心悸、胸痛和血性胸腔积液，则应考虑肺梗死的可能。结合相关检查有助于诊断。诊断仍不明确时可行选择性肺动脉造影。本病需与其他原因引起的休克和心力衰竭，尤其是急性心肌梗死及心脏压塞等相鉴别。

六、治疗

绝大多数的肺栓塞都是可以治疗的。其治疗措施随临床类型而不同。近年肺栓塞的治疗研究进展迅速，治疗更趋规范化。接受治疗的患者病死率为 5% ~ 8%，不治疗者为 25% ~ 30%。

大块肺动脉栓塞引起急性肺源性心脏病时，必须紧急处理以挽救生命。治疗措施包括：①一般处理：密切监测呼吸、心率、血压、心电图及血气等变化。使患者安静，绝对卧床 2 ~ 3 周，已采取了有效抗凝治疗者卧床时间可适当缩短。吸氧，保持大便通畅，勿用力排便，应用抗生素控制下肢血栓性静脉炎和预防肺栓塞并发感染。②急救处理：合并休克者，可用多巴胺 20 ~ 40mg、多巴酚丁胺 5 ~ 15μg/(kg·min) 加入至 5% 葡萄糖溶液 250 ~ 500mL 中静脉滴注，并迅速纠正引起低血压的心律失常，如心房扑动、心房颤动等。胸痛重者可用罂粟碱 30 ~ 60mg 皮下注射或哌替啶 50mg 或吗啡 5mg 皮下注射以止痛及解痉。心力衰竭时按常规处理。溶栓主要用于 2 周内的新鲜血栓栓塞，愈早愈好，2 周以上也可能有效。指征包括：①大块肺栓塞(超过 2 个肺叶血管)；②肺栓塞伴休克；③原有心肺疾病的次大块肺栓塞引起循环衰竭患者。具体用药方案：链激酶负荷量 30min 25 000IU，继而 100 000IU/h，维持 24h 静脉滴注；尿激酶负荷量

10min 4 400IU/kg 静脉滴注，继而 2 200IU/（kg·h）维持 24h 静脉滴注；重组组织型纤溶酶原激活剂（r-tPA）2h 100mg，静脉滴注。国内常用尿激酶 2 ~ 4h 20 000IU/kg 静脉滴注；r-tPA 2h 50 ~ 100mg，静脉滴注。溶栓数小时后病情明显好转。溶栓治疗结束后继以肝素或华法林抗凝治疗。

外科疗法：①去栓术，即在呼吸机和体外循环支持下的急诊去栓手术，为一种成功、有效的治疗手段。主要是对于那些发生大块肺栓塞或中等大小肺栓塞但有溶栓禁忌的，以及需要进行右心房血块切除或关闭卵圆孔的患者。在心源性休克发生前进行的去栓术结果一般较乐观，成活率高达 89%。②放置下腔静脉滤网，其主要指征为：较多的出血而无法抗凝治疗；正规的抗凝治疗无法预防肺栓塞的复发。

介入治疗：置入心导管粉碎或吸出栓子，同时可局部行溶栓治疗，本治疗不宜用于有卵圆孔未闭的患者，以免栓子脱落流入左心，引起体循环栓塞。

七、预后和预防

大多数肺动脉栓塞经正确治疗后预后良好。近年，随着溶栓治疗与去栓术的开展，可使大部分患者恢复。然而，进一步提高肺栓塞的诊断意识，减少误诊和漏诊，是改善患者预后的关键。肺栓塞的预防主要防止栓子进入肺动脉，其中以防止静脉血栓形成和脱落最为重要。对下肢静脉炎、静脉曲张应及时彻底治疗，采用手术、药物以及物理等方法，必要时放置入下腔静脉滤网，防止下肢静脉血栓形成和脱落导致肺栓塞。避免长期卧床或下肢固定姿势不活动，鼓励手术后早期下床活动，促进血液循环。对慢性心肺疾病或肿瘤患者，要提高可能并发肺栓塞的警惕性，高危患者可用肝素和（或）阿司匹林等药物抗凝、抗血小板治疗。

第四节　慢性肺源性心脏病

慢性肺源性心脏病（chronic corpulmonale）简称肺心病，是指由肺组织、胸廓或肺动脉系统病变引起的肺动脉高压，伴或不伴有右心衰竭的一类疾病。

肺心病在我国是常见病、多发病，平均患病率为 0.48%，病死率在 15% 左右。本病占住院心脏病的构成比为 38.5% ~ 46%；在复旦大学附属中山医院及华山医院 20 世纪 80 年代的构成比仅为 2.49%，占第八位，90 年代又有下降趋势，这与冠心病、心肌疾病发病率与收治例数增高有关。我国北部及中部地区 15 岁以上人口患病率为 3%，估计全国有 2500 万人罹患此病，约有 30% 为非吸烟人群，与国外有明显差别，而且以农村女性多见，个体易感因素、遗传、气道高反应性、环境因素、职业粉尘和化学物质、空气污染等与本病的发病密切相关。

一、病因

影响支气管 – 肺为主的疾病，主要包括：① COPD、支气管哮喘、支气管扩张等气道疾病，其中在我国 80% ~ 90% 左右的慢性肺心病病因为 COPD；②影响肺间质或肺泡为主的疾病，如特发性肺间质纤维化、结节病、慢性纤维空洞性肺结核、放射性肺炎、尘肺以及结缔组织疾病引起的肺部病变等；③神经肌肉及胸壁疾病，如重症肌无力、多发性神经病，胸膜广泛粘连、类风湿关节炎等造成的胸廓或脊柱畸形等疾病，影响呼吸活动，造成通气不足，导致低氧血症；④通气驱动失常的疾病，如肥胖 – 低通气综合征、睡眠呼吸暂停低通气综合征、原发性肺泡通气不足等，因肺泡通气不足，导致低氧血症；⑤以肺血管病变为主的疾病，如反复肺动脉栓塞、广泛结节性肺动脉炎、结缔组织疾病 SLE 引起的肺血管病变等；⑥特发性疾病，如原发性肺动脉高压，即不明原因的持续性、进行性肺动脉压力升高。各种肺血管病变可导致低氧血症以及肺动脉高压，并最终导致慢性肺心病。

二、病理解剖

由于支气管黏膜炎变、增厚、黏液腺增生、分泌亢进，支气管腔内炎症渗出物及黏液分泌物潴留，支气管纤毛上皮受损，影响了纤毛上皮净化功能。病变向下波及细支气管，可出现平滑肌肥厚，使管腔狭窄而不规则；又加上管壁痉挛、软骨破坏、局部管腔易闭陷等改变，使细支气管不完全或完全阻塞，致排气受阻肺泡内残气量增多压力增高，肺泡过度膨胀，肺泡在弹力纤维受损基础上被动扩张，泡壁断裂，使几个小泡融合成一个大泡而形成肺气肿。又慢性阻塞性肺病常反复发作支气管周围炎及肺炎，炎症可累及邻近肺小动脉，使腔壁增厚、狭窄或纤维化，肺细动脉Ⅰ及Ⅲ型胶原增多；此外可有非特异性肺血管炎，肺血管内血栓形成等。最后致右心室肥大、室壁增厚、心腔扩张、肺动脉圆锥膨隆、心肌纤维肥大、萎缩、间质水肿，灶性坏死，坏死灶后为纤维组织所替代。部分患者可合并冠状动脉粥样硬化性病变。

三、发病机制

肺的功能和结构改变致肺动脉高压（pulmonary hypertension，PH）是导致肺心病的先决条件。

（一）呼吸功能改变

由于上述支气管及肺泡病理改变出现阻塞性通气功能障碍。限制性肺部疾病或胸部活动受限制可出现限制性通气功能障碍，使肺活量、残气量和肺总量减低。进一步发展则通气 / 血流比值失调而出现换气功能失常，最终导致低氧血症和高碳酸血症。

（二）血流动力学改变

主要改变在右心及肺动脉，表现为右室收缩压升高和肺动脉高压。低氧作用于肺血管平滑肌细胞膜上的离子通道，引起钙内流增加和钾通道活性阻抑；刺激血管内皮细胞，使内皮衍生的收缩因子如内皮素 -1 合成增加而内皮衍生的舒张因子如一氧化氮和降钙素产生和释放减少；某些血管活性物质如血栓素 A_2、血管紧张素Ⅱ、血小板激活因子及肿瘤坏死因子等形成和释放均促使肺血管收缩。加上二氧化碳潴留使血中 H^+ 浓度增高，均可加重肺动脉高压。缺氧又使肺血管内皮生长释放因子（平滑肌细胞促分裂素）分泌增加，使血管平滑肌增殖；成纤维细胞分泌的转化生长因子 β 表达增加，使肺动脉外膜成纤维细胞增殖，这种肺血管结构重建使肺血管顺应性下降，管腔变窄，血管阻力增加。缺氧引起的代偿性红细胞增多，血容量增加，血黏稠度和循环阻力增高。慢性炎症使肺血管重构、肺血管数量减少，肺微动脉中原位血栓形成，均更加重了肺动脉高压。

（三）心脏负荷增加，心肌功能抑制

肺心病由于心肌氧张力减低，红细胞增多和肺血管分流，使左、右心室尤其是右心室负荷增加，右心室扩大，右室排血不完全，最后产生右心衰竭。一般认为肺心病是右心室受累的心脏病，但肺心病也有左心室损害。尸检证明，肺心病有左室肥大者占 61.1% ~ 90.0%。缺氧、高碳酸血症、肺部感染对心肌的损害，心输出量的增加及支气管肺血管分流的形成对左心室负担的增加以及老年人合并冠心病存在，均可使心脏功能受损加重。

（四）多脏器损害

肺心病引起多脏器衰竭与低灌注、感染所致休克，炎症介质的释放，抗原抗体复合物形成，激活补体、释出 C3 等活性物质使中性粒细胞黏附于复合体，释出氧自由基而引起血管内皮严重损害，肺毛细血管内皮细胞受损使血中微聚物及血管壁活性物质难以清除，从而自左心室排出而引起全身器官损害，最后导致多脏器衰竭。

四、临床表现

本病病程进展缓慢，可分为代偿与失代偿两个阶段，但其界限有时并不清楚。

（一）功能代偿期

患者都有慢性咳嗽、咳痰或哮喘史，逐步出现乏力、呼吸困难。体检示明显肺气肿表现，包括桶状胸、肺部叩诊呈过度清音、肝浊音上界下降、心浊音界缩小甚至消失。听诊呼吸音低，可有干湿啰音，心音轻，有时只能在剑突下听到。肺动脉区第二音亢进，剑突下有明显心脏搏动，是病变累及心脏的主要表现。颈静脉可有轻度怒张，但静脉压并不明显增高。

（二）功能失代偿期

肺组织损害严重引起缺氧、二氧化碳潴留，可导致呼吸和（或）心力衰竭。

1. 呼吸衰竭　呼吸衰竭多见于急性呼吸道感染后。缺氧早期主要表现为发绀、心悸和胸闷等。病变进一步发展时发生低氧血症，可出现各种精神神经障碍症状，称为肺性脑病。

2. 心力衰竭　心力衰竭亦多发生在急性呼吸道感染后，因此常合并有呼吸衰竭，以右心衰竭为主，可出现各种心律失常。此外，由于肺心病是以心、肺病变为基础的多脏器受损害的疾病，因此在重症患者中，可有肾功能不全、弥散性血管内凝血、肾上腺皮质功能减退所致面颊色素沉着等表现。

五、实验室检查和辅助检查

（一）血液检查

红细胞计数和血红蛋白增高，血细胞比容正常或偏高，全血黏度、血浆黏度和血小板黏附率及聚集率常增高，红细胞电泳时间延长，血沉一般偏快；动脉血氧饱和度常低于正常，二氧化碳分压高于正常，以呼吸衰竭时显著。在心力衰竭期，可有丙氨酸氨基转移酶和血浆尿素氮、肌酐、血及尿 β_2 微球蛋白、血浆肾素活性、血浆血管紧张素Ⅱ含量增高等肝肾功能受损表现。合并呼吸道感染时，可有白细胞计数增高。在呼吸衰竭不同阶段可出现高钾、低钠、低钾或低氯、低钙、低镁等变化。

（二）痰细菌培养

旨在指导抗生素的应用。

（三）X 线检查

诊断标准：①右肺下动脉横径≥ 15mm；②肺动脉中度凸出或其高度≥ 3mm；③右心室增大。通常分为三型：①正常型，心肺无异常表现；②间质型，非血管性纹理增多，粗乱（含轨道征）或（和）网织结节阴影，多见于肺下野或中下野，或兼有一定程度的肺气肿；③肺气肿型，表现为肺过度膨胀（如横膈低平、左肋膈角开大 >35° 等），肺血管纹理自中或内带变细、移位变形或（和）稀疏，有肺大疱或不规则局限透明区，或兼有一定程度的间质改变。

（四）心电图检查

通过心电图发现右心室肥大具有较高的特异性但其敏感性较差，有一定易变性。急性发作期由于缺氧、酸中毒、碱中毒、电解质紊乱等可引起 ST 段与 T 波改变和各种心律失常，当解除诱因，病情缓解后常可有所恢复及心律失常消失。心电图常表现为右心房和右心室增大。V_1 的 R 波振幅、V_1 的 R/S 比值和肺动脉压水平无直接关系。肺动脉高压伴 COPD 的患者心电图上的异常表现通常要少于肺动脉高压伴随其他疾病的患者。因为前者肺动脉高压的程度相对较轻，而且胸腔过度充气造成的桶状胸往往导致心电图呈低电压。心电图诊断右心房及心室增大的标准：①在Ⅱ、Ⅲ、aVF、V_1、V_2 导联 P 波电压达到 0.25mV；②Ⅰ导联 R 波电压达到 0.2mV；③ A+R−PL=0.7mV（Butler 心电图诊断标准：A 为 V_1 或 V_2 导联 R 或 R 波的最大振幅，R 为Ⅰ或 V_6 导联 S 波最大振幅，PL 为 V_1 最小的 S 波或者Ⅰ或 V_6 最小的 r 波振幅）。用此标准评估肺动脉高压时，其敏感性可高达 89%。

（五）超声心动图

常表现为右心房和右心室增大，左心室内径正常或缩小，室间隔增厚。右心室压力过高引起的室间隔活动异常具有特征性。而右心室壁和周围组织结构的分辨能力限制了心脏超声对于右心室扩大的辨别能力。右心室的功能障碍很难用心脏超声来量化，但可通过室间隔的位置和偏曲度从侧面得以反映。如果心脏超声发现心包积液，右房扩大，间隔移位，通常提示预后较差。由于慢性右心室压力负荷过重及左心室充盈不足，二尖瓣收缩期脱垂及室间隔运动异常相当常见。通过测量三尖瓣反流速度，用 Bernoulli 公式可得到右心室收缩高压的多普勒超声心动图证据。多普勒超声心动图显示二尖瓣反流及右室收缩压增高。多平面经食管超声心动图可显示右室功能射血分数（RVEF）下降。

（六）肺功能检查

在心肺功能衰竭期不宜进行本检查，症状缓解期可考虑测定。患者均有通气和换气功能障碍。表现为时间肺活量及最大通气量减少，残气量增加。此外，肺阻抗血流图及其微分图的检查在一定程度上能反映机体内肺血流容积改变，了解肺循环血流动力学变化、肺动脉压力大小和右心功能；核素心血管造影有助于了解右心功能；肺灌注扫描如肺上部血流增加、下部减少，则提示有肺动脉高压存在。

六、诊断

本病由慢性广泛性肺、胸部疾病发展而来，呼吸和循环系统的症状常混杂出现，故早期诊断比较困难。一般认为凡有慢性广泛性肺、胸部疾病患者，一旦发现有肺动脉高压、右心室增大而同时排除了引起右心增大的其他心脏疾病可能时，即可诊断为本病。肺动脉高压和右心室增大是肺心病早期诊断的关键。肺心病常可并发酸碱平衡失调和电解质紊乱。其他尚有上消化道出血和休克，其次为肝、肾功能损害及肺性脑病，少见的有自发性气胸、弥散性血管内凝血等，后者病死率高。

七、鉴别诊断

（一）冠状动脉粥样硬化性心脏病

慢性肺心病和冠心病均多见于老年人，且均可有心脏扩大、心律失常及心力衰竭，少数肺心病患者心电图的胸导联上可出现 Q 波。但前者无典型心绞痛或心肌梗死的表现，其酷似心肌梗死的图形多发生于急性发作期严重右心衰竭时，随病情好转，酷似心肌梗死的图形可很快消失。

（二）风湿性心瓣膜病

慢性肺心病的右房室瓣关闭不全与风湿性心瓣膜病的右房室瓣病变易混淆，但依据病史及临床表现，结合 X 线、心电图、超声心动图、血气分析等检查所见，不难做出鉴别。

（三）其他

原发性心肌病（有心脏增大、心力衰竭以及房室瓣相对关闭不全所致杂音）、缩窄性心包炎（有颈静脉怒张、肝大、水肿、腹水及心电图低电压）及发绀型先天性心脏病伴胸廓畸形时，均需与慢性肺心病相鉴别。一般通过病史、X 线、心电图及超声心动图检查等进行鉴别诊断。

八、并发症

最常见的为酸碱平衡失调和电解质紊乱。其他尚有上消化道出血和休克，其次为肝、肾功能损害及肺性脑病。少见的有自发性气胸、弥散性血管内凝血等，后者病死率高。

九、治疗

肺心病是原发于重症胸、肺、肺血管基础疾病的晚期并发症，防治很困难，其中 81.8% 的患者由慢性支气管炎、支气管哮喘并发肺气肿发展而来，因此积极防治这些疾病是避免肺心病发生的根本措施。应讲究卫生、戒烟和增强体质，提高全身抵抗力，减少感冒和各种呼吸道疾病的发生。对已发生肺心病的患者，应针对缓解期和急性期分别加以处理。呼吸道感染是发生呼吸衰竭的常见诱因，故需要积极予以控制。

（一）缓解期治疗

是防止肺心病发展的关键。可采用：①冷水擦身和膈式呼吸及缩唇呼气以改善肺脏通气等耐寒及康复锻炼。②镇咳、祛痰、平喘和抗感染等对症治疗。③提高机体免疫力药物如核酸酪素注射液（麻疹减毒疫苗的培养液）皮下或肌内注射，或核酸酪素口服液 10mL/ 支，3 次 / 日，36 个月为一疗程。气管炎菌苗皮下注射、卡介苗素注射液肌内注射等。④临床试验表明，长期氧疗可以明显改善有缺氧状态的慢性肺心病患者的生存率。⑤中医中药治疗，宜扶正固本、活血化瘀，以提高机体抵抗力，改善肺循环情况。对缓解期患者进行康复治疗及开展家庭病床工作能明显降低急性期的发作。

（二）急性期治疗

1. 控制呼吸道感染　呼吸道感染是发生呼吸衰竭和心力衰竭的常见诱因，故需积极应用药物予以控制。目前主张联合用药。宜根据痰培养和致病菌对药物敏感的测定选用，但不要受痰菌药物试验的约束。可考虑经验性抗菌药物治疗。加拿大胸科学会 2000 年推荐的 COPD 急性期抗菌治疗方案，曾经被广泛引用。急性发作的 COPD 分为单纯型、复杂型和慢性化脓型 3 型，其中单纯型推荐的经验性治疗抗菌药物是阿莫西林、多西环素、复方磺胺甲噁唑；复杂型推荐的是喹诺酮类、β_2 内酰胺酶抑制剂复方制剂、第2代或第3代头孢菌素、新大环内酯类；慢性化脓型推荐的是环丙沙星、其他静脉用抗假单胞菌抗生素（哌拉西林钠、头孢他啶、头孢吡肟、碳青霉烯类、氨基苷类）。除全身用药外，尚可局部雾化吸入或气管内滴注药物。长期应用抗生素要防止真菌感染。一旦真菌已成为肺部感染的主要病原菌，应调整或停用抗生素，给予抗真菌治疗。

2. 改善呼吸功能，抢救呼吸衰竭　采取综合措施，包括缓解支气管痉挛、清除痰液、畅通呼吸道，可用沐舒坦15mg，2次/d，雾化吸入；或60mg，口服2次/d，静脉滴注。持续低浓度给氧，应用呼吸兴奋剂，BiPAP正压通气等，必要时施行气管切开、气管插管和机械呼吸器治疗等。

3. 控制心力衰竭　轻度心力衰竭给予吸氧，改善呼吸功能，控制呼吸道感染后，症状即可减轻或消失。较重者加用利尿剂亦能较快予以控制。

（1）利尿剂：一般以间歇、小量呋塞米及螺内酯（安体舒通）交替使用为妥，目的为降低心脏前、后负荷，增加心排血量，降低心腔充填压，减轻呼吸困难。使用时应注意到可引起血液浓缩，使痰液黏稠，加重气道阻塞；电解质紊乱尤其是低钾、低氯、低镁和碱中毒，诱致难治性水肿和心律失常。若需长时间使用利尿剂，可合用有保钾作用血管紧张素转换酶抑制剂，如卡托普利、培哚普利、福辛普利等，以避免肾素分泌增加、血管痉挛，增强利尿作用。中草药如复方五加皮汤、车前子、金钱草等均有一定利尿作用。

（2）洋地黄类：在呼吸功能未改善前，洋地黄类药物疗效差，且慢性肺心病患者肝、肾功能差，因此用量宜小，否则极易发生毒性反应，出现心律失常。急性加重期以静脉注射毛花苷C（西地兰）或毒毛花苷K为宜，见效快，可避免在体内蓄积，若心力衰竭已纠正，可改用地高辛维持。

（3）血管扩张剂：除减轻心脏的前、后负荷，还可扩张肺血管，降低肺动脉压。全身性血管扩张药大多对肺血管也有扩张作用，如直接扩张血管平滑肌药物肼屈嗪、钙离子拮抗药硝苯地平、α受体阻断药酚妥拉明、ACEI卡托普利以及β受体激动药、茶碱类、依前列醇等，均可不同程度地降低肺动脉压力。但应注意这些药物对心排血量及动脉血压的影响，应从小剂量开始。慢性肺心病是以右心病变为主的全心病变，可发生右心衰竭、急性肺水肿或全心衰竭。并且心力衰竭往往与呼吸衰竭并存，因此，治疗心力衰竭前应先治疗呼吸衰竭，一般随着呼吸功能的改善，急性增高的肺动脉压可随之下降，右心室负担减轻，轻症心力衰竭患者可得到纠正。

4. 控制心律失常　除常规处理外，需注意治疗病因，包括控制感染、纠正缺氧、纠正酸碱和电解质平衡失调等。病因消除后心律失常往往会自行消失。此外，应用抗心律失常药物时还要注意避免应用普萘洛尔等β受体阻滞剂，以免引起气管痉挛。

5. 应用肾上腺皮质激素　在有效控制感染的情况下，短期大剂量应用肾上腺皮质激素，对抢救早期呼吸衰竭和心力衰竭有一定作用。通常用氢化可的松100～300mg或地塞米松10～20mg加于5%葡萄糖溶液500mL中静脉滴注，每日1次，后者亦可静脉推注，病情好转后2～3天停用。如胃肠道出血，肾上腺皮质激素的使用应十分慎重。

6. 并发症的处理　并发症如酸碱平衡失调和电解质紊乱、消化道出血、休克、弥散性血管内凝血等治疗，参见各有关资料。

7. 中医治疗　肺心病急性发作期表现为本虚证实，病情多变，治疗应按急则治标、标本兼治的原则。中西医结合治疗是一种很好的治疗途径。

十、预后和预防

本病常年存在，但多在冬季由于呼吸道感染而导致呼吸衰竭和心力衰竭，病死率较高。1973年前肺心病住院病死率在30%左右，1983年已下降到15%以下，目前仍在10%～15%，这与肺心病发病高峰年龄向高龄推移、多脏器并发症、感染菌群的改变等多层因素有关，主要死因依次为肺性脑病、呼吸衰竭、心力衰竭、休克、消化道出血、弥散性血管内凝血、全身衰竭等。本病病程中多数环节是可逆的，因此积极控制感染、宣传戒烟、治理环境污染，以减少自由基的生成，并通过饮食中添加高抗氧化效能的食物及服用某些抗氧化剂来相应地提高抗氧化系统的功能，对保护肺心病者的肺功能有着重要意义。对已发生肺心病的患者，应针对病情发展分别加以处理，通过适当治疗，心肺功能都可有一定程度的恢复，发生心力衰竭并不表示心肌已丧失收缩能力。

第十章　冠状动脉内支架置入术

第一节　支架置入的术前准备与术后处理

一、患者术前准备

（一）一般准备

（1）术者要向患者及家属讲明手术的主要操作过程、危险性、可能的并发症及其处理措施（尤其临时起搏器和IABP置入等严重并发症的处理措施）。

（2）再次询问相关病史（是否有心肌梗死、糖尿病、肾脏病、消化性溃疡及不能长时间卧床等病史）。

（3）碘过敏试验。

（4）触诊双侧股动脉、足背动脉和双侧桡动脉搏动并听诊有无血管杂音，拟行桡动脉途径手术者，需做Allen试验并将结果记录在手术申请单上。

（5）深吸气、屏气、咳嗽及床上排尿、排便训练。

（6）双侧腹股沟区备皮（桡动脉途径的双上肢备皮）。

（7）对过度紧张焦虑的患者，术前一天晚上给适当镇静剂口服，保证休息。

（8）术前6h禁食、禁水并建立静脉通道酌情补液。

（9）签署手术知情同意书。

（10）核实手术押金的落实情况。

（二）常规检查项目

（1）血、尿、粪常规及粪潜血。

（2）血生化（尤其肾功能、肝功能、电解质、心肌标志物）和血清学检查。

（3）检测血小板聚集功能，了解有无阿司匹林和（或）氯吡格雷抵抗。

（4）心电图和（或）Holter检查，以了解术前心肌缺血的部位、程度和有无影响手术安全的心律失常。

（5）心肌梗死或心功能不全的患者，术前行超声心动图检查，了解室壁运动、有无室壁瘤、左心室附壁血栓和左心室功能，以便判断靶病变部位和选择恰当的血运重建策略。

（三）药物准备

1. 阿司匹林　100 ~ 325mg，每日1次，术前3 ~ 5天开始至术后长期服用。

2. 氯吡格雷　术前3 ~ 5天开始口服75mg，每日1次；如果急诊手术，则至少术前6h顿服300mg；置入裸金属支架者术后继续口服至少1个月；置入药物洗脱支架者双联抗血小板治疗至少1年，但近年来随着对药物洗脱支架晚期血栓事件的关注和认识，国外一些学者建议对复杂病变和血栓形成风险高的患者置入药物洗脱支架（尤其是置入多支架）者，双联抗血小板治疗的时间应延长到患者不能耐受为止；但是随着药物支架的不断改进，支架术后的抗血小板治疗也将发生改变。

3. 确认肝素化　在进行介入操作前，确认患者已经肝素化。

4. 糖蛋白Ⅱb/Ⅲa受体阻断剂　该类药物的抗血小板效果和安全性已经被国外多个大规模临床试验证实。目前国产的盐酸替罗非班已经在临床上广泛应用，PCI术中的使用方法：在导丝通过病变前，

10μg/kg 静脉注射 3min 以上，之后 0.15μg/（kg·min）持续静脉滴注 36h；用药期间检测血小板数量和血小板聚集功能；对于年龄 >75 岁以上者，术中肝素用量应减半。

5. 他汀类药物　对于急性冠状动脉综合征患者，其重要性不亚于抗血小板药物。

（四）特殊准备

（1）对术中急性闭塞风险高、心功能较差和高危左主干病变等患者，要事先通知心血管外科做急诊搭桥手术的准备。

（2）对术前肾功能异常（尤其肌酐清除率 <30mL/min）的患者，术前 6 ~ 12h 至术后 12h 持续静脉输入等渗生理盐水 1 ~ 1.5mL/（kg·h）水化治疗，监测尿量，对左心功能不全者要监测血流动力学和合理使用利尿剂；术中使用等渗造影剂并严格控制造影剂用量。术前 1 天口服乙酰半胱氨酸 600mg，每日 2 次，对预防造影剂肾病更为有利。

二、术者的术前及术中准备

（1）参加术前讨论，全面了解患者的病情和主要病史。

（2）亲自核实患者各项术前准备的落实情况和结果。

（3）对曾经接受 PCI 治疗的患者，要仔细阅读其手术光盘以获取必要信息。

（4）对高危和病情复杂的患者应制定个体化的术前准备和手术方案，并通知手术班子成员做好手术设备（包括除颤器、IABP 和临时起搏器等）、器械、抢救药品和物品的准备。

（5）完成冠状动脉造影后，仔细分析病变特点，评价所选择的支架能否顺利通过并到达病变部位；对于需要预扩张的病变，确认进行了充分预扩张并借此了解病灶的可扩张性。

（6）检查并确认指引导丝稳定位于病变血管的最远端，能为支架置入提供必要的支撑力和轨道。

（7）检查指引导管与病变血管开口处于稳定的同轴状态，不至于因为推送支架或在需要深插指引导管提供额外支撑力时，造成引起指引导管移位而损伤血管内膜。

（8）打开支架无菌包装前，再次核对包装上所标示的支架参数与所需要的参数一致。

（9）分析支架不能通过或到达病变时，为防止支架脱载所采取的撤出支架的措施的安全性和可能性。

（10）术者在术中要不断根据随时发生的情况，分析和判断支架置入后，通过支架处理远端血管严重夹层、冠状动脉穿孔、大的分支闭塞、无复流、再灌注心律失常、循环崩溃等紧急情况的可能性和具体方法。

三、患者的术后处理

（一）普通情况的处理

（1）返回病房即刻测血压、做心电图（病情不稳定者给予心电监护）、听诊心肺。

（2）患者转移到病床后，即刻查看血管穿刺部位有无出血、血肿；比较双侧肢体的皮肤温度、颜色、静脉回流及足背动脉（或桡动脉）搏动情况；之后 2h 内，每 15min 巡视上述情况 1 次，2 ~ 6h 期间每 1h 巡视 1 次，6h 后常规巡视。

（3）术后 ACT <180 秒即可拔除鞘管，在压迫止血过程中出现迷走反射者，可静脉注射阿托品（0.5 ~ 1.0mg/ 次）和（或）多巴胺（5 ~ 20mg/ 次），与此同时可适当加快补液速度，使血压维持在 90/60mmHg 以上、心率不低于 50 次 / 分为宜。

（4）股动脉穿刺部位的止血方法不同，术肢制动和平卧时间不同。缝合止血者卧床 4 ~ 6h 后可床上活动（老年患者要适当延长卧床时间）；手工压迫止血者，弹力绷带加压包 12h，之后改成非加压包扎，12 ~ 24h 可以在床上活动，无血管并发症者 24h 后可下床活动。

（5）对卧床期间排尿困难者，可在医生协助下在床上排尿，仍排尿困难者，应及时导尿，以免因为尿潴留引起心率、血压波动。

（6）置入药物洗脱支架者，术后双联抗血小板时间至少 12 个月（阿司匹林 100 ~ 325mg，每日 1 次；氯吡格雷 75mg，每日 1 次），之后阿司匹林长期服用；期间注意监测血小板数目、血小板聚集功能和有无消化道出血等情况；对于术后需要持续静脉输注 GP Ⅱb/Ⅲa 受体拮抗剂者，要监测血小板聚集功能和血小板数目，防止致命性出血并发症的发生。

（7）监测心电图变化，术后 6h 常规复查 CK、CK-MB 及肌钙蛋白的变化，了解有无术后新发心肌梗死。

（8）对于具有造影剂肾病高危因素的患者，术后 2 ～ 3d 要及时复查肾功能。

（9）对于无并发症的患者，术后 72h 可以出院。

（10）所有患者都应该接受冠心病危险因素的干预和预防。

（11）根据患者的具体情况，出院前制订未来的运动或体力劳动计划。

（12）出院前，详细告知患者随访时间、方式和随访内容。

（二）特殊情况的处理

（1）可疑腹膜后出血者，快速静脉补液，争取时间行超声和腹部 CT 检查明确诊断；对确诊腹膜后出血者，根据血压、血红蛋白（或红细胞比积）变化，快速补液或输血，如补液或输血中血压仍难维持者，急诊外科手术修补。

（2）发生动静脉瘘者，先保守治疗，无效者请外科手术修补。

（3）发生假性动脉瘤者，根据超声检查结果采取手工压迫、超声引导下压迫或者超声引导下瘤腔内注射凝血酶粉的方法消除瘤腔，之后理疗促进积血吸收。

（4）因卧床导致下肢深静脉血栓者，应及时发现，尽早给予抗凝或溶栓治疗，无效者请血管外科取栓或者放置下腔静脉滤器。

（5）术前存在肾功能损害者，术后继续水化治疗 12h，600mg 乙酰半胱氨酸每日 2 次口服，连服 1 ～ 2 天；监测血肌酐变化，必要时血滤或透析治疗，防止永久性肾功能不全发生。

（6）心绞痛复发且持续不缓解者，尤其伴有心电图缺血改变或较术前缺血加重者，应急诊复查冠状动脉造影了解是否发生了支架内血栓。

（7）对于发生了支架内血栓者，根据现有条件、患者血流动力学情况、靶血管供血范围、术者对手术成功的把握以及患者和家属的愿望，选择药物治疗（包括溶栓、抗血小板和抗凝治疗等）、再次 PCI 或急诊冠状动脉旁路移植术。

第二节　冠状动脉支架置入的操作技术

无论是金属裸支架还是药物涂层支架置入，其操作步骤基本相同。在实际送入支架以前，首先要根据病变特征和病变所在血管的特征选择合适的支架（图 10-10A）。一旦支架选择妥当，即可按下述步骤进行置入操作。

一、支架置入前的准备工作

（一）仔细判读病变，对将要采取的支架置入策略心中有数

（1）首先分析判断所选择的支架能否顺利到达和通过病变：对于需要预扩张的病变，确认进行了充分预扩张（尤其是拟置入药物支架的病变）。对病变预扩张的目的是：①了解病变的可扩张性。球囊不能充分预扩张的钙化性病变不宜置入支架，以免支架被卡在病变处脱载或者支架伸展不理想，造成支架贴壁不良。②为送入支架建立通道。为达到这一目的，对于预扩张后有明显弹性回缩者，可考虑更换较大直径的球囊再次扩张。③了解患者对病变血管完全闭塞的反应，以便在置入支架前采取适当的预防措施。例如对于预扩张时出现严重心绞痛者，可进行抗心绞痛治疗；出现心动过缓者，放置临时起搏器；出现明显血压下降者要用升压药或考虑置入 IABP；出现心律失常者使用抗心律失常药物。

（2）检查导丝稳定位于病变血管的最远端，能为支架置入提供必要的支撑力和轨道。

（3）检查指引导管与病变血管开口处于稳定的同轴位置，不至于因为推送支架引起移位；当需要深插指引导管提供额外支撑力时，导管头端不至于引起血管壁损伤。

（4）评价如果支架不能到达或通过病变时，撤出支架的可能性、安全性和方法。

（5）评价支架扩张后，通过支架处理远端血管严重夹层的可能性和方法。

（二）支架和相关器械的准备

（1）再次核对无菌包装上的支架参数与所需要的参数一致。

（2）牢记将要扩张支架的命名压和球囊爆破压。

（3）不要浸泡、挤压、折叠、手捏或用纱布擦拭药物洗脱支架。

（4）不要预先负压抽吸预装支架的球囊。

（5）根据病变特点选择合适的导丝并对导丝头端进行塑形。

（6）检查压力泵并抽吸适量经过稀释的造影剂。

二、支架的输送和定位

目前使用的大多数球囊预装支架都采用端轨球囊导管。具体输送操作步骤如下。

（1）术者固定指引导管和导丝，助手将导丝尾端穿入球囊导管端轨开口并轻轻送至指引导管尾端附近并固定导丝。

（2）术者完全松开指引导管 Y 形接头的活瓣开口，轻柔、无阻力地向前推送支架，直至球囊导管的端轨结束，导丝和导管分开。

（3）拧紧 Y 形接头活瓣，松紧程度以既能顺利抽送导管又不出血为宜。

（4）此时助手松开导丝，术者一手固定指引导管和导丝，一手稳定向前推送支架。当到达导管尾部的两个标志处时，开始在透视下观察指引导管、导丝和支架的位置。

（5）在透视下前送支架，观察球囊标志的移动，直到支架到达指引导管开口处。

（6）造影确认指引导管和导丝的位置是否正常，留意病变周围的透视参照标志，以便帮助粗略地指导支架定位。

（7）在透视下前送指引导管，体会支架输送过程中的阻力，同时观察指引导管回缩和移位情况。一旦阻力过大或指引导管移位明显，应停止前送支架。

（8）调整好指引导管的位置，仔细查找阻力过大的原因。如果是由于指引导管的支撑力太小引起，可考虑深插指引导管增加其支撑力。

（9）当预计支架到达病变部位时，停止向前推送支架。推注造影剂以协助支架准确定位。必要时进行电影造影确认支架位置（图 10–10B）。

（10）术者固定指引导管、球囊导管和导丝，助手连接压力注射器，负压抽吸排空球囊，迅速充盈球囊使支架扩张。

对于经过较完全预扩张的病变，较容易将支架输送到位。但对于未能充分预扩张的钙化病变或严重弯曲的血管，在输送支架时如果阻力较大，不要勉强用力推送，以免造成支架脱载或嵌顿。一条重要的经验是：推送单纯球囊导管具有明显阻力的血管或病变，在输送支架时一定会非常困难。此时，应换用顺应性好的短支架或者采用耐高压球囊再次对病变进行充分预扩张。必要时可对支架进行适当的预成形，但这种操作只能由具有丰富经验的术者进行。

在定位支架时，应注意如下问题：①对于左主干开口和右冠开口的病变，由于主动脉壁肌肉丰富，弹性回缩明显，应使支架近端超出血管开口 1.0 ~ 2.0mm（突出于主动脉腔内 1.0 ~ 2.0mm），以便支架能发挥有效的支撑作用。此外，当支架扩张后，一定要用耐高压球囊对冠状动脉开口处或支架扩张不充分的部位进行高压后扩张，保证支架贴壁良好；②对于冠状动脉其他大分支开口处的病变（三叉病变），则不应使支架超过开口，以免影响分支血管的血流；③对夹层病变置入支架时，首先要保证支架远端能完全覆盖夹层，以便在支架偏短时能顺利地在支架近端置入第 2 枚支架，尽可能避免通过支架处理远端病变。

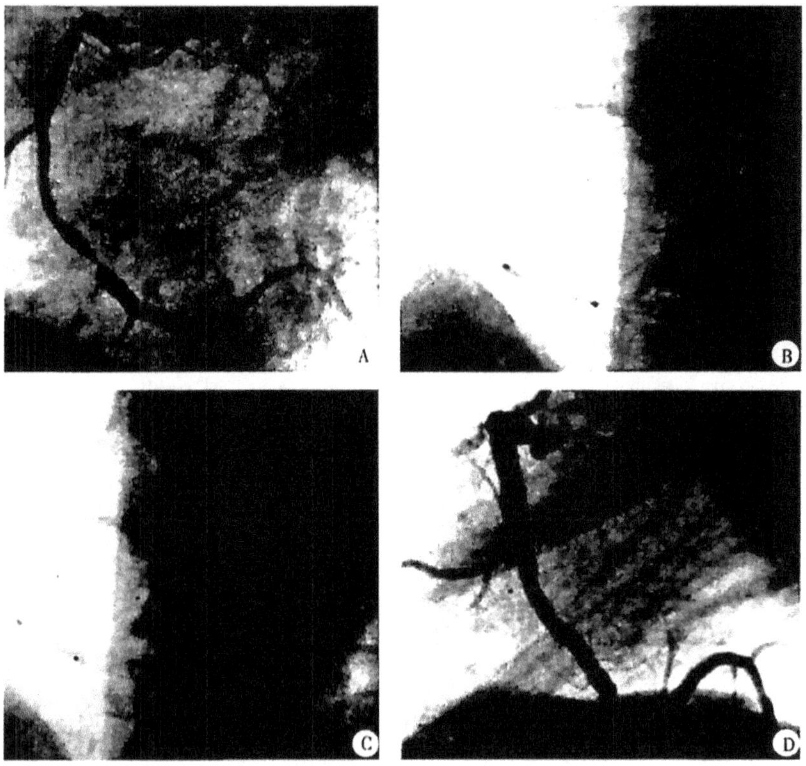

图 10-10　右冠状动脉中段病变内支架置入基本操作过程

A. 支架置入前右冠状动脉造影，评价需置入支架的病变特点，选择合适的支架参数；B. 将支架送至病变处完全覆盖病变，透视或造影评价支架定位准确；C. 在透视下观察球囊充盈情况；D. 撤除球囊导管后，造影评价支架扩张效果，仔细排除血管夹层、痉挛或血栓情况

三、支架的扩张和效果评价

（1）在透视下充盈支架球囊（图 10–10C），达到命名压力并保持 15 ~ 30s 后排空球囊，如果扩张到命名压时球囊仍然存在切迹，可继续增加压力直到切迹消失或接近球囊爆破压。必要时换用耐高压球囊再次进行扩张，直到球囊切迹消失。此时，应谨慎地考虑到可能出现的支架近、远端严重夹层问题。在左主干内扩张支架时，每一次球囊扩张充盈时间不宜超过 10s。

（2）有些术者习惯将球囊回撤 3 ~ 5mm 后，在支架近端以略微增加的压力进行一次整形扩张，目的是确保支架贴壁良好。但是，大多数术者习惯先造影评价支架扩张效果（图 10–10D），然后决定是否进行高压后扩张；已有研究发现，药物洗脱支架的支架内血栓和再狭窄与支架贴壁不良密切相关，因此，建议对支架扩张不充分或者弹性回缩明显的部位一定要进行高压后扩张，确保支架贴壁良好。

（3）调整指引导管位置，将深插的指引导管回撤到冠状动脉开口处。

（4）将支架的球囊撤回到指引导管内，取两个以上体位造影，评价支架扩张效果和是否出现支架近远端夹层。

（5）根据造影结果，决定是否进行高压后扩张。理想的支架效果是：①支架贴壁良好，在两个以上造影体位上显示血管腔光滑，无残余狭窄；②无支架近远端夹层和支架内血栓；③前向血流 TIMI3 级。

四、注意事项

（1）当准备置入支架的血管段存在大分支血管时，应选用支架网眼疏松的支架，以免影响分支血流；或者当分支血管因支架扩张导致血流受影响时，能通过支架网眼对分支血管扩张或置入支架。

（2）当输送球囊穿过支架网眼进入分支或从分支撤出球囊时，应谨慎操作，防止因此造成支架移位；当输送支架通过主支支架的网眼时，应非常谨慎，以防分支支架被卡在主支支架网眼上或造成支架脱载。

（3）对于支架置入后，支架近远端血管出现新的狭窄或支架远端无血流的情况，应冠状动脉内给硝酸甘油，以区别是否有血管痉挛、夹层、支架内血栓或残余狭窄，以便采取合适的处理措施。

具体处理方法是：①以不同体位进行冠状动脉造影，分析发生上述情况的原因；②如果鉴别困难，可向冠状动脉内注射硝酸甘油 100 ~ 300μg。如果狭窄解除，远端血流恢复，表明是冠状动脉痉挛所致；如果注射硝酸甘油效果不明显，但又没有明显的血管夹层，可对狭窄血管段进行低压（<4atm）持续扩张整形（1 ~ 2min），有利于消除严重的冠状动脉痉挛或急性血栓；③如果确定存在支架远端夹层，可先用球囊在夹层处持续低压贴靠性扩张（持续 1 ~ 2min），如果扩张后夹层消失，前向血流正常，可不再做特殊处理。如果扩张后夹层持续存在且影响到前向血流，则置入支架处理；④通过支架向远端血管置入支架时，操作有一定难度，有可能造成支架嵌顿在已置入的支架上或支架脱载。因此，要充分估计发生支架嵌顿或脱载的风险，最好选择顺应性好、外径小、预装牢固的短支架解决这一问题。

（4）如果支架不能顺利到达病变部位，应尽早将支架撤出，查找原因并确认病变已被充分扩张后再次前送支架到位。注意：回撤支架时，应在持续透视监视下缓慢而轻柔地操作，如果支架在退入指引导管开口处遇到阻力，应避免强行回撤支架，以免造成支架脱载。正确的做法是将支架导管、指引导管和导丝一起撤出。

（5）一旦支架脱载，应尽量保证脱载的支架位于导丝上，以便使用圈套器或钳具将支架取出。

参考文献

[1] 万学红，卢雪峰．诊断学（第八版）北京：人民卫生出版社，2013.

[2] 刘梅颜，陶贵周．心理心脏病学科进展．北京：人民军医出版社，2013.

[3] 王志敬．心内科诊疗精粹．上海：复旦大学出版社，2015.

[4] 李小鹰，林曙光．心血管疾病药物治疗学．北京：人民卫生出版社，2013.

[5] 臧伟进，吴立玲．心血管系统．北京：人民卫生出版社，2015.

[6] 顾复生．临床实用心血管病学．北京：北京大学医学出版社，2015.

[7] 庄建．心血管领域新进展．长沙：中南大学出版社，2015.

[8] 马爱群，王建安．心血管系统疾病．北京：人民卫生出版，2015.

[9] 胡大一．心血管内科学高级教程．北京：人民军医出版社，2013.

[10] 胡大一．中国心血管疾病康复 / 二级预防指南（2015 版）．北京：北京科学技术出版社，2015.

[11] 何胜虎．心血管内科简明治疗手册．武汉：华中科技大学出版社，2015.

[12] 孟靓靓，刘厚林．心血管疾病中西医治疗．北京：金盾出版社，2015.

[13] 沈卫峰，张瑞岩．心血管疾病新理论新技术．北京：人民军医出版社，2015.

[14] 葛均波．心血管系统疾病．北京：人民卫生出版社，2015.

[15] 陈信义，赵进喜．内科常见病规范化诊疗方案．北京：科学出版社，2015.

[16] 曾和松，王道文．心血管内科诊疗指南．北京：科学出版社，2016.

[17] 黄振文，邱春光，张菲斐．心血管病诊疗手册．郑州：郑州大学出版社，2015.

[18] 郭继鸿，王志鹏，张海澄，李学斌．临床实用心血管病学．北京：北京大学医学出版社，2015.

[19] 李学文，任洁，高宇平．心血管内科疾病诊疗路径．北京：军事医学科学出版社，2014.

[20] 李艳芳，聂绍平，王春梅．ACC/ESC 心血管疾病研究进展．北京：人民军医出版社，2015.